新世纪全国中医药高职高专规划教材

美容营养学

（供医疗美容技术专业用）

主　编　张春元（辽宁中医药大学）

副主编　徐甲芬（中国医科大学）

　　　　徐　超（沈阳医学院）

中国中医药出版社

·北　京·

图书在版编目(CIP)数据

美容营养学/张春元主编. —北京:中国中医药出版社,
2006.6(2018.8 重印)
新世纪全国中医药高职高专规划教材
ISBN 978-7-80231-021-6

Ⅰ.美… Ⅱ.张… Ⅲ.美容—饮食营养学—高等
学校:技术学校—教材 Ⅳ.①TS974.1②R151.1

中国版本图书馆 CIP 数据核字(2006)第 061236 号

中国中医药出版社出版
北京市朝阳区北三环东路 28 号易亨大厦 16 层
邮政编码:100013
传真:64405750
山东百润本色印刷有限公司印刷
各地新华书店经销

*

开本 787×1092 1/16 印张 22 字数 415 千字
2006 年 6 月第 1 版 2018 年 8 月第 4 次印刷
书号 ISBN 978-7-80231-021-6

*

定价:68.00 元
网址 www.cptcm.com

李庆生（云南中医学院院长　教授）

李连达（中国中医科学院研究员　中国工程院院士）

李佃贵（河北医科大学副校长　教授）

吴咸中（天津医科大学教授　中国工程院院士）

吴勉华（南京中医药大学校长　教授）

张伯礼（天津中医药大学校长　中国工程院院士）

肖培根（中国医学科学院教授　中国工程院院士）

肖鲁伟（浙江中医药大学校长　教授）

陈可冀（中国中医科学院研究员　中国科学院院士）

周仲瑛（南京中医药大学　教授）

周　然（山西中医学院院长　教授）

周铭心（新疆医科大学副校长　教授）

洪　净（国家中医药管理局科技教育司副司长）

郑守曾（北京中医药大学校长　教授）

范昕建（成都中医药大学党委书记、校长　教授）

胡之璧（上海中医药大学教授　中国工程院院士）

贺兴东（世界中医药学会联合会　副秘书长）

徐志伟（广州中医药大学校长　教授）

唐俊琦（陕西中医学院院长　　教授）

曹洪欣（中国中医科学院院长　教授）

梁光义（贵阳中医学院院长　教授）

焦树德（中日友好医院　教授）

彭　勃（河南中医学院院长　教授）

程莘农（中国中医科学院研究员　中国工程院院士）

谢建群（上海中医药大学常务副校长　教授）

路志正（中国中医科学院　教授）

颜德馨（上海铁路医院　教授）

秘书长　　　　　王　键（安徽中医学院党委书记、副院长　教授）

洪　净（国家中医药管理局科技教育司副司长）

办公室主任　　王国辰（中国中医药出版社社长）

办公室副主任　范吉平（中国中医药出版社副社长）

前　言

随着我国经济和社会的迅速发展，人民生活水平的普遍提高，对中医药的需求也不断增长，社会需要更多的实用技术型中医药人才。因此，适应社会需求的中医药高职高专教育在全国蓬勃开展，并呈不断扩大之势，专业的划分也越来越细。但到目前为止，还没有一套真正适应中医药高职高专教育的系列教材。因此，全国各开展中医药高职高专教育的院校对组织编写中医药高职高专规划教材的呼声愈来愈强烈。规划教材是推动中医药高职高专教育发展的重要因素和保证教学质量的基础已成为大家的共识。

"新世纪全国中医药高职高专规划教材"正是在上述背景下，依据国务院《关于大力推进职业教育改革与发展的决定》要求："积极推进课程和教材改革，开发和编写反映新知识、新技术、新工艺和新方法，具有职业教育特色的课程和教材"，在国家中医药管理局的规划指导下，采用了"政府指导、学会主办、院校联办、出版社协办"的运作机制，由全国中医药高等教育学会组织、全国开展中医药高职高专教育的院校联合编写、中国中医药出版社出版的中医药高职高专系列第一套国家级规划教材。

本系列教材立足改革，更新观念，以教育部《全国高职高专指导性专业目录》以及目前全国中医药高职高专教育的实际情况为依据，注重体现中医药高职高专教育的特色。

在对全国开展中医药高职高专教育的院校进行大量细致的调研工作的基础上，国家中医药管理局科教司委托全国高等中医药教材建设研究会于 2004 年 6 月在北京召开了"全国中医药高职高专教育与教材建设研讨会"，该会议确定了"新世纪全国中医药高职高专规划教材"所涉及的中医、西医两个基础以及 10 个专业共计 100 门课程的教材目录。会后全国各有关院校积极踊跃地参与了主编、副主编、编委申报、推荐工作。最后由国家中医药管理局组织全国高等中医药教材建设专家指导委员会确定了 10 个专业共 90 门课程教材的主编。并在教材的组织编写过程中引入了竞争机制，实行主编负责制，以保证教材的质量。

本系列教材编写实施"精品战略"，从教材规划到教材编写、专家审稿、编辑加工、出版，都有计划、有步骤地实施，层层把关，步步强化，使"精品意识"、"质量意识"始终贯穿全过程。每种教材的教学大纲、编写大纲、样稿、全稿都经专家指导委员会审定，都经历了编写启动会、审稿会、定稿会的反复论证，不断完善，重点提高内在质量。并根据中医药高职高专教育的特点，在理论与实践、继承与创新等方面进行了重点论证；在写作方法上，大胆创新，使教材内容更为科学化、合理化，更便于实际教学，注重学生实际工作能力的培养，充分体现职业教育的特色，为学生知识、能力、素质协调发展创造条件。

在出版方面，出版社严格树立"精品意识"、"质量意识"，从编辑加工、版面设计、装帧等各个环节都精心组织、严格把关，力争出版高水平的精品教材，使中医药高职高专教材的出版质量上一个新台阶。

在"新世纪全国中医药高职高专规划教材"的组织编写工作中，始终得到了国家中医药管理局的具体精心指导，并得到全国各开展中医药高职高专教育院校的大力支持，各门教材主编、副主编以及所有参编人员均为保证教材的质量付出了辛勤的努力，在此一并表示诚挚的谢意！同时，我们要对全国高等中医药教材建设专家指导委员会的所有专家对本套教材的关心和指导表示衷心的感谢！

由于"新世纪全国中医药高职高专规划教材"是我国第一套针对中医药高职高专教育的系统全面的规划教材，涉及面较广，是一项全新的、复杂的系统工程，有相当一部分课程是创新和探索，因此难免有不足甚至错漏之处，敬请各教学单位、各位教学人员在使用中发现问题，及时提出宝贵意见，以便重印或再版时予以修改，使教材质量不断提高，并真正地促进我国中医药高职高专教育的持续发展。

全国中医药高等教育学会
全国高等中医药教材建设研究会

编 写 说 明

《美容营养学》的编写是根据国家中医药管理局教材建设研究会"关于全国中医药高等院校高职教材编写工作的原则和意见"，力求使本教材符合医学相关专业的培养目标，适应美容保健事业发展的需要，在力求做到科学性和适用性的基础上编写的，注重了基本理论和基本技能的实际应用。本教材不仅适用于医疗美容专业，同样适合于医学营养专业及其他医学相关专业营养学基础与应用课程使用。

全书内容除绪论外，正文分为两篇28章。

绪论主要阐述美容营养学的研究对象与任务，美容营养学的发展史，美容营养学的主要内容及学习美容营养学的目的。

上篇为美容营养学基础部分，阐述食物中主要成分和人体组织构成之间的关系；阐述食物营养素蛋白质、脂肪、糖、无机盐、维生素、水和纤维素的作用及其与美容的关系。

下篇为美容营养学实践部分，阐述各类人群生理特点及对美容营养的特殊需求；人群营养监测方法和解决人群美容营养保健问题的途径、方法和措施；食品安全及疾病状况对美容的影响，并提出切实可行的营养治疗措施和中医美容保健方法。

其中第一章至第五章由张春元、任刚编写；第六章至第九章由周波编写；第十章至第十四章由徐超编写；第十五章至第二十章由詹杰、王贞子编写；第二十一章至第二十四章由施万英、徐甲芬编写；第二十五章至第二十八章由徐甲芬、施万英编写。

本教材编写过程中始终得到国家中医药管理局教材建设研究会的关心和指导，得到了相关院校领导和老师的帮助，在此一并致谢。

由于水平有限，本教材错误与疏漏在所难免，恳切希望各院校老师和读者提出宝贵意见。

《美容营养学》编委会

目 录

上篇 美容营养学基础

下篇 美容营养学实践

上篇

美容营养学基础

绪 论

随着科学技术的发展和进步，人们对美容的认识也随之发生了深刻变化，对美容服务的要求已经不能满足于皮肤白细而富有弹性，而同时要求形体健壮而不臃肿，五官、胸腹与审美要求相宜，当代人追求美的时尚是健美。健美是科学和艺术的结合，即是健康和美丽的结合。健康是人最宝贵的财富，没有健康就会失去一切。在人体美中内在美是人的本质决定性因素。形体的健美与机体内环境的变化关系密切，若内环境不稳定，在脏器功能偏盛偏衰时都可能在肌肤和形体上反映出来。如脾胃功能虚弱时则营养不足，表现为面色无华，神疲乏力；脾胃功能亢进时则食欲大开，多饮多食，会导致形体过于肥胖而显臃肿；若气血不足，睡眠不佳则面容憔悴，皮肤出现皱褶；内分泌过盛会表现"水牛背"、"满月脸"、面现红丝及痤疮等；维生素D和钙、磷缺乏时骨质疏松，出现形体异常。人体通过对食物的摄入，并使其消化吸收进入机体内环境，转换成人体必需的蛋白质、脂肪、糖、核酸、维生素、无机盐等，最终又表现于肌肤和形体上，这一系列复杂的过程无不透发着内外的关系。因此应提倡科学地以内养外，在肌肤健康的基础上再薄施粉黛，犹如锦上添花。在形体适中的前提下再简练着装，才显示青春活力。

随着美容观念的转变，美容保健的发展应注重调节改善机体的内环境，在以内养外的思想指导下，研究微观领域中与其关系密切的营养物质，研究宏观生活中实践与其要求协调一致的措施，逐步探索一条相互吻合而完善的美容保健之路。

在世界性美容健身业迅猛发展的今天，回归自然，用天然食物来美容健身已成为美容业发展的必然趋势之一，食疗美容是以中国传统医学理论为基础，与现代营养学有机地结合，利用天然食物所含的营养成分和特殊成分，以"内调外养，表里通达"的手段使人健康美丽的一种美容方法。它使人们在享受天然美味的同时，既可调整生理功能，为人体补充所需的营养而使皮肤健美，又可针对所患病症进行饮食调理，增强体质，固本强身，因此食疗美容是通过改善不良的身体状况和皮肤状态来实现维护健康和美化容貌的目的，这是其他任何美容方法和手段及化妆品所不能比拟的。

传统医学和西医学都认为颜面的靓丽与饮食营养有着密切的关系，皮肤、颜面的美丽是人体健康状况的外在表现，健康的人自然会容光焕发，充满活力，身材富有曲线美，皮肤红润光泽有弹性；如患有营养不良、贫血、失眠、便秘、肝病或肾病等，其颜面所显示出来的也必然是一幅病态，任何化妆品都掩盖不了这种病容，也自然与美艳动人无缘。而食疗美容就是通过调整人体的生理功能和外部养护来达到健身和美容的双重目的。

美容营养学是研究食物营养与美容保健关系的一门学科，作为医学美容专业必修课程，具有很强的科学性和实践性，其将美容和营养两门学科有机结合起来，利用本学科理论与方法，通过改善和利用食物营养，达到美容、促进健康的目的。它将在增进我国人民体质、提高美容保健知识和实际应用方面起重要作用。

一、美容营养学的研究对象与任务

美容营养学是在美容保健工作方针指导下，研究人体所依赖生存的内、外环境与美容和健康关系的科学。微观与宏观相结合的研究发现，美容是机体生存所依赖的食物环境因素同人体内环境相互作用的结果，因此美容营养学主要研究食物与健康的关系；阐述食物因素对人体健康影响的规律；提出改善和利用营养因素的理论根据、措施和有效途径，以达到美容、促进健康、提高生命质量的目的。美容营养学对美容医学向美容保健方向发展起着重要作用。

现代营养学研究证明：蛋白质、脂肪、糖、无机盐、维生素、微量元素、水、膳食纤维等是人体健康和颜面美所必需的营养素，是美容健身的重要物质基础。如果不注意饮食调节，造成某种营养成分缺乏，就会使人体的抵抗力下降，出现乏力、头晕等症状，皮肤也会失去红润及光泽，变得苍白无华、粗糙、脱屑、产生皱纹，还易发生湿疹、痤疮等病。近年来许多研究都证实，大多数食物中都含有生物碱、苷类、氨基酸、维生素、植物激素、核酸等，它们都有内达脏腑、外达皮肤的滋养保护作用，能增强机体和皮肤的抵抗力，促进表皮细胞再生，延缓皮肤的衰老。因此要想容颜靓丽、形体健美，通过饮食调养使人既健康又美丽当是最佳选择。

二、美容营养学的发展简史

美容医学是 20 世纪 80 年代中期兴起的一门交叉性医学分支学科。20 世纪 70 年代后期，我国实施改革开放政策，社会生产力迅猛发展，人民生活水平日渐提高。再加上东西方各国文化交流，人民对自身容貌、形体、形象美化的需求日趋增大，推动了美容市场的形成与发展。生活（专业）美容和医学美容工作者对美容理论、技术进行了不断的探索和实践，使美容业正在向纵深发展，1990年 11 月中华医学会医学美容与美容学会成立，随之各省市成立了分科学会，使美容学和美容医学研究由自发性阶段走向了有组织领导的发展新阶段。近 20 年来，国内有 30 余所医学院校创办了美容医学专业。1989 年中国中医药学会外科分会美容专业委员会成立，1997 年成立了中国医药学会中医美容分会，并先后召开了四届全国中医药美容学术研讨会，推动了我国中医美容学的发展和提高。

利用食物进行美容在我国有着悠久的历史，早在《神农本草经》中就记载了不少可以美容的食物，如生姜、葱白、芝麻、大枣、核桃、山药、百合等 20多种。张仲景早在《伤寒论》中就明确指出猪皮能和血脉、润肌肤。在晋唐时期的美容古方中食物的品种更加繁多，涉及到油类、禽兽肉、鱼类、豆类、水果、干果类、蔬菜类、瓜类、调料及饮料类。

食物是人类赖以生存的主要条件，皮肤作为人体的最大器官，是容貌美的重要基础。皮肤和机体所有器官一样，都需要从食物中摄取营养，进行新陈代谢，从而更好地保护生理功能，并利用某些食物的特殊作用，使皮肤健美，红润富有弹性。没有健康的身体就很难长出美丽的容颜，就像干枯的枝条开不出鲜艳的花朵一样。健康的身体需要营养，同样，美丽的容貌也离不开合理的膳食，美容学的发展和营养学间存在着密不可分的关系。

三、美容营养学的主要内容

本教材主要内容包括美容营养学基础；各类人群营养与美容保健；公共营养与美容保健；食品卫生与美容保健，各类疾病与美容保健及食疗美容保健。

1. 美容营养学基础

与美容保健息息相关的基本物质是食物中的主要成分，即蛋白质、脂肪、糖、无机盐、维生素、水和纤维素。这些物质是保证细胞正常结构、维持细胞代谢和人体功能的基本物质。

本章节将详细阐述医学美容专业必须掌握的美容营养方面的基础知识和专业技能。营养素对人体的生理作用，食品中主要成分，蛋白质、脂肪、糖与美容保健；人体热能需要与美容保健；维生素与无机盐同美容保健的关系；人体水平衡营养与美容保健的关系。

2．美容营养学实践

（1）各类人群营养与美容

在人一生的各个阶段，由胎儿、婴幼儿、青少年、壮年到老年，营养质量都深刻地影响着生长发育以及疾病与衰老的发生和发展，自然也会影响美容和健康。人体对营养的摄取与机体的需要之间必须平衡，但因为食品种类不同，所含营养素的质和量都存在很大的差异，达到平衡营养必须是各类食品的合理搭配。本章将根据各类人群美容对营养需求不同，按各类人群生理特点、健康状态研究其营养需求。

（2）公共营养与美容

本章将重点阐述人群或社区的营养问题，以及造成和解决这些营养问题的条件，通过监测人群营养状况，着重研究解决人群美容营养保健问题的途径、方法和措施。

（3）食品卫生与美容

本章将重点阐述食品卫生状况对美容保健的影响，研究食品污染的途径、美容和预防方法，研究食物中毒发生原因及其防治方法。

（4）疾病营养与美容

本章将重点阐述各种疾病对美容的影响，提出合理切实可行的营养治疗措施和方法及中医食疗对美容保健的作用。

四、学习美容营养学的目的

传统医学和现代营养学的研究为美容营养学科课程建设和课程设置指出了明确的方向，本学科教育的宗旨是在"以内养外"思想的指导下，调节和改善人体的内环境，实现美容与健康相互吻合而完善的美容专业培养目标。我们根据高等职业教育的特点，面对美容专业的社会需求，以基础理论和实际应用相结合的原则建设和发展本学科，使学生掌握必要的专业知识和技能，以及从事美容保健服务应具备的方法和技能。作为医学相关专业学生学习美容营养学的目的是：

1．学习美容营养学基础，掌握影响健康和美容的食物营养素，充分认识改善和利用食物因素是提高生命质量、促进健康和美容的重要措施。

2．树立以内养外的基本思想，学会营养学基本理论、方法和技能，并将其灵活主动地应用到美容保健实际工作中。

3．掌握各类人群美容保健的需求，以及疾病与衰老发生和发展的过程，通过监测人群营养状况，研究解决美容保健问题的途径、方法和措施。

第一章

人体组成与营养

第一节 人体化学组成

一、人生存的基本环境条件和美容

把医学人体美容的研究推向"生命美"的研究新阶段，首先应了解人体化学组成。

人体化学组成与其所赖以生存的生物圈有不可分割的关系。生物体共同存在的地球表层我们称之为生物圈（biosphere）。其范围包括了15km以内的地表大气层和11km深的地壳和海洋。生物圈中的环境因素如阳光、空气、水、土壤和食物为所有生物的生存提供了必要条件。

在生物圈中各种生物体之间相互依存，相互制约，植物通过日光进行光合作用，组成了自身化学成分，即蛋白质、脂肪、糖、水和无机盐类，同时储存了大量热能，人摄入食物后得到了热能和营养物质，满足了自身生理需要，我们将这一过程称之为营养，可见食物链（food chain）是人生存的基本条件。生物之间通过这种物质转换和能量传递关系，与环境维持着生态平衡，维持着人和食物化学组成的高度一致性（如表1-1所示）。

表1-1 人和食物的化学组成

食物元素组成	人体元素组成	食物化学成分	人体化学组成
C	C 18%	糖 质	水 61%~65%
H	H 10%	蛋白质	蛋白质 17%~18%
O	O 65%	脂 质	脂 肪 11%
N	N 3%	无机盐	糖 0.5%
Ca 等无机盐	Ca 1.5%	维生素	无机盐 5.5%

如上看到，人体的原子水平组成为C、H、O、N、Ca等，人体分子水平组

成为水、蛋白质、脂肪、糖和无机盐类。

人通过环境因素中的食物链获得了人体的化学成分，组成了人这个有机体，人又通过食物在体内的代谢过程，与环境间不断地进行物质和能量转换。人的生命过程来自于营养，营养过程是维持人的正常生长发育和健美体魄的根本条件。

二、人体基本结构与营养

食物中化学成分通过转换构成了人体的主要化学物质并形成了人体三大类组织，即：①细胞群（cell mass）：主要由蛋白质构成，其包含了体内各种活性组织，执行着机体各种活动的作功（work）和功能。②细胞外支持组织（extracel – lular supporting tissue）：支持各种细胞的作功并维持细胞功能。其中包括细胞外液的支持作用，以及人体骨架的支持作用。细胞外液包括血浆、淋巴液、滑囊中液体、脑脊液等使细胞在其中浸泡着的各种液体。骨骼中含有大量的无机盐，这些物质在不断地代谢和更新。③脂类（lipids）：它以脂肪组织即甘油三酯的形式贮备人体的能量。其中包括皮下脂肪、内脏周围的脂肪层等，脂类中的类脂参与细胞膜的构成和体内重要激素如肾上腺皮质激素等物质的形成。如果把人体的结构简化为三大部分，可以说是细胞群、细胞外支持组织和脂类，其都是由化学物质蛋白质、脂肪和糖、水和无机盐构成的。

第二节　营养和美容

一、细胞营养和美容

人作为一个生命有机体，是自然生命力最高层次的表现，最高层次生命力的美学意义具体体现在每一个细胞上。营养是每一个细胞利用食物营养素进行生命活动的基本过程，是人赖以生存的基础。人从外界摄取各种食物，食物中的有效成分营养素通过在每一个细胞内的代谢过程形成了人体成分，维持着细胞的生命活动，维持着细胞和内、外环境间的物质平衡。地球上所有生物起源于海洋中的原始细胞，大约于 15 亿年前，从结构相当简单的原始细胞演化成结构复杂的真核细胞。真核细胞之所以具有了无限生命力，是因为其具有了包围细胞的细胞膜，贮存遗传信息的 DNA 和指导蛋白质合成的 RNA 及装配蛋白质的核糖体。有了细胞才有了组织，才有了脏器，才构成了人这个有机体。

构成细胞的基本物质是蛋白质，为细胞提供活动能量来源的基本物质为糖质。蛋白质和脂肪虽然也都为生热营养素，但都必须进入糖代谢才能为细胞提供能量。水和无机盐形成的体液为细胞提供了生存的内、外环境。进化后的人体的每一个细胞仍然生存在一个由水和无机盐构成的"海洋世界"中。人一生中每一个细胞合成代谢过程中需要营养素，分解代谢过程又将营养素的代谢废物以不同途径排出体外。细胞生命活动以营养为根本条件。衰老是生物发展过程中的必然规律现象，但人的衰老也是从细胞开始，表现为细胞和器官的萎缩，功能障碍，以至细胞死亡。因此，维持细胞营养及正常代谢是美容及预防和延缓衰老的保证。

不断地向人体组织细胞提供充足的生命物质营养素，才能保证细胞结构的完整性和新陈代谢的正常进行，这样才能延缓细胞衰老过程的发生和进展。因为对一个完整的细胞来说，所谓的老化是指细胞功能的减退。细胞要保持正常的功能，必须由外界食物环境提供细胞活动代谢的必要物质营养素。如果这类物质供给不足，将由于细胞代谢失调而加速机体的衰老。细胞作为机体的最基本工作单位，表现着机体的整体功能。所以调整细胞代谢，给细胞以充足营养，是延缓衰老、保持健康健美的首要条件。

二、人体营养和美容

人是由亿万个细胞形成的有机体，人类的生命过程体现在每一个细胞上。从母体内精卵细胞结合到胎儿形成，从婴儿出生与生长发育到成熟成人、衰老和病死整个生命过程中，都是将环境物质以食物的形式摄入，并通过这些物质在体内的消化、吸收、转运过程，变为自身组织，通过细胞内代谢过程为细胞提供活动的能源，代谢废物又通过呼吸、泌尿系统及消化道排出体外。可见人的生命过程是食物不断进入体内并在体内进行物质代谢的过程。人整个生命过程中体内外物质处于不断的交换过程中。细胞内合成和分解代谢速率随生命的不同阶段而有所改变，所以不同年龄的人对营养的需求不同。在儿童时期，合成代谢大于分解代谢，使儿童能正常生长发育；成人大多处于合成与分解代谢平衡状态；老年人分解代谢大于合成代谢。

人体的营养过程是人健美的根本过程，是机体通过摄取食物和外环境保持动态平衡的过程，是食物在体内的生物化学变化过程。有规律的代谢程序是维持人体健康所必要的条件。代谢程序和化学变化整个过程是在神经－体液调节下进行的。其进行的前提条件是规律的饮食习惯、合理的饮食结构和平衡营养。任何食物中都含有人体所需要的各种营养素，但由于食品种类不同，含量不同，所以单一的食品不能满足人体生理需要，各种食品的合理搭配才能达到平衡营养。

第三节　营养素利用的基本过程

一、人对营养素利用的基本过程

大多数食物原样是不能被人体所利用的，消化是人体对营养素利用的基本过程，食物中化学成分转变为人体化学成分首先必须经过消化过程。所谓消化是食物中高分子化合物转变为低分子化合物即形成基本构成单位的过程。食物中蛋白质在胃的强酸环境中，在胃蛋白酶作用下形成肽，又通过胰蛋白酶作用被分解为基本构成单位氨基酸；食物中的碳水化合物经唾液淀粉酶、胰淀粉酶作用，被分解为二糖，在小肠二糖酶作用下被分解为单糖；食物中的脂肪经胆汁乳化后受胰脂肪酶作用被分解为甘油和脂肪酸。经过以上过程，食物中的高分子化合物如蛋白质、脂肪和糖质被分解为低分子化合物氨基酸、单糖、甘油和脂肪酸。分解后的氨基酸和单糖直接由小肠汇集于肝脏，脂类由于不溶于水，在小肠内同蛋白质结合，以乳糜微粒形式由小肠沿淋巴循环汇集于肝脏。经肝脏的化学加工过程，汇集于肝脏的营养素通过血液循环到达机体各部位，完成各自的功能。食物的消化过程如图 1 - 1 所示，口腔、胃、小肠及肝胆系统的疾病都将影响营养素的消化、吸收和利用。

二、脏器功能对营养素代谢的影响

同所有脏器相比，肝脏在营养素代谢上有极其重要的作用。单糖入肝后，一部分在肝内合成肝糖原，其可不断地调节血糖平衡。一部分在肝内转变为葡萄糖并以此形式入血，作为血糖到达每个细胞，在细胞内代谢，是细胞活动的主要能量来源。蛋白质以氨基酸的形式入肝后，一部分在肝内合成血浆白蛋白、血浆球蛋白和凝血酶原，当肝功能障碍时将会由于血浆白蛋白低下而引起浮肿和腹水，球蛋白合成障碍将会导致免疫力低下，凝血酶原形成障碍，凝血机制破坏。进入血液循环的氨基酸到达机体各部位，参与组织形成；同时，蛋白质代谢过程中产生的废物氨（NH_3）和二氧化碳（CO_2）通过肝脏的鸟氨酸循环，使其形成无毒的尿素，经肾脏排出体外。所以肝脏功能障碍时血氨不能及时处理，其可通过血脑屏障损害中枢神经系统功能，导致肝性脑病。

胰腺疾病则影响蛋白质、糖质及脂肪的消化和吸收，当脂肪酸与钙盐结合成皂类而吸收不良时，可能会导致血钙下降，钙、磷代谢紊乱。胰岛 β 细胞功能破坏将会导致糖尿病。

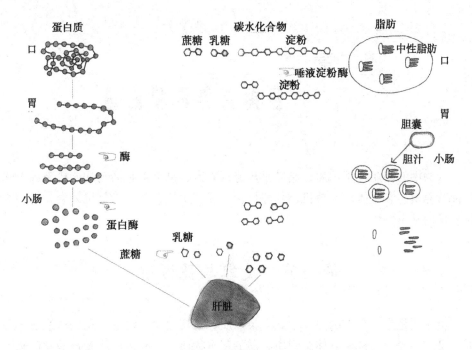

图 1-1 营养素消化示意图

　　循环、呼吸、泌尿系统功能紊乱将会导致水、钠、钾、氯、氧及二氧化碳代谢的紊乱，以及水、电解质平衡失调，会导致代谢性或呼吸性的酸中毒或碱中毒。

第二章
热能营养素和能量

食物中的糖质、蛋白质、脂质是热能营养素，每个细胞活动的能量来源于这三种营养素，它是体内维持机体新陈代谢，促进生长发育，满足机体生命活动所需能量的基本物质。

第一节　美容与蛋白质

蛋白质是生命存在的主要形式。蛋白质和一切生命活动现象总是联系在一起的，是维持生命与构成身体组织所必需的基本物质。没有蛋白质及核酸就没有生命的存在。

正常人体内约 16%～19% 为蛋白质。人体内的蛋白质始终处于不断分解和合成的动态平衡之中，以使组织蛋白不断地更新和修复。

早期的营养学者曾以食物消费量估计人体对蛋白质的需要量。蛋白质都含有氮，因此用氮的代谢可以反映蛋白质的需求量。用食入蛋白质所含的氮与从粪便和尿液及皮肤、黏膜排出的氮进行对比的方法测量人体对蛋白质的需要，成为目前食物蛋白质含量和人体对蛋白质需要量的计算基础。

蛋白质不仅是细胞和组织结构的重要成分，复杂的生命活动也需要有千万种具有独特功能的蛋白质相互配合才能完成。人体含有 10 万种以上不同结构的蛋白质，表现出千差万别的功能，在所有生命现象中起着决定性作用。

一、蛋白质的生理功能

蛋白质（protein）是生命和机体的重要物质基础，人体的任何组织和器官都以蛋白质作为重要组成成分。同时，蛋白质具有多种多样的结构和各种生物学功能，如酶的催化作用，激素的生理调节作用，血红蛋白的运载作用，肌纤凝蛋白的收缩作用，抗体的免疫作用，胶原蛋白和弹性蛋白的支架作用等等。人体内蛋白质都处在不断的合成与分解过程中，体内脏器与组织细胞内的蛋白质在不断分解破坏的同时由蛋白质不断修补和更新。食物蛋白质被人体吸收后，主要用于合成新的组织，不同年龄的机体蛋白质合成率不同，新生儿和婴儿的合成率比成人高。不同的组织蛋白质破坏和更新的速度也不同。

（一）蛋白质是机体每个细胞的基本构成成分

人体细胞及组织的基本成分是蛋白质，肌肉、血液、骨、肌腱、软骨等都是由蛋白质构成的。蛋白质是由氨基酸依靠肽链连结起来的高分子化合物，其连结方式受细胞核内基因即DNA所控制。细胞在有丝分裂过程中，细胞核内染色质组装成棒状或点状结构，即排列成染色体，染色体基本成分为DNA、组蛋白和RNA。生物细胞内的密码表现为DNA分子中独特的核苷酸排列顺序，由核苷酸的排列顺序决定了体内各类蛋白质分子中氨基酸的排列顺序，从而控制蛋白质合成。细胞内蛋白质的合成由两个阶段组成，开始为转录阶段，此时信息RNA（mRNA）在细胞核中接受DNA的模板，它是合成蛋白质构成结构的蓝图；另一阶段为翻译阶段，这一过程mRNA通过细胞浆中的核蛋白体（或称核糖体）执行合成的要求来合成蛋白质。在上述转录过程中，第一步是在染色体DNA中取得所用的信息而交与mRNA，染色体内由于组蛋白与酸性蛋白质的调节作用和特定的核苷酸顺序，使之成为有效的密码信息。由于DNA保留的遗传密码缺乏表达能力，因此其将信息传给有表达能力的mRNA，RNA（mRNA）又缺乏选择识别和消除变异的能力，其又通过转移RNA（tRNA）完成这一使命，之后由核糖体（rRNA）完成各细胞蛋白质即氨基酸的全部组装过程，维持组织的生长、更新和修复。蛋白质是人体不能缺少的构成成分。

每种蛋白质至少含有10多种氨基酸，而其数量则可多达数十万个，故蛋白质是一种极其复杂的有机化合物，是由氨基酸组成的大分子结构物质。

（二）蛋白质是体内生命活性物质的基本构成成分

1. 酶的构成

酶的化学本质是蛋白质加上辅酶（辅酶的基本成分为水溶性维生素），如淀粉酶、蛋白酶、脂肪酶、胆碱酯酶、碳酸酐酶及氨基转移酶等都在营养素的消化、吸收和利用方面起着重要的作用。

2. 含氮激素的构成

含氮激素是由蛋白质及其衍生物构成的，如生长激素、促甲状腺激素、甲状腺激素、肾上腺素、胰岛素、促肠液激素及黑色素形成的基本物质为必需氨基酸。同三大营养要素代谢密切相关的甲状腺素是必需氨基酸中的苯丙氨酸经羟化反应而形成的酪氨酸同碘结合的产物。形成的基本物质为三碘甲腺氨酸（T_3）

和甲状腺素（T_4），其对糖质代谢的作用是抑制糖原合成、促进糖原分解，适量甲状腺素促使蛋白质合成，过量甲状腺素则使蛋白质分解，甲状腺素促进脂肪的分解。甲状腺素形成障碍将会表现为甲状腺肿大，除给形象带来严重影响外，肿大的甲状腺还会压迫气管造成呼吸困难，压迫食管造成吞咽困难，压迫喉返神经造成声音嘶哑，压迫纵隔引起呼吸窘迫综合征，其突然囊内破裂出血还会造成生命危险。甲状腺肿大患者如妊娠，很可能生出呆傻儿，其主要表现为痴呆、矮小和聋哑。

（三）蛋白质是体内重要物质运输的载体

蛋白质具有运输功能，在血液中起着"载体"作用，如血红蛋白携带氧气，脂蛋白是脂类的运输形式，运铁蛋白可运输铁，甲状腺素结合球蛋白可运输甲状腺素等。

1. 血红蛋白

血红蛋白的基本成分为血红素和珠蛋白。血红素形成的原料琥珀酰辅酶 A 和甘氨酸在骨髓细胞线粒体内在血红素合成酶作用下，形成 δ－氨基－γ－酮戊酸（ALA），其又在 ALA 脱氢酶作用下形成卟胆原，再经脱氨基形成粪卟啉和尿卟啉，同铁结合形成血红素，血红素再同珠蛋白结合形成血红蛋白。血红蛋白在体内氧分压最高的部位肺同氧结合，形成氧合血红蛋白，将氧通过血液循环输送到每一个细胞，使营养素在细胞线粒体内完成有氧代谢过程。

2. 脂蛋白

脂类是不溶于水、只溶于有机溶剂的化合物，其在体内运输必须依靠载体。运送脂类的载体是脂蛋白，脂蛋白是脂质同蛋白质的结合体。

另外，人体所需要的无机盐在体内没有游离的形式，其在体内必须同蛋白质结合才能吸收和转运，如运铁蛋白、铁蛋白、钙结合蛋白等。

（四）蛋白质是生热营养素

每个细胞生命活动能量来源的基本物质为糖质，在细胞内能量代谢以糖质为中心，蛋白质和脂肪虽然都是热能营养素，但其供能时必须通过糖代谢，蛋白质没有自己的供能途径。当碳水化合物和脂肪所供热能不能满足细胞生命活动所需时，蛋白质的氨基酸则通过氨基转移进入糖代谢途径供能，每克蛋白质为机体提供的热能为 4kcal。

（五）调节血浆胶体渗透压、维持酸碱平衡及其他作用

蛋白质能维持毛细血管的正常渗透压，保持水分在体内的正常分布。正常人

血浆与组织液间水分在不停地交流，保持平衡状态。血浆胶体渗透压是由其所含蛋白质（特别是白蛋白）的浓度所决定的。缺乏蛋白质时，血浆中蛋白质含量减少，血浆胶体渗透压就会降低，组织间隙水分潴留过多则出现水肿。测定血浆蛋白浓度可作为评定机体蛋白质营养状态的指标。

机体正常血浆白蛋白水平为 $3.5 \sim 5.5 g/dl$，如蛋白质营养障碍，当血浆白蛋白下降到 $2.5 g/dl$ 以下时，会引起浮肿和腹水。

血液中有非常完善的缓冲体系。蛋白质作为两性物质，它与其他缓冲质（如碳酸盐、磷酸盐等）同为维持血液酸碱平衡的有效物质。

另外，蛋白质还参与凝血过程，防止创伤后过度出血，凝血过程是在维生素 K 和钙离子的参与下，由血浆中多种蛋白质协同完成的。肌肉收缩与肌纤凝蛋白有关。

二、氨基酸、必需氨基酸

体内各种不同类别的蛋白质均由各种氨基酸构成。研究证明，各种氨基酸对于机体都是必不可少的，大部分氨基酸可在人体内合成，但有 8 种氨基酸人体不能合成或合成的速度远不能适应机体的需要，它们分别为缬氨酸（Valine）、异亮氨酸（Isoleucine）、亮氨酸（Leucine）、苯丙氨酸（Phenylalanine）、蛋氨酸（Valine）、赖氨酸（Lysine）、色氨酸（TryPtoph－ane）、苏氨酸（Tthreonine）；另外，组氨酸（Histidine）为婴儿所特需，因此婴儿的必需氨基酸为 9 种。非必需氨基酸并非不重要，只是人体可以合成或从其他氨基酸转变，但对必需氨基酸有一定的影响。例如体内的酪氨酸（非必需氨基酸）可由苯丙氨酸（必需氨基酸）转变而成，胱氨酸（非必需氨基酸）可由蛋氨酸（必需氨基酸）转变而来。因此，当膳食中酪氨酸及胱氨酸的含量丰富时，体内不必耗用苯丙氨酸及蛋氨酸来合成这两种非必需氨基酸，则苯丙氨酸和蛋氨酸的需要量可以保证。由于这种关系，有人将酪氨酸、胱氨酸等氨基酸称为"半必需氨基酸"。必需氨基酸的需要量随年龄的不同也有差异（见表 2－1）。

表 2－1　　　　　　　　氨基酸需要量的估计值（mg/kg·d）

氨基酸	成年人	学龄儿童 （10～12 岁）	婴儿
组氨酸	0	0	28
异亮氨酸	10	30	70
亮氨酸	14	45	161

续表

氨基酸	成年人	学龄儿童 （10~12岁）	婴儿
赖氨酸	12	60	103
蛋氨酸+胱氨酸	13	27	58
苯丙氨酸+酪氨酸	14	27	125
苏氨酸	7	35	87
色氨酸	3.5	4	17
缬氨酸	10	33	93

在正常情况下，机体蛋白质代谢过程中每种必需氨基酸的需要和利用处在一定的范围之内，某一种氨基酸过多或过少都会影响另一些氨基酸的利用（见表2-2）。

表2-2　　　　建议的氨基酸需要量模式同优质蛋白质模式的比较

氨基酸	建议需要量 mg/kg			1973年 FAO 提出的模式	比值	食物中含量（mg/g蛋白质）					
	婴儿	儿童	成人			人奶模式	比值	牛奶模式	比值	全蛋模式	比值
组氨酸	14					26		27		22	
异亮氨酸	35	37	18	40	3	46	2.7	47	3.4	54	3.2
亮氨酸	80	56	25	70	4	93	5.5	95	6.8	86	5.1
赖氨酸	52	75	22	55	3	66	3.9	78	5.6	70	4.1
蛋氨酸+胱氨酸	29	34	24	35	4	42	2.5	33	2.4	57	3.4
苯丙氨酸+酪氨酸	63	34	25	60	4	72	4.2	102	7.3	93	5.5
苏氨酸	44	44	13	40	2	43	2.5	44	3.1	47	2.8
色氨酸	8.5	4.6	6.5	10	1	17	1.0	14	1.0	17	1.0
缬氨酸	47	41	18	50	3	55	3.2	64	4.6	66	3.9

机体在蛋白质合成过程中对各种必需氨基酸的需要量不同，各种必需氨基酸之间的比例必须符合一定的模式，这种模式称之为氨基酸模式。食物中蛋白质的必需氨基酸模式越接近于人体，其实际被利用的效价就越高。

根据食物必需氨基酸是否符合人体氨基酸模式，将食物蛋白质分为：①完全蛋白质（优质蛋白质），其中必需氨基酸组成完全符合人体氨基酸模式；②半完全蛋白质，其中必需氨基酸种类齐全，但比例不合理；③不完全蛋白质，其中必需氨基酸种类不齐全。蛋类蛋白质所含各种必需氨基酸比例最高，因此，一般以蛋类蛋白质营养价值为标准，确定其他食物蛋白质营养价值。一般动物性蛋白质营养价值高于植物性蛋白质。如果根据各种食物蛋白质的氨基酸组成将其适当混合起来，使氨基酸比值更接近于人体需要模式，即可达到蛋白质的互补作用。如大米、面粉缺少赖氨酸，若加上富含赖氨酸的豆类，则补充了其缺少的氨基酸，提高了蛋白质利用率。蛋、奶、鱼、肉类中必需氨基酸含量符合人体氨基酸模式，而米、面中所含人体必需氨基酸量少，日常进食如果做到荤、素混合食用，有良好的蛋白质互补作用。

三、人体对蛋白质需要量

（一）氮平衡及人体对蛋白质最小需要量

蛋白质和糖类、脂类不同，其元素组成除含 C、H、O 外，还含有 N，食物蛋白质氮含量一般都在 16% 左右，因此将 6.25 称为氮 - 蛋白质换算系数，以测出的含氮量乘以 6.25 即可换算成蛋白质量。当膳食蛋白质来源适宜时，机体蛋白质代谢处于动态平衡，即氮平衡（nitrogen balance）状态。氮平衡指标可以了解体内蛋白质总的代谢状况。测定出摄入和排泄氮量即可知道机体对蛋白质的吸收和利用情况以及机体对蛋白质的需要量。在一定时间内，进入机体的氮和排出的氮相等，称之为氮平衡；摄入氮量大于排出氮量时，称为正氮平衡；排出氮量大于摄入氮量则为负氮平衡。对于生长发育阶段的婴幼儿及孕妇、乳母，机体所吸收的蛋白质相当一部分用于机体的生长发育或合成新组织的蛋白质，故应处于正氮平衡，供应足量的蛋白质有特别重要的意义。

机体在完全不摄入蛋白质的情况下，体内蛋白质仍然在分解和合成。负氮平衡持续几天之后，氮的排出将维持在一个较恒定的低水平。此时，机体通过粪、尿及皮肤等一切途径所损失的氮是机体不可避免要消耗的氮，称必要的氮损失（obligatory nitrogen losses）。以成人每日每千克体重计，每日分别从尿中排出氮 37mg，粪排出 12mg，皮肤排出 3mg，其他方面排出的氮男性为 2mg，女性为 3mg，所以相当于每日每千克体重人的总计排出氮量男、女分别为 54mg 和 55mg，如果一个 60kg 体重的男性，每日不可避免损失氮量估计为：54 × 60 = 3240（mg），再乘以氮 - 蛋白质换算系数 6.25 相当于 20.3g，此为人体最低蛋白质需要量。肾功能障碍和肾功能衰竭的病人应参照此项指标，根据血液尿素氮和尿量确定蛋白质供给量。

热能的供给可影响蛋白质的利用。热能低于机体需要时，蛋白质将被作为热能来源而消耗，影响氮的平衡。同时机体处于病态、应激状态及精神过度紧张时，也将增加氮的排泄。长期的负氮平衡可以引起蛋白质不足。

（二）人体对蛋白质正常需要量

蛋白质在构成人体成分、维持生命方面有着不可替代的作用，但其无论是合成还是分解过程，都会产生代谢废物氨和二氧化碳，给肝、肾带来负担，对其需要量的确定要考虑诸多因素。目前研究蛋白质需要量的方法常用氮平衡法，根据短期氮平衡实验结果确定了人体为了维持氮平衡，对优质蛋白质的需要量为 $0.64g / kg \cdot d$；而混合膳食相对优质蛋白质利用率为 85%；实验对象个体差异较大，变异异数为 15%，取其 2 倍即 30% 计算，同时计算时考虑人对外环境因素以及对细菌及病毒感染的应激能力，加算 10%，即得出如下计算方法：

$$0.64g / kg \cdot d \times \frac{100}{85} \times 1.3 \times 1.1 \times kg \text{体重}$$

如 60kg 体重的人为 $0.64g/kg \cdot d \times \frac{100}{85} \times 1.3 \times 1.1 \times 60kg$

结果为 65g。一般女性平均为 60g，男性平均为 70g，孕前期每日加 10g，孕后期每日加 20g，哺乳期每日加 20g。

四、蛋白质缺乏对机体的影响

1. 蛋白质缺乏的主要表现

蛋白质缺乏与热能不足常并存，即"蛋白质－热能营养不良"。主要表现是消瘦型和水肿型。

消瘦型体重下降，皮下脂肪消失，肌肉萎缩，形同骷髅。此型多见于婴幼儿，严重影响小儿的生长和发育。

水肿型常见于成人，表现为消瘦、无力，皮肤弹性下降、皱纹增多，面色无华，苍白浮肿，毛发干枯脱落。由于消化酶活力降低，可出现腹泻，有的还出现肝大、肝功能减退、周身浮肿及腹水等表现。有的可见肝细胞萎缩和脂肪浸润，抵抗力低下，伤口愈合延缓，心率减慢，血压降低，体温较低，重症者可出现体温过低和休克。

同时，在感染、外伤和手术等情况下，体内排出氮量增加，此时如蛋白质供应不足，必将缺乏生长、更新、修补组织的材料，将会使病人伤口愈合缓慢，病程迁延、恶化、影响康复。

五、蛋白质缺乏的主要原因

1. 膳食中蛋白质和热能供给不足

摄入热能不足，部分蛋白质必须参与供能过程，从而造成蛋白质的缺乏。如热能供给充裕，则有利于蛋白质合成体内组织成分，膳食中蛋白质才能更好地被利用。长期蛋白质摄入不足将出现负氮平衡，组织合成障碍，影响生长发育。

2．消化吸收不良

胃肠道疾病可影响蛋白质的消化和吸收。如胃贲门或幽门痉挛或阻塞、食道癌、胃癌等疾病造成摄食困难；胃液或胰液缺乏使蛋白质消化吸收障碍；其他如结肠炎等各类肠道疾病不但影响食欲，还造成蛋白质缺乏。

3．体内蛋白质合成障碍

机体各组织利用必需氨基酸和非必需氨基酸，合成具有本身特异性的蛋白质。肝脏在蛋白质合成方面有特殊作用，肝脏利用氨基酸合成血浆蛋白成分。肝功能障碍导致白蛋白、球蛋白及凝血酶原合成障碍而出现浮肿、腹水和免疫力低下及凝血机制障碍。

4．机体对蛋白质需要量增加

如生长发育期儿童、妊娠及哺乳期妇女蛋白质的需要量增加，每日必须处于正氮平衡，否则将会影响机体健康和胎儿及小儿的生长发育，导致妇女月经失调、乳汁分泌减少及胎儿和幼儿发育不良。

六、蛋白质的食物来源及供给量

优质蛋白食品主要为蛋和奶类，其次为鱼、虾、肉和豆类。作为主食的米、面及杂粮等蛋白质质量虽然不高（仅7%～10%），但由于中国人以其为主食，所以饮食中的蛋白质60%～70%来自于粮谷中。蔬菜、水果中蛋白质含量少，芋头、马铃薯等蛋白质的含量高于一般蔬菜，蛋白质供给量应占总热能的10%～14%，儿童45%～50%应为优质蛋白，成人40%～45%应为优质蛋白。

第二节 碳水化合物与美容

碳水化合物（Carbohydrates）是一大类含有碳、氢、氧元素的化合物，又称为糖。碳水化合物是人体内最主要的供能物质，是人体细胞生命活动的主要能量来源。其在人体内消化吸收后，以葡萄糖的形式入血，在胰岛素作用下，进入细胞内，迅速氧化给机体提供能量，每克葡萄糖可产热4kcal。

一、碳水化合物的分类及功能

（一）碳水化合物的分类

1．单糖（Monosaccharide）
单糖是指结构上有3～6个碳原子的糖，食物中常见的单糖有：

（1）葡萄糖（Glucose）：是碳水化合物被机体利用的主要形式，是构成食物中各种糖类的基本单位。

（2）果糖（Fructose）：主要存在于水果和蜂蜜中，在肝内转化为被人体利用的葡萄糖。

（3）半乳糖（Galactose）：其只存在于乳汁中，是乳糖的分解产物。

此外还有少量的糖醇类物质，如山梨醇（Sorbitol）是六碳糖的衍生物，工业上将葡萄糖氢化，使醛基 CHO 变为醇基（CH_2OH）而成。在体内转化为葡萄糖后参与代谢，其特点是在肠内吸收比葡萄糖慢得多，食后不至于产生血糖的迅速上升，故可用来制造糖尿病病人的食品。此外还有甘露醇等为 6 碳糖的衍生物。

食物中尚有少量 5 碳糖，如核糖、木糖等。

2. 双糖（Disaccharides）

主要有蔗糖、乳糖和麦芽糖。蔗糖（Sucrose）为一分子葡萄糖和一分子果糖脱水缩合而成；乳糖（Lactose）由一分子葡萄糖与一分子半乳糖脱水缩合而成；麦芽糖（Maltose）由两分子葡萄糖脱水缩合而成。海藻糖（Trenalose）是由两分子葡萄糖组成，食用菇中含量最多。

3. 多糖

食物中多糖为淀粉和纤维素，人体内多糖为糖原。

（1）淀粉（Starch）：是以 $\alpha - 1.4$ 和 $\alpha - 1.6$ 糖苷键将葡萄糖聚合而成的高分子化合物，分为直链和支链两类。

（2）纤维素（Cellulose）：纤维素是以 $\beta - 1.4$ 糖苷键将葡萄糖聚合而成的高分子化合物，人消化道内没有分解它的酶类，但却是草食动物的最好能源。虽然人体不能将其作为能量来源，但对人类有特殊的营养作用。

（3）糖原（Glucogen）：贮备在动物体内，又称动物性淀粉，分为肝糖原和肌糖原，肝糖原可以调节血糖平衡。

（二）碳水化合物的功能

1. 储能和供能

碳水化合物在体内的贮能形式主要为肝糖原，其供能形式为葡萄糖。即体内糖以糖原形式贮存，以葡萄糖形式被利用。糖原合成和分解的生理意义是维持血糖浓度的恒定。糖酵解是在无氧或缺氧条件下进行的糖分解过程，终产物是乳酸，产能少，一分子葡萄糖产生两分子 ATP。此过程是机体在缺氧条件下的供能方式。糖有氧氧化是机体在有氧条件下的主要供能方式，过程分为二个阶段：第一阶段是在细胞质内糖原分解为丙酮酸的过程；第二阶段是在有氧条件下，在脱羧酶作用下，丙酮酸形成乙酰辅酶 A，乙酰辅酶 A 同草酰乙酸结合形成柠檬酸（三羧酸），开始了在细胞线粒体上的全部供能过程。其中的草酰乙酸是糖、脂肪、蛋白质分解供能的共同途径和相互联系的中心枢纽。糖代谢过程中产生的三磷酸甘油醛是糖酵解、糖有氧氧化和糖异生所必须经过的中间化合物，三大营养要素摄取过多，都会沿此途径合成脂肪而导致肥胖。葡萄糖 6 磷酸酶只存在于肝脏中，是肝糖原分解、调节血糖平衡的唯一酶类。其缺乏会引起糖原累积性肝脏肿大。糖在细胞质内和细胞线粒体上代谢共产生 38 个 ATP，此过程为糖在细胞内氧化分解生成 CO_2 和 H_2O 并为每个细胞提供能量的过程。蛋白质和脂肪的供能必须进入此途径。

2. 节约蛋白质作用

蛋白质在体内的功能主要是合成人体成分，其在合成代谢和分解代谢过程中，由于氨基转移、氧化脱氨基和脱碳酸反应，不断产生 NH_3 和 CO_2，这两类物质需在肝脏内通过鸟氨酸循环不断被吸收，处理成无毒的尿素，再经过肾脏排出。如果糖代谢过程正常，减少蛋白质进入糖代谢供能的过程，则可减少蛋白质代谢废物的产生，保证其合成人体成分这一主要功能。

3. 抗酮体生成作用

糖代谢正常可使由丙酮酸分解的产物乙酰辅酶 A 和由脂肪酸分解产生的乙酰辅酶 A 都能和相应的草酰乙酸结合，形成柠檬酸。但缺乏碳水化合物和碳水化合物代谢障碍时由于不能及时提供草酰乙酸，使过多的乙酰基化合物不能彻底氧化而在肝内形成酮体（乙酰乙酸、β－羟丁酸和丙酮），其在血液中达到一定浓度会引起酮体酸中毒。

4. 保肝、解毒作用

肝脏是糖原的主要贮存器官。当肝糖原贮存充分时，可保护肝脏，减少化学毒物（如酒精、四氯化碳、铅等）对肝脏的损伤作用。此外，对由于感染致病微生物而引起的毒血症也有较强的解毒作用。葡萄糖醛酸可直接参与肝脏的解毒作用。

二、膳食纤维与美容

膳食纤维化学结构与淀粉相似，但其以 β－1，4 糖苷键相连接，因此不能被淀粉酶所分解，不能作为人的热能食物来源。由于其特性，膳食纤维目前被广泛用于医药界和美容界，目前根据其作用机理研制的复合多糖制剂已应用于减肥和糖尿病及高脂血症预防及治疗上，取得了明显效果。

（一）膳食纤维的分类与理化特性

1. 分类

根据膳食纤维的理化特性将膳食纤维分为两大类，一类为不可溶性纤维，另一类为可溶性纤维。不溶性食物纤维为纤维素、半纤维素、木质素，主要作为植物支持组织；可溶性纤维常见的有果胶、树胶和海藻酸盐类，果胶存在于水果、蔬菜的软组织中，可在热溶液中溶解，主要为葡萄糖醛酸和其他糖类所构成，以不同比例的葡萄糖醛酸单位甲基酯的形式存在。在有糖存在的条件下，在温热的微酸性稀溶液中，它可以变成果子冻，这种能形成胶状的特性可用于制造果子酱。此外，它也具有与离子结合的能力。

树胶在食品工业中用作增稠剂，因为它具有形成胶冻的能力。海藻多糖包括琼脂，常用于微生物培养和食物加工。海藻酸也用于食品的增稠和用作稳定剂，尤多用于奶制品，也用作啤酒的泡沫稳定剂等。

2．理化特性

（1）容水量：不同纤维其容水量不同。可溶性纤维果胶和树胶等比不可溶性纤维麦麸等的容水量大，蔬菜的纤维容水量介于二者之间，木质素的容水量最小。肠道中纤维的容水量与粪便的体积和重量显著相关，其可增加排便量、减少食物吸收，对减肥有重要作用。

（2）黏稠度：与膳食纤维的容水量有关。膳食中的果胶、树胶、葡萄聚糖、海藻多糖（如琼脂和鹿角菜中的多糖）能分散于水中，形成高黏度的溶液，在小肠内明显地增加肠内容物的黏度，黏稠度增加可使小肠腔内的单糖和中性氨基酸的转运速度减慢，影响营养素的吸收和利用；并使胃的饱胀感时间延长，使人不容易感到饥饿，对控制食欲有重要作用。

（3）阳离子交换作用：与多糖中的酸性糖的羧基有关。二价的阳离子如钙、铜、亚铁和锌离子均可被谷类、玉米中的膳食纤维和分离出的半纤维素、纤维素、果胶和木质素所结合。pH 值可影响纤维素结合阳离子的作用，同时膳食纤维可清除肠道内毒物，在预防肠道癌症方面有重要作用。

（4）结合有机化合物的作用：膳食纤维如谷类和各种食物的纤维均具有结合胆酸和中性胆固醇的作用，在酸性条件下结合较多。纯纤维素结合胆酸的能力不如食物如麦麸和苜蓿对胆酸的结合力。食物中的木质素和瓜尔豆胶能结合某些有机物质如胆固醇、卵磷脂、单甘油酯、药物、激素和牛磺酸等，而麦麸皮和纤维素的结合能力较小。

（5）细菌发酵作用：膳食纤维不被人的肠道所消化，但易被肠内细菌所酵解。可溶性纤维如果胶和瓜尔豆胶可完全被细菌酵解，而不可溶性纤维则不易被酵解。酵解后产生短链脂肪酸如乙酯酸、丙酯酸和丁酯酸，这些脂肪酸均可被肠道细胞作为能量来源，也是肠道内人类益生细菌的营养物质的来源。

（二）膳食纤维的生理作用与美容

富含纤维的膳食或膳食纤维中的某种组分以及纯化的纤维成分在人体内可起到降血糖、降胆固醇以及改善大肠功能等功效。这些生理功效与膳食纤维的理化特性有关。

1. 降低血浆胆固醇的作用

大多数可溶于水的膳食纤维如果胶、树胶可降低血浆胆固醇水平，尤其是降低低密度脂蛋白胆固醇水平，其作用机制与上述理化特性有关。其可与胆酸结合排出体外，减少胆酸和胆固醇的肠肝循环，并加速了胆汁酸合成原料胆固醇的利用，从而降低血液和胆汁中的胆固醇浓度，并可预防胆固醇结石的发生。

2. 对餐后血糖及胰岛素水平的影响

水溶性膳食纤维可减少小肠对糖的吸收，降低餐后血糖升高幅度，减少体内胰岛素的释放并提高对胰岛素的敏感性。这与可溶性膳食纤维的黏稠性，以及延缓胃的排空时间并减缓营养素在小肠中的吸收有关。使餐后血糖水平不会由于进食而快速提高，并有利于粪便排出。

3. 改善大肠功能

膳食纤维可增加粪便体积和重量，并缩短其在大肠停留的时间，增加排便频度及改善便秘等，不仅有利于减肥、控制高脂血症和心脑血管疾病，也减少产生癌变的可能性。膳食纤维的吸水性使粪便变软及粪便体积增大等促进了肠蠕动，因而缩短了排便所需时间，增加了排便频率，可改善便秘以及加快排出肠内容物中的有毒物质，缩短和防止致癌物质与肠黏膜接触过程，可预防大肠癌。

膳食纤维实际上稀释了进入肠内的毒素，也加快了毒素的排出，故作用是独特的。

4. 控制食物摄入量，防止肥胖发生

高纤维膳食可增加食物容积，容易产生饱腹感，从而减少食物摄入量和热能物质过多摄入，有利于控制体重和减肥。其作用机理有二：一是由于高纤维食物质地较精细食物硬一些，它能充分支撑胃部；同时高纤维食物之间的间隙能像海绵一样保持水分，在胃中停留时间长，使胃的饱胀感时间也长，人不容易感到饥饿就不会因频繁就餐而导致摄入量过多。二是高纤维食物分解出来的糖比精细食物分解的糖消化吸收慢得多，能使体内血糖水平长时间地维持在稳定水平，使人不容易感到饥饿，也就不会多吃东西，因而也就不容易发生肥胖。

此外，据科学家测定，人的饱腹感信号大约 10 分钟左右才能传到大脑摄食

中枢，所以进食快的人在大脑传出饱腹感信号前已将胃填满，这也常常是进食快的人肥胖的原因之一。吃精细食品时由于不太需要咀嚼，所以无形中加快了进食的速度，增加了进食量。食用高纤维食品时，由于它质地硬，体积相对较大，纤维粗，咀嚼的时间较长，使进食的速度自然减慢，饱腹的信号由大脑传出相对较快，因此进食量大大减少，有利于减轻和控制体重。

三、碳水化合物与美容

（一）血糖的来源和去路

人体任何细胞活动的能量来源来自于血液中的葡萄糖。膳食中的碳水化合物在小肠内被分解成单糖，通过小肠黏膜细胞吸收入肝，形成肝糖原，调节血糖平衡，单糖又以葡萄糖形式入血，进入细胞内完成供能过程。

血糖浓度由血糖的来源和去路两个过程的动态平衡所决定，含量相当恒定。健康成人血糖正常值为 $3.89 \sim 6.11 mmol/L$ （$80 \sim 120 mg\%$）。血糖的来源主要是单糖的吸收，其次是肝糖原的分解。血糖的去路是变成糖原贮存于肝脏及肌肉中；氧化分解产生能量，供给机体需要；构成组织成分（特别是神经组织及细胞核）；并可转变为脂肪和某些氨基酸。血糖浓度的恒定主要靠中枢神经系统和激素的调节。中枢神经系统不仅直接影响糖原的分解，而且通过控制激素的分泌而控制血糖浓度。调节血糖浓度的激素中以胰岛素和肾上腺素最为重要。胰岛素同细胞表面的受体相结合，使糖进入细胞内，可加速血糖的氧化和促进糖原的合成而使血糖降低；肾上腺素则加速肝糖原和肌糖原的分解，直接和间接地提高血糖浓度。两种激素的作用相互制约，互相平衡，维持血糖浓度的恒定。其他一些激素如肾上腺皮质激素、胰高血糖素及促甲状腺素都可促进糖原分解，使血糖浓度增高（见图 2 - 1）。

（二）糖代谢障碍对美容的影响

糖代谢障碍引起的疾病主要为糖尿病，其发生的实质是血糖不能正常进入细胞内去供能而在血液中堆积（如图 2 - 2）。产生的原因是胰岛素绝对不足和相对不足。见于临床 1 型和 2 型糖尿病。

糖在血液中过多的结果（空腹时，大于 $140 mg/dl$ 即 $0.78 mmol/L$）使血液渗透压增加，由于体内水分流向为从低渗向高渗，导致细胞脱水，反射性刺激丘脑下渴中枢，由于烦渴而多饮使循环血量增加，尿量增多，大量葡萄糖随尿排出，导致多吃和无力。在三多一少症状出现后，如不及时采取饮食和运动干预措施，患者病情会逐步加重。由于糖代谢障碍，蛋白质加速分解进入糖代谢供能，过多

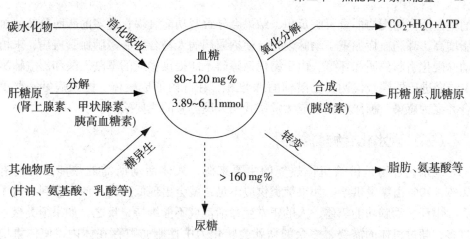

图2－1 血糖的来源和去路以及激素对血糖调节作用示意图

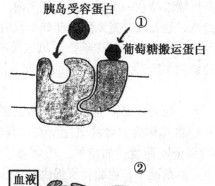

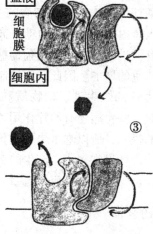

图2－2 糖进入细胞内示意图

的蛋白质代谢废物加重肾脏负担，结果会导致肾功能衰竭；过多的脂肪分解使血脂增高，高脂血症加重了动脉硬化，使糖尿病病人易合并心、脑血管疾病，末梢动脉硬化引起失明和坏疽。由于糖代谢障碍不能提供相应的草酰乙酸和乙酰辅酶A 结合进行柠檬酸代谢，乙酰辅酶 A 堆积，在肝内形成酮体。糖尿病另一严重合并症为感染。糖尿病现已成为危害我国人民健康的主要疾病。

（三）碳水化合物与美容

碳水化合物是供给机体热能的主要来源，人体活动所需的热能正常时有 60%～70%由糖类供给。如果糖类供应不足，就会出现低血糖，使人感到心慌无力、出汗、大脑功能障碍，人的正常生命活动就不能维持；反之，如果糖类摄入过多，超过机体的需要，多余的糖就会转化为中性脂肪贮存在体内，使体重增加，导致肥胖的发生而影响体型。容貌如果说是先天的，体型则主要靠后天培养获得。好体型的前提是机体维持在一个标准体重范围内。体重是反映机体营养状况和健康状况的形态指标。幼儿或儿童期的肥胖如不及时控制纠正，转入成年人的肥胖则极易发生高血压、冠心病、糖尿病、痛风以及癌症等慢性病，给个人、家庭、社会带来极大的负担。所以，保持理想的体重不仅可以体现美好的外表，而且是健康的前提。

我们日常摄入的大米、面粉、薯类等都含有丰富的多糖类，这是我们食物中糖的主要来源，也是我们将其称为主食的道理所在。其所供应热能应占总热能 60%以上。但有些人特别爱吃甜食，如糖果、巧克力、糕点、冰激凌、甜年糕等。在三餐主食摄入正常的情况下，由甜食所提供的多余热能将会转变为脂肪而使体重逐渐增加，所以单糖和蔗糖不能作为膳食糖质的主要来源，以少用为宜。另一方面，含糖量高的食品进入体内时，可诱发血糖升高，促使胰岛 β - 细胞过多分泌胰岛素。胰岛素本身具有促进脂肪细胞利用葡萄糖合成脂肪和控制脂肪分解的作用，所以进一步加快了体重的增加。因此，要控制体重，平时就要注意饮食，不贪吃甜食。水果中含有大量的维生素、矿物质和水分、糖类等，且口感好，人人都喜欢吃；某些水果对一些疾病还有治疗作用，特别是一些水果含有丰富的纤维素，多吃可减少主食的摄入，所以吃水果可以预防肥胖，利于减肥。但是，有些水果中含有较高的糖分，如果吃多了，产生的多余热能照样会转变为脂肪贮存在皮下而导致肥胖。所以，吃水果也不应该过量。

（四）碳水化合物的食物来源及供给量

多糖的来源主要为谷类（淀粉含量 70%～80%）、根茎类（其鲜品含糖类 15%～25%），豆类（含糖类 21%～60%）。其他植物性食物也含有一定的碳水化合物，如硬果、水果和蔬菜类，但后者含量差异很大，如水果含碳水化合物约 10% ~20%，而干果可达 50% ~70%。各地人们食用的碳水化合物占总热量消耗中的比例有很大差异，在我国多数地区，碳水化合物应占总热量构成的 60% ~65%。含淀粉的食物不但比较经济，而且往往可得到一部分植物蛋白质，也是 B 族维生素和一些矿物质的重要来源。从这个意义上说，可为人体吸收利用的多糖或淀粉在膳食中是重要的。习惯以谷类为主要食物的人们，其肠道功能能适应谷类。随着经济的发展，碳水化合物在膳食中的构成在改变，膳食中蛋白质与脂肪比例不断提高，碳水化合物在总热量中所占的比例在下降。随着膳食结构中糖质比例下降，蛋白质和脂肪在总热能比中的增加，疾病结构发生了明显变化，肥胖、糖尿病、心脑血管疾病及癌症在增加。

第三节　脂质与美容

一、脂质的分类和功能

（一）脂质的性质和分类

脂质（Lipids）是人体的重要构成成分，它是不溶于水而溶于有机溶剂的化合物，其中包括油脂，即油（Oil）及脂肪（Fat）类，以及类脂（Liopoids）。前二者是甘油三酯，日常食用的动植物油如猪油、花生油、豆油等均属此类；而后者种类很多，包括磷脂（Phospholipids）、固醇（Sterols）等性质与油脂类似的化合物，也包括脂蛋白（Lipoprotein）等物质，又称复合脂肪。

（二）脂类的生理功能

1. 供给能量和贮存能量

脂类由于其特殊的分子组成，氧化燃烧所释放出的热量高于蛋白质和糖类，每克脂肪可供给机体 37.7kJ（9kcal）热量，人体所需热量的 20% ~25% 来自脂类。其供能和贮能的基本物质为甘油三酯。

甘油三酯广泛分布于皮下及体内各脏器、组织中。人体内贮存的脂类中甘油三酯达到 99%，对机体可起隔热保温和支持及保护脏器的作用，但甘油三酯的主要功能为贮存能量及供能。当人体摄入热能不能及时被利用，则以甘油三酯的形式贮存于脂肪细胞中，其贮存过多则导致肥胖。其供能的形式是甘油三酯被脂肪细胞中的酯酶所分解，以甘油和脂肪酸形式进入血液循环分别供能。但脂类无自己特定的供能途径，甘油和脂肪酸必须分别进入糖代谢供能。

甘油通过三磷酸甘油醛和磷酸二羟丙酮途径进入糖代谢，过多的糖质也可经此途径转变为甘油三酯而储存。脂肪酸经 β - 氧化，形成乙酰辅酶 A，进入糖代谢供能。当膳食中碳水化合物充足时，脂肪只有少量被氧化以供能，大多储存为身体的脂肪组织，当膳食中缺乏碳水化合物和蛋白质时，脂肪才被不断氧化供能。

2. 构成机体组织

体脂过多会影响身体健康，主要表现为肥胖，但适量体脂却是必需的，它在机体器官周围起着支撑、缓冲作用，减轻外力对机体的震动，保持身体不受温度迅速变化的影响或热量过多的损失。类脂中的磷脂类、胆固醇等不贮能也不供能，其是构成生物膜不可缺少的成分；而脂蛋白则直接参与血液成分的构成和脂类在体内的运输转运过程。

类脂是多种组织和细胞的组成成分，如细胞膜是由磷脂、糖脂和胆固醇等组成的类脂层，脑髓及神经组织及其鞘膜含有磷脂和糖脂。固醇则是制造体内固醇类激素和细胞膜结构支架所必需的物质。这部分脂质不能提供热能，其在肝脏中转化为胆汁酸盐，其为脂肪消化中重要的乳化剂。少量的胆固醇在吸收时转移到皮下，经紫外光照射后转变为 VD_3，再在肝、肾羟化酶作用下形成 $1-25-(OH)_2-D_3$。固醇是体内肾上腺皮质激素形成的原料。体内胆固醇一方面来自食物，但大部分在肝内合成，目前认为胆固醇具有一定的抗癌作用，适量的胆固醇可增强机体对癌细胞的辨别和吞噬能力。

3. 提供必需脂肪酸

4. 作为脂溶性维生素的载体并协助其吸收利用

脂溶性维生素多伴随着脂类的存在。如黄油、鱼肝油、麦胚油、豆油等含有维生素 D、E 或视黄醇等。此外，脂类可刺激胆汁的分泌，促进脂溶性维生素在消化道的消化吸收。肠梗阻病人不仅脂类的消化吸收发生障碍，也伴随有脂溶性维生素的吸收障碍，引起维生素缺乏病。降脂药物的长期应用将影响脂溶性维生素的利用。

二、脂肪酸与美容

脂肪酸分为饱和脂肪酸和不饱和脂肪酸。根据碳原子价的不同，可把脂肪酸分为三类：第一类为饱和脂肪酸，第二类为具有一个不饱和键的脂肪酸，第三类为具有多个不饱和键的脂肪酸，简称多不饱和脂肪酸。为了表达脂肪酸的结构，以 $C_X:Y$ 表示，X 代表键中碳原子数目，Y 代表双键数目，例如 $C_4:0$ 为饱和脂肪酸（丁酸），$C_{18}:1$（油酸）为带有 1 个不饱和键的脂肪酸，$C_{18}:2$（亚油酸）、

$C_{18}:3$（亚麻酸）、$C_{22}:4$（二十二碳四烯酸）、$C_{22}:6$（二十二碳六烯酸）等为多不饱和脂肪酸。

（一）必需脂肪酸与美容

必需脂肪酸（essential fatty acid，EFA）为机体生理所需要，体内不能合成，必须由食物供给的多不饱和脂肪酸。以往认为必需脂肪酸包括的亚油酸为十八碳二烯酸（$C_{18}:2$），亚麻酸为十八碳三烯酸（$C_{18}:3$），花生四烯酸为二十碳四烯酸（$C_{20}:4$）。目前比较肯定的必需脂肪酸只有亚油酸，尽管亚麻酸和花生四烯酸具有必需脂肪酸活性，但它们可由亚油酸转变而成。在亚油酸供给充足时，这两种脂肪酸就不至于缺乏。

必需脂肪酸在体内有重要生物学作用。必需脂肪酸是组织细胞的组成成分，是合成磷脂和前列腺素的必需原料，以磷脂形式出现在线粒体和细胞膜中。它能促进身体的生长发育；增强微血管壁弹性，防止其脆性增加；减少血小板黏附性，防止血栓形成；与胆固醇结合成酯，在胆固醇的运输和代谢方面起着关键作用。如果缺少必需脂肪酸弹性，会使胆固醇和饱和脂肪酸结合而在体内沉积，导致动脉硬化。必需脂肪酸可防止放射线照射所引起的皮肤损害，对皮肤有保护作用；还可促进乳汁分泌和精子发育。缺乏必需脂肪酸时，线粒体结构发生改变，皮肤细胞对水的通透性增加，引起湿疹（婴儿特别敏感），生长停滞，生殖机能障碍，器官发生慢性退行性病变，并可发生血尿、脂肪肝。但过多的必需脂肪酸会削弱体内抗氧化作用，激发自由基形成，对机体造成损伤。

（二）饱和脂肪酸与美容

动物性脂肪含饱和脂肪酸较多，后者与胆固醇形成酯，容易在动脉内膜沉积形成粥样斑块，促使动脉粥样硬化及瘢痕、栓塞、动脉瘤的发生。从防治心血管疾病角度看，饱和脂肪酸的过多摄取会有一定危险性；但从防治癌症角度看，它又有重要作用。脂肪酸中的必需脂肪酸（EFA）是组织细胞的基本成分，其参与线粒体及细胞膜磷脂的合成，如果必需脂肪酸缺乏，会使线粒体肿胀，膜结构改变，膜通透性增加，细胞脆性增强，可致生长迟缓、皮肤粗糙。必需脂肪酸对皮肤细胞通透性有重要影响，其缺乏使皮肤对水通透性增加，结果会引起湿疹、皮肤粗糙、鳞屑样皮炎。充足的必需脂肪酸有防护射线引起皮肤组织损害的作用，新生组织生长需要必需脂肪酸，所以 EFA 有促进组织修复作用。但饱和脂肪酸过多又会引起血管壁的粥样硬化，导致心脑血管疾病，所以膳食中应注意饱和脂肪酸和不饱和脂肪酸的比例，一般认为不饱和脂肪酸（polyun saturated fatty acid，PuFA）与饱和脂肪酸（saturated fatty acid）的比值为 2∶1 合适。

由 $C_8 \sim C_{10}$ 中链脂肪酸所组成的甘油三酯在营养治疗中有特殊重要意义，它不会引起血脂增高和动脉粥样硬化，并能对胰腺功能不全、胆汁缺乏等消化不良、吸收障碍患者提供能源，且不会增加渗透压或体积负荷。由于这种脂肪是经门脉而不是经胸导管转运，所以适用于肠系膜淋巴阻塞或胸导管发生病变时食用。临床上采用中链脂肪酸进行营养治疗，与酶制剂配合使用，取得明显疗效。

三、脂蛋白

脂蛋白是脂质同蛋白质的结合体，是脂类在体内运输的载体。脂蛋白中的部分蛋白质称为载脂蛋白，其中 APOA 是 HDL 的主要载脂蛋白；APOB 是 VLDL 和 LDL 的主要载脂蛋白。

在小肠吸收的脂类在肠道内同蛋白质相结合，以乳糜微粒形式经淋巴循环将脂类送入肝脏，在肝内甘油三酯、胆固醇分别同蛋白质相结合，以极低密度和低密度脂蛋白的形式在血液中运输。

（一）脂蛋白的分类与结构

1. 脂蛋白的分类

脂蛋白按其构成成分，将其分为乳糜微粒、高密度脂蛋白（High Density Lipoprotein，HDL）、低密度脂蛋白（Low Density Lipoprotein，LDL）、极低密度脂蛋白（Very Low Density Lipoprotein，VLDL）。

2. 脂蛋白的结构

乳糜微粒是脂蛋白中颗粒最大、密度最低的脂蛋白，其结构中85%为甘油三酯，其余为磷脂、蛋白质和胆固醇。其为食物脂肪由小肠沿淋巴循环入肝的运输形式。极低密度脂蛋白（VLDL）中50%为甘油三酯，其在血液中为甘油三酯运输的载体。低密度脂蛋白（LDL）中45%为胆固醇，其为血液中胆固醇运输的载体。高密度脂蛋白为磷脂和蛋白质构成的球形结构，其表面有 LCAT 酶（胆固醇卵磷脂酰基转移酶），在它的作用下，附着于血管壁的胆固醇被酯化，酯化后的胆固醇进入到高密度脂蛋白球形体中，其中心部被携带回肝脏，作为胆汁酸盐的合成原料（图2-3）。

3. 脂蛋白在体内运行对健康的影响

被消化吸收后的脂类在小肠内同蛋白质相结合，以乳糜微粒的形式沿淋巴循环入肝。被乳糜微粒送入肝脏的脂类在肝内同蛋白质相结合，其中甘油三酯由极低密度脂蛋白（VLDL）携带，由肝脏到脂肪细胞中去储存。胆固醇由低密度脂蛋白（LDL）携带，由肝脏到相应组织细胞内。完成功能后的胆固醇被高密度脂蛋白携带回肝脏，作为胆汁酸盐的合成原料。故血浆中甘油三酯的浓度反映

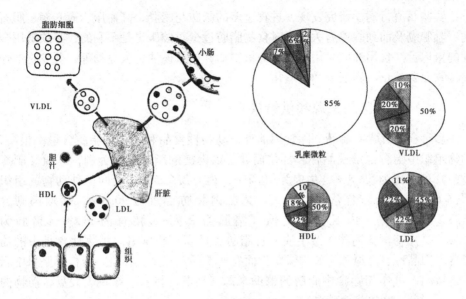

图2－3 脂蛋白在机体内运行路线

VLDL浓度，血中胆固醇浓度反映LDL的状态，LDL的增高有促进动脉粥样硬化病变形成的可能。HDL有将周围组织胆固醇送到肝脏进行分解、排出的作用，故HDL的升高具有防治动脉粥样硬化的作用。

四、脂肪的美容保健作用

（一）脂肪的美容保健作用

脂类是人体组织的重要组成成分，在体内以甘油三酯形式主要贮存于脂肪细胞和各脏器组织中，对脏器起着支撑、保护作用，并增加皮肤弹性。其在身体各部分的分布直接影响一个人的体形、体态。皮下脂肪贮存的多少随营养状况和活动量的多少而改变。膳食脂肪的合理摄取量以及适量运动可保持适度的皮下脂肪，使皮肤丰润、富有弹性和光泽，不仅有了光彩的容貌，还有身材的曲线美。如果饮食摄取和运动的不平衡，脂肪细胞则可以不断地贮存甘油三酯，人体可因不断地摄入过多的热能物质导致皮下脂肪堆积，体态则变得臃肿，随之而来的肥胖则会导致糖尿病及高脂血症等一系列疾病的发生。所以日常随时注意体重变化是保持体形健美的关键。

膳食脂肪需多种类型才有利于健康，脂肪占总热能比值应以20%～25%为宜；胆固醇在体内有重要功能，膳食中摄取过少对机体也有诸多害处，一般认为每日摄入量以320mg为宜。

实验及流行病学研究发现，进食过多的脂肪与肥胖、高血压、冠心病、胆石病、乳腺癌及前列腺癌有关；同时食物脂肪过少对健康也是不利的，必须采用合理的摄取量。食用油应采用品质好的植物油，如橄榄油、大豆油等，要少吃油炸类食物，要防止油脂酸败和过氧化。

（二）膳食脂肪来源和供给量

多种食物都含有脂肪。除食用油外，动物性食品和坚果中脂肪含量都很高。动物组织中脂肪含量视品种和部位而异。以肉类的脂肪含量为例，一般（肥瘦适中）的猪肉为59.8%，牛肉为10.2%，鸡肉仅2.5%。而同一种动物的组织部位不同，其脂肪含量相差很大，猪肥肉脂肪含量为90.8%，猪瘦肉则含15.3% ~ 28.8%，内脏含量更低（猪肚为2.7%，猪肾为3.2%，猪肝为4.5%）。用精饲料饲养的菜牛质嫩且脂肪含量高于粗饲者。植物性食品中的油脂含量因品种、产地和生长气候条件而有所不同。花生、核桃、杏仁等坚果中脂肪含量高，可作为膳食中脂肪的辅助来源。蘑菇、蛋黄、核桃、大豆、动物的脑、心、肝、肾等富含磷脂。

流行病学调查和临床观察都表明脂肪过多对健康不利。长期食用高热能、高脂肪（特别是饱和脂肪）、多胆固醇和精制糖类，同时缺乏微量营养素的膳食，是导致高脂血症甚至冠心病的主要原因之一。某些癌症与摄入脂肪、食物纤维少也有一定的关系。

第四节　人体能量需要与美容

所有生物都需要能量维持生命活动。人体所需要的能量都来自产热营养素，即碳水化合物、脂肪和蛋白质。人类从食物当中获得的能量用于生命活动的各种过程，其中包括内脏器官的化学和物理学活动、肌肉的活动、体温的维持，以及生长、发育等。在整个能量代谢过程中，产热营养素在体内氧化产生的热量同体外燃烧产生的热量完全相同；呼出的CO_2同体外燃烧产生的CO_2相同；体表放散热同体内代谢产生热相同。三大产热营养素蛋白质、脂肪和糖类在体内氧化产生热能分别为4kcal/g、9 kcal/g、4 kcal/g。热能的单位为卡（Calorie），它是指1ml水从15℃升高到16℃，即升高1℃所需要的热量。在营养学实际应用中，以千卡（kilocalorie，kcal）为常用单位。国际上以计能单位即焦耳（Joule）为计量单位。焦耳的1000倍为千焦耳（kiloJoule，kJ），kJ的1000倍为兆焦耳（megajoule，mJ）。上述两个单位可以互换，1kcal = 4.18kJ或简化为4.2kJ，即1kJ = 0.239 kcal。

一、影响人体能量需要的因素

人体对能量的需要主要由三个方面组成，即：能量的需要 = 基础代谢 + 活动代谢 + 食物特殊动力作用。对于正在生长发育的儿童及孕妇、哺乳期妇女，应根据生理变化和生长发育情况增加所需能量。

如以公式表示则为 $A = B + BX + \frac{1}{10}A = \frac{10}{9}B（1 + X）$。

其中 X 为活动指数，代表活动代谢相当基础代谢的倍数，分别为 0.35、0.5、0.75 和 1。也可根据每个人生活活动状况来计算生活活动指数。

（一）基础代谢（basal metabolism）

基础代谢是维持生命最基本活动所必需的能量。其所表示的是无脑力、体力劳动负荷，也无消化负荷，只维持呼吸、循环及细胞基本生命活动所需要的能量。

基础代谢率（basal metabolic rate，BMR）表示单位时间内每平方米体表面积所消耗的热量，一般成年人 $1m^2$ 体表面积每小时基础代谢所消耗能量为 40kcal。

基础代谢（basal metabolism）是人体在安静和恒温条件下（一般 18℃ ~ 25℃），禁食 12 小时后，静卧、放松而又清醒时的能量消耗。按下列方法可计算出每天的基础代谢的能量消耗。

1. 用体表面积进行计算

我国赵松山于 1984 年提出一个相对适合中国人的体表面积计算公式。

体表面积（m^2） = 0.00659 × 身高（cm） + 0.0126 × 体重（kg） − 0.1603

根据这个公式先计算体表面积，再按年龄、性别在表 2 - 1 中查出相应的 BMR，就可计算出 24 小时的基础代谢量。人在熟睡时能量消耗比基础代谢约减少 10%，所以计算时应扣除睡眠时少消耗的这部分热能。表 2 - 1 是 1 ~ 80 岁不同年龄段的人群基础代谢率。按体表面积和基础代谢率算出每小时基础代谢量，将其乘 24 小时则算出每日基础代谢量（B），再按公式 $A = \frac{10}{9}B（1 + X）$ 带入，一般生活活动的人生活指数以 0.5 计算，算出个体对能量需要量。也可用直接公式计算法算出基础代谢量（BEE），再将其带入公式 $A = \frac{10}{9}B（1 + X）$，算出总能量需要量。

2. 直接用公式计算

Harris 和 Benedict 提出了下列公式，可根据年龄、身高、体重直接计算基础代谢能量消耗（B）。

表 2 - 1　　　　　　　　　　　人体每小时基础代谢率

年龄（岁）	男		女		年龄（岁）	男		女	
	kJ/m²	kcal/m²	kJ/m²	kcal/m²		kJ/m²	kcal/m²	kJ/m²	kcal/m²
1	221.8	50.3	221.8	53.0	30	154.0	36.8	146.9	35.1
3	214.6	51.3	214.2	51.2	35	152.7	36.5	146.4	35.0
5	206.3	49.3	202.5	48.4	40	151.9	36.3	146.0	34.9
7	197.7	47.3	200.0	45.4	45	151.5	36.2	144.3	34.5
9	189.9	45.2	179.1	42.8	50	149.8	35.8	139.7	33.9
11	179.9	43.0	175.7	42.0	55	148.1	35.4	139.3	33.3
13	177.0	42.3	168.6	40.3	60	146.0	34.9	136.8	32.7
15	174.9	41.8	158.8	37.9	65	143.9	34.4	134.7	32.2
17	170.7	40.8	151.9	36.3	70	11.4	33.8	132.6	31.7
19	164.0	39.2	148.5	35.5	75	138.9	33.2	131.0	31.3
20	161.5	38.6	147.7	35.3	80	138.1	33.0	129.3	30.9
25	156.9	37.5	147.3	35.2					

引自《营养与食品卫生学》，第三版，第21页

男 BEE = 66 + 137.7 × 体重（kg）+ 5.0 × 身高（cm）- 6.8 × 年龄（y）

女 BEE = 655.09 + 9.5 × 体重（kg）+ 1.8 × 身高（cm）- 4.7 × 年龄（y）

（二）活动代谢

人每日活动对能量需要量影响如下：

1. 睡眠代谢

睡眠测试图个体差异很大，睡眠很深的人睡眠时的代谢比基础代谢低；然而睡眠很浅时，其睡眠代谢几乎和基础代谢处于同一个水平。通常从就寝开始代谢就开始慢慢下降，就寝后5小时左右达到最低水平，这个时候的睡眠代谢相当于基础代谢的90%。

2. 安静时代谢

指坐在椅子上安静状态所消耗的能量。

3. 精神活动代谢

其每日消耗能量平均约300kcal，即占基础代谢的1/4。

4. 体力活动代谢

体力活动是影响人体能量消耗的最主要因素。活动代谢同安静代谢相比明显增加。因运动必然依存于肌肉活动和组织作功。这样除机械活动外，所有有关的细胞、组织和器官为满足活动所需能量，代谢速度加快。肌肉细胞的活动不仅仅

是促进肌肉细胞内的能量代谢，还引起循环血量的增加，即心、肺组织代谢能量的增加，所以运动时表现为全身代谢亢进。运动代谢能量的大小取决于运动强度和运动时间。做一定强度运动时，运动代谢同运动时间成正比。强度越大，持续时间越长，消耗能量越大。

（三）食物特殊动力作用

食物特殊动力作用（specific dynamic action，SDA）是指人体内由于摄食而引起的一种额外能量消耗。

一般摄食开始后数分钟内能量代谢开始亢进，通常约 2 小时达到高峰，其后逐渐低下，安静状态下 8 小时返回到基础代谢水平。

SDA 的强度变化受饮食内容所影响，同糖类、脂类相比，摄食蛋白质时SDA 最高，SDA 强度受糖类、脂类、蛋白质摄入的影响分别为 5%、4% 及 30%，成人一般摄入混合膳食时额外增加的热能消耗每日约 150kcal，即相当于基础代谢所需能量的 10% 左右。

二、能量对美容的影响

（一）能量和美容

人体对热能物质的摄入及消耗应维持在一个平衡状态。为了追求"美"，目前有些人过度节食，导致热能长期供应不足，体内贮存的糖原和脂肪被动用，发生饮食性营养不良，临床表现为基础代谢降低，消瘦，贫血，精神萎靡，神经衰弱，皮肤干燥，骨骼肌退化，脉搏缓慢，体温降低，抵抗力弱，成为传染病的易感者，严重地影响健康和工作效率。

然而热能物质摄入过多，或因活动量小，使热能物质过剩部分在体内转变为脂肪沉积，则形成肥胖。肥胖症的脂肪沉着常以躯干为主，在脐部、肩部、上肢和下腹部脂肪异常沉着而表现为体态臃肿、肌肉松弛、动作笨拙、行动缓慢。极度肥胖由于肺泡换气不足而发生缺氧，导致困倦和工作效率低下。

肥胖者多数合并高甘油三酯血症。其主要原因为糖质摄取过多及血中游离脂肪酸在肝内合成甘油三酯过程亢进所致。同时肥胖者多见 HDL 减少，又进一步促进了动脉硬化的发展。因此肥胖者极易发生心绞痛、心梗、心肌硬化、脑梗塞等动脉硬化性疾病。

肥胖者由于循环血量、心搏出量的增加和末梢血管阻力的增加，其结果易发生高血压。肥胖者体重增加，加重关节负荷，易引起下肢关节变形，特别是闭经后的女性易发生骨关节功能障碍。

此外，肥胖者易合并高尿酸血症（由于高能量食物的摄取，使尿酸合成亢进和肾小管尿酸排泄力低下），易发生脂肪肝（肝内甘油三酯合成亢进和脂蛋白形成与转运脂类障碍）及胆石病（胆固醇增加）、换气障碍（氧消费量增加，二氧化碳产生增多，同时由于脂肪组织增加，胸廓运动受限，肺泡换气不均衡）和皮肤疾患（伪色黑色表皮症、脂溢性皮炎）等。

肥胖的预防方法主要是饮食疗法和运动疗法。过食是肥胖的主要原因，因此饮食疗法占有最重要的位置。限制能量摄入的同时必须同时增加能量的消耗，但要注意维持基础代谢所需热能和蛋白质的供给。为防止人体组织成分的过度分解，应摄取低限蛋白质（1.0g/kg 标准体重）。糖质食品虽在体内极易形成甘油三酯，但因其是能量的主要来源，因此不能过分限制；同时必须注意糖质摄取不足会产生酮体，易导致酮症酸中毒；同时会导致肾脏钠再吸收功能低下，易发生直立性低血压。为预防不良情况发生，糖质食品应占一定比例。脂肪是高能量物质，极端限制脂肪会有空腹感，应多选用含有多价不饱和脂肪酸的植物油。

对于肥胖，运动是最积极的预防方法，但同时必须并用饮食疗法，通常步行1 小时（80m/min）消耗 260kcal 能量，而安静时只消耗 120kcal，年长者运动以散步为宜，年轻者可选择多种运动方式。

（二）热能食物来源及供给量

人体热能的食物来源是食物中蛋白质、脂肪和糖类。

上述三种产热物质普遍存在于食物中，但动物性食物一般比植物性食物含有较多的脂肪与蛋白质，而植物性食物中油料作物含有丰富的脂肪，粮食中则以糖类和植物蛋白质为主。

我国营养学会 2000 年推荐的《中国居民膳食营养素参考摄入量》（以下简称 DRLs）规定了不同性别、年龄、人群能量及其他营养素供给标准（参考公共营养有关章节）。

第三章

水和美容

第一节　水和体液

一、体液量及分布

水是生命的必要和主要构成物质，水不仅是体内各种物质的溶媒，而且活跃地参与细胞的构成，同时也是细胞依存的一个环境，细胞从这个环境中取得氧和营养物质。水占人体体重的 60%～65%，水和溶解其中的电解质构成体液。体液分为细胞内液和细胞外液两部分。

细胞外液约占体重的 20%，其中流动于血管及淋巴管内的血浆及淋巴占5%；其余是细胞间液，占 15%。细胞内液约占体重的 40% 左右，细胞内各种化学反应和代谢活动都在细胞内液中进行。

体液流动于体内各个脏器的组织和细胞之间，细胞间液和细胞内液以细胞膜相隔，可迅速与血液及细胞内液进行氧和营养物质的交换，细胞从细胞间液获取氧和营养物质，而细胞代谢产物也通过细胞间液运输和排出。为保证细胞正常代谢和生理功能，必须维持机体内环境的相对稳定。

二、体液的化学成分

体液中的化学成分主要是体内水中所含有的各种溶质，其量决定着体液渗透压、体内水分的分布范围和分布量，并维持着机体酸碱平衡。血浆与细胞间质体液的化学成分区别甚微。但细胞内液与细胞外液则有显著不同，细胞外液阳离子以 Na^+ 为主，而阴离子则以 Cl^- 及 HCO_3^- 为主，细胞外液中蛋白质含量较少，细胞内液的阳离子中 K^+ 及 Mg^{2+} 占大部分，阴离子主要为有机磷酸及蛋白质。由于细胞代谢的需要，K^+ 大部分在细胞内，与糖原的合成及胞浆的蛋白质代谢有密切关系，在正常情况下，细胞内外离子交换及运动虽频繁，但钠、钾的分布非常稳定。钠作为细胞外液的主要成分，是维持细胞外液量的决定因素。

对于肾炎、高血压患者，为防止细胞外液量增加，应控制钠的摄入，但当细胞外液损失（呕吐、腹泻）时，细胞内 K^+ 则会从细胞内逸出，以调节细胞内外离子平衡，从而使细胞内 K^+ 丢失，因此补钠的同时应适量补钾。

第二节 水的平衡

一、水的来源和去路

人体出入水量是平衡的。水的来源有饮用水、食物水、食物及体内物质代谢氧化后产生的水，前二者为"摄入水"，正常人每日水需要量约在 2000 ~ 2500ml 左右，其需要量与热能消耗成正比，相当于每卡热需 1ml 水，如按体重计每千克体重相当于 30 ~ 40ml。小儿所需水分比成人多一倍，即每千克体重 50 ~ 90ml；2 岁以下婴儿需要量更大，约每千克体重 100 ~ 150ml。

食物种类与水的需要量有密切关系，1g 糖类氧化后产生 0.56ml 水，1g 脂肪或蛋白质氧化后可分别产生 1.07、0.34ml 水。糖类及脂肪氧化后产生的 CO_2 可经肺排出，不需水帮助排泄，蛋白质代谢产物为尿素等氮化物，每克排出需水 20ml，每日经尿排出代谢废物约 35 ~ 40g，所以人每日最小尿量应在 500ml 以上。食盐每克分子排出需水 6.5ml，因此多食蛋白质、盐类者水的需要量较多，脂肪次之，糖类最少；平时一般饮食入水量约为 1000 ~ 1500ml。

水由体内排出的途径为：经肠排粪每日出水量 60 ~ 100ml；经肺呼出水分每日约计 250 ~ 350ml；皮肤蒸发 350 ~ 700ml，总排出量 2000 ~ 2500ml；哺乳妇女每日可泌乳达 800 ~ 1000ml。

正常情况下，除非生长、发育、妊娠等生理情况，一般入水总量必然与出水总量相等，故能维持水平衡（表 3 - 1）；发生水平衡紊乱时会有失水或水肿等表现。

表 3 - 1	成人每日水摄入和排出量
摄入水（ml）	排出水（ml）
饮水 1000 ~ 1500 食物水 100 ~ 500	
代谢产生水 500	尿量 1500 皮肤、肺呼吸 500 ~ 1000 粪便中水 60 ~ 100
总计 2000 ~ 2500	总计 2000 ~ 2500

二、机体水平衡调节

（一）机体水平衡调节

机体水平衡的调节中水分排泄以肾脏为主，肾脏通过肾小球的滤过和肾小管的再吸收作用主动地调节体内水及电解质平衡。肾小管的这些功能是在大脑皮层、下丘脑、垂体后叶及肾上腺皮质等所分泌的各种激素调节下进行的。只有在意外情况下，机体血容量锐减时，为保证重要生命器官的灌流，保持血容量，血液渗透压才发生明显改变。

（二）水的代谢

水代谢可分两部分：

1. 体内和体外水的交换

即进入人体水量和排出水量平衡问题，已如前述。

2. 机体内部水的交换

（1）消化道自身的交换：生理情况下，消化道由食物和饮料中吸收大量水分，同时再吸收自身分泌的大量体液。据测定，成人（70kg 体重）每日消化液分泌量如下：

唾液	500～1500ml
胃液	1000～2400ml
肠液	700～3000ml
胰液	700～1000ml
胆汁	100～400ml
消化道每日分泌总量	3000～8000ml

正常消化道中每日交换大量水分，因此凡影响消化道内水交换的有关疾病可导致严重水代谢紊乱。

（2）血浆及细胞间质体液交换：见于毛细血管端与淋巴。毛细血管分布广泛，组成巨大过滤网及吸收面，水分交流迅速而频繁，对于氧和二氧化碳的交换、营养物质的代谢与代谢产物排出有重要作用。

（3）细胞内外水交换：水分在细胞膜内外的交换与细胞代谢活动有关。由于细胞膜内外的电解质成分不同和细胞膜本身的半渗透特性，故水分的交流将决定于细胞内外体液中物质的代谢变化、化学成分与渗透压力的变化，严重失水而细胞外液大量损失时，细胞内液可渗出补救；如细胞外液渗透压降低则水自细胞外液进入细胞内。细胞外液渗透压增高时，水自细胞内逸出。

人体每个细胞必须从组织间液摄取营养，而营养物质溶于水才能被充分吸收，物质代谢的中间产物和最终产物又必须通过组织间液运送和排出，所以细胞外液对于营养物质的消化、吸收、运输和代谢废物的排出均有重要作用。

第三节 水的生理功能与美容

一、水的生理功能

水的功能主要体现在如下五个方面：

1. 转运生命必需物质

水是良好的溶剂，其可以使许多物质溶解，而且黏度小，易流动，所以可以转运各种生命所必需的物质及排出体内不需要的代谢废物。由于体液的循环，各种生命所必需的物质如许多营养素包括氨基酸、葡萄糖、脂类、维生素、电解质，以及各种激素及酶与氧气等，可随血循环分布于全身，供给各种细胞，同时也带走了细胞代谢废物，如 CO_2、尿素、肌酐以及各种酸基等，使其经肺脏与肾脏等排出。

2. 调节体温

水的比热大，能吸收代谢过程中产生的大量热能，使体温不致升高。水的蒸发热大，每克水 37℃时完全蒸发可吸收热能 575kcal，通过汗腺分泌与隐性水分蒸发等作用而散热。因此水在机体产热与散热的平衡中起重要调节作用。

3. 调节蛋白质及电解质浓度而保持稳定的体液渗透压

4. 调节酸碱平衡

体液中含有各种重要缓冲物质，可调节酸碱平衡。

5. 润滑作用

水在体内还有润滑作用，例如泪液可防止眼球干燥，唾液及消化液有利于吞咽及咽部湿润以及参与胃肠内的消化。此外，关节滑液、胸膜和腹膜的浆液、呼吸道和胃肠道的黏液等也有良好的润滑作用。

二、水与美容

水是机体中含量最大的组成成分，是维持人体正常生理活动的重要物质。当长期不能进食，体内贮备的糖和脂肪完全消耗，蛋白质也损失一半时，机体仍可勉强维持生命，而一旦机体失水 20%，就无法维持生命。因此在特殊情况时，为维持生命，维持皮肤弹性，必须找到水源。

正常人皮肤中所含水分占人体总水量的 18%～20% 左右，且主要存在于真皮层。由于皮肤具有贮水性，当机体由于某种原因缺水时，使水过度排出，细胞外液水分大量丢失，皮肤的水会对机体水代谢起调节作用，皮肤提供部分水分以调节循环血量。但此时表现为出汗减少，皮肤干燥粗糙、弹性下降和皱缩。同样，当体内水分摄入不足，细胞外液电解质浓度相对增高，细胞外液渗透压增加，使细胞出现脱水现象，皮肤也将丧失弹力而出现皱缩。因此机体排水过多和摄入水不足都会导致细胞脱水而使皮肤发生改变，更应注意的是脱水将对健康带来巨大影响。由于循环血量不足，可能导致心力衰竭；同时由于肾血流量减少，尿少，代谢废物不能及时排出，毒物不仅可使机体出现不同程度的中毒表现，而且会导致肾功能衰竭。

根据人体出入水的平衡调节原理，健康成人每日饮水量应为 1500～2000ml，也可按每日总热能需要量，以每卡热能需 1ml 水来计算；或每千克体重约 30～40ml 水计算。

皮肤细胞如果含水量高，皮肤会细嫩而又有弹性。人不同年龄阶段皮肤水分含量不同，年轻人皮肤含水量高；随着年龄增长，皮肤含水量越来越少，所以到了老年，皮肤会变得干瘦、粗糙、失去弹性、皱缩。

第四章
无机盐与美容

人体组织中几乎含有自然界存在的各种元素，而且与地壳和海洋元素组成分布峰值基本一致。

人体重量的 96% 是由碳、氢、氧、氮等构成的有机化合物和水分，其余约 4% 则由数种不同的元素组成，营养学中称这类营养素为矿物质或无机盐，目前确认有 21 种是人体营养所必需的，其中在体内含量较多、每日需要量在 100mg 以上者称为常量元素，它们是 Ca、P、S、K、Na、Cl、Mg 等。在体内含量较少，日需要量在 100mg 以下，甚至以 μg 计者称为微量元素，它们主要有 Fe、Zn、Se、Mn、Cu、I、Mo、Cr、F、Si、Ni 等。无机盐是构成机体组织和维持正常生理功能所必需的一类营养物质。其中的钙、磷、镁是骨骼和牙齿的重要成分；磷、硫是构成组织蛋白的成分；钠、钾、氯与蛋白质一起维持着细胞内、外液的渗透压，从而在体液的贮留与移动过程中起着重要作用。酸性、碱性无机离子的适当配合，加上重碳酸盐和蛋白质的缓冲作用是维持机体酸碱平衡的重要机制；在组织液中的各种无机离子，特别是保持一定比例的钾、钠、钙、镁离子是维持肌肉神经兴奋性、细胞膜通透性以及所有细胞正常功能的必需条件；无机盐又是构成某些具有特殊生理功能物质的重要成分，如血红蛋白和细胞色素酶系统中的铁，甲状腺素中的碘和谷胱甘肽过氧化物酶中的硒等。无机离子又是很多酶系统的活化剂、辅助因子或组成成分，如盐酸对胃蛋白酶原的活化，氯离子对唾液淀粉酶的活化，镁离子用于氧化磷酸化，以及其他很多含金属的酶类的激活。在体内的无机盐存在着协同作用，也存在着拮抗作用，不可过量摄入。

第一节　常量元素与美容

常量元素中钙、磷、镁是骨骼、牙齿的主要成分，钾、钠是构成体液即细胞内、外液的重要组成成分。许多无机盐以离子形式协同作用，维持体液的酸碱平衡，为细胞生命活动提供适宜的中性环境。无机盐中正、负离子在血细胞和血浆中分布不同，加上蛋白质和重碳酸盐构成的缓冲体系，可维持体液的渗透压，使组织保留一定量的水分，并维持水平衡和细胞的正常代谢。如表4－1所示，体液内钾、钠、钙、镁保持着一定比例关系，维持着神经、肌肉的应激性和对心肌细胞的保护作用。

表4－1 主要无机盐在体液中的分布

碱性阳离子（毫当量/升）				酸性阴离子（毫当量/升）			
	血浆	细胞间液	细胞内液		血浆	细胞间液	细胞内液
				氯离子	103	114.0	1
钠	142	147.0	15	重碳酸根	27	30.0	10
钾	5	4.0	150	蛋白质	6	1.0	63
钙	5	2.5	2	磷酸根	2	2.0	100
镁	2	2.0	27	硫酸根	1	1.0	20
				有机酸根	5	7.5	–
合计	154	155.5	194	合 计	154	155.5	194

同时，无机盐供给消化液中的电解质，是消化酶的活化剂，不仅对消化过程有重要意义，而且消化道的酸碱度取决于消化液中的电解质浓度。氯离子活化唾液淀粉酶、盐酸对胃蛋白酶原的激活有重要作用。磷、钾、镁等与微量元素一起参与生物氧化，调节细胞能量和物质代谢。

一、钙和美容

成人体内含钙量为1200g。其中99%以羟磷灰石结晶 $[3Ca_3(PO_4)_2(CH)_2]$ 形式存在于骨骼和牙齿当中；其余1%则以游离或同蛋白质结合的形式存在于体液和软组织中，这部分钙统称为混溶钙池。血清钙离子的正常浓度为9～11mg% (2.5mmol/L)。分别具有重要的生理功能。

钙主要在十二指肠吸收。其在1，25－$(OH)_2$－D_3作用下与蛋白质结合，以钙结合蛋白形式入血，作为混溶钙池的钙。代谢后的钙主要通过粪、尿及汗腺排出。高温劳动者的汗液以及授乳期妇女的乳汁也可排出相当数量的钙盐。

（一）钙的生理功能与美容

1. 钙是构成骨骼和牙齿的重要成分

骨骼和牙齿是人体中含钙最多的组织，钙在其中以羟磷灰石形式存在，其来源为血钙和食物当中的钙。食物中的钙消化吸收后在小肠以钙结合蛋白形式被吸收，1，25－$(OH)_2$－D_3协同甲状旁腺激素使钙沉积于骨的成骨细胞，参与形成骨骼和牙齿。甲状旁腺激素又作用于破骨细胞，使其不断释放钙进入混溶钙池；并促进肾小管对钙的再吸收，使血钙上升。降钙素加强成骨细胞的活性，使血钙降低。这三种激素类物质对维持体内钙的平衡有重要意义。人一生中血钙向骨的沉积和骨钙的溶出间维持着动态平衡。骨骼钙的转换或更新随年龄而异，1岁以内小儿每年转换100%，以后转换率逐年降低，成年后骨钙的转换率为每年2%~4%。45岁前钙向骨的沉积占主要趋势，随着年龄增加，钙向骨沉积趋势减弱，钙在骨中含量逐渐下降。此现象女性早于男性，妇女停经后表现明显，成人体内钙更新速率相当于每日700mg左右。成骨作用与血浆中钙磷乘积有关，正常人钙磷乘积为36~40。如乘积大于40，则钙、磷以羟磷灰石形式沉积于骨组织（成骨作用）；如乘积小于35，则影响骨组织的钙化，甚至骨盐再溶解，发生佝偻病或骨软化病。

2. 维持神经肌肉兴奋性

钙、镁、钾、钠保持一定比例是促进肌肉收缩、维持神经肌肉兴奋性所必需的。钙可降低神经肌肉兴奋性，当血清钙的浓度低至7mg%，则肌肉兴奋性提高，可发生搐搦。钙对心肌有特殊的影响，钙与钾相拮抗，在心肌及神经等细胞膜上有钙结合部位，当钙离子释放时，使细胞膜结构与功能改变，对钠、钾通透性增加，有利于心肌收缩，维持正常节律。此外，钙还参与凝血过程，钙与肝细胞内质网形成的凝血酶原相结合，使其成为有活性的凝血酶，发挥凝血作用。

3. 钙是生物膜组成部分

钙能维持生物膜正常功能，能降低毛细血管和细胞膜的通透性，防止渗出，控制炎症和水肿。同时，体内许多酶系统（ATP酶、琥珀脱氢酶、脂肪酶、蛋白质分解酶等）在钙激活作用下活性增强。

长期缺钙可使儿童发生佝偻病；可使成人（主要是妇女，特别是生育多、授乳时间长的妇女，钙摄入量低又缺少日照者）发生骨质软化症，老年人易患骨质疏松。更重要的致病原因是缺乏维生素D，钙、磷比例不当，以及肝、肾功能及甲状旁腺功能障碍。

严重的肝脏或肾脏疾病时，使维生素D不能正常羟化，钙的吸收障碍，会发生低血钙，继而使甲状旁腺功能代偿性亢进，导致进行性骨质软化和纤维障碍性骨炎。肝胆疾病除影响维生素D羟化外，还因进入肠道的胆盐少，使维生素D和脂肪的吸收减少，未被吸收的脂肪酸与钙结合成不溶性的钙皂，更影响钙的吸收和利用，引起钙质缺乏。

（二）钙的供给量及食物来源

目前我国正常人钙的供给量为成人每日600mg、孕妇1500mg、乳母2000mg，新生至 6 个月的婴儿每日 400mg，3 岁以内儿童每日 600mg。奶及奶制品含钙量最高；吸收率也最高。人奶钙含量为 34mg/100g，牛奶为 120mg/100g。

水产品中虾皮含钙特别多，其次是海带、豆和豆制品及蔬菜。特别是黄豆、黑豆、红小豆、瓜子、芝麻等含量丰富。

二、磷和美容

磷在成人体内含量约为 650g 左右，约相当于钙的 1/2，约占体重的 1% 左右。其在体内的吸收和代谢过程与钙相似，钙磷比例适当时约有 70% 的磷可被小肠吸收。

（一）磷的生理功能与美容

1. 构成骨、牙齿及软组织的成分

磷和钙结合成骨盐，以羟磷灰石的形式作为骨和牙齿的构成材料。体内 85% ~90% 以上的磷都集中于骨和牙齿中。其余 10% ~15% 与蛋白质、脂肪、糖及其他有机物结合后以有机形式分布于几乎所有组织细胞中。主要分布在肌肉组织、软组织和细胞膜中。同时，磷在体内与蛋白质脂肪相结合，又以核蛋白、磷蛋白和磷脂等形式作为细胞核结构、细胞膜结构和高密度脂蛋白结构的重要组成部分。

2. 磷使物质活化

磷作为核酸、磷脂、辅酶的组成成分参与重要的代谢过程；糖质的分解与激活需磷酸激酶的作用，碳水化合物和脂肪的吸收与代谢均需经过磷酸化，都需要通过含磷的中间产物。B 族维生素（B_1、B_6、尼克酸）只有经过磷酸化才能发挥辅酶的作用。磷参与构成三磷酸腺苷（ATP）、磷酸肌酸等供能、贮能物质，机体代谢过程中能量多以 ADP + 磷酸 + 能量 = ATP 及磷酸肌酸等作为贮存与转移的形式，因此磷在能量的产生、传递过程中起着非常重要的作用。

3. 磷酸盐参与调节酸碱平衡

磷酸盐与氢离子等组成缓冲系统，参与体液酸碱平衡的调节，并从尿中以不同形式排出磷酸盐类，从而调节着体液的酸碱度。

（二）供给量及食物来源

磷在食物中分布很广，瘦肉、蛋、鱼、鱼子、干酪、蛤蜊、动物的肝、肾含量都很高。海带、芝麻、花生、干豆类、坚果含磷量也很高。粮谷中的磷多为植酸磷，如不经过处理加工则吸收和利用率低。磷的食物来源广泛，一般不易缺乏。正常成人维持钙磷平衡需要的磷量为 520 ~1200mg/d。

三、镁和美容

人体含镁 20 ~ 30g，是常量元素中含量最少的。其中 60% 集中于骨骼、牙齿，其余分布于细胞内液和软组织中。分布于细胞外液的镁占总量的 1%，但却发挥着极为重要的生理作用（唾液、胆汁、胰液、肠液都含镁）。

由饮食摄入的镁主要在小肠吸收，同蛋白质结合，通过血液循环到达组织部位，吸收量与钙平行，氨基酸、乳糖有利于镁的吸收；草酸、植酸和钙盐多时则影响吸收。含磷过多能影响钙、镁平衡。高热量、低镁或高钙膳食可导致镁的缺乏。镁主要由尿中排出，体内镁水平主要由肾脏调控。胃肠功能紊乱、消化液大量丢失及蛋白质热能营养不足和腹泻可造成大量镁的丢失。

（一）镁的生理功能与美容

1. 镁与钙磷构成骨盐

钙与镁既协同又拮抗，当钙不足时，镁可略为代替钙；但摄入镁过多时，反而阻止骨骼的正常钙化。

2. 镁是体内磷酸化和一些酶系统不可缺少的激活剂

镁对能量和物质代谢有十分重要的意义。镁离子浓度的降低可影响脱氧核糖核酸的合成和细胞生长，使蛋白质的合成与利用减少，特别是血浆白蛋白和免疫球蛋白的合成减少。

3. 维持体液酸碱平衡和神经肌肉兴奋性

镁是细胞内液的阳离子，与钾、钠、钙离子一起，和相应负离子协同，维持体液酸碱平衡和神经肌肉的兴奋性。镁与钙相互制约，保持神经肌肉兴奋与抑制的平衡。血清镁浓度下降时易出现激动、心律不齐、神经肌肉兴奋性过度增强，幼儿可发生癫痫、惊厥。严重缺镁会出现震颤性谵妄等症状。

4. 镁是心血管系统的保护因子

镁是保护心、肌维护心肌正常功能所必需的元素，缺镁易发生血管特别是冠状动脉硬化。软水地区居民心血管疾病发病率高，与软水中含镁少有关。补充镁盐可减少心肌梗死的死亡率。临床上用镁制剂治疗多种心脏病，对防止血栓形成、预防脑血管疾病等有一定疗效。此外，镁盐有利尿、导泻和镇静作用。但要注意血镁浓度过高会发生镁中毒，表现为口干、烦渴、躁热、困倦、神经肌肉反应性降低、深部腱反射消失，严重时可出现心房纤颤，其对呼吸中枢有抑制作用，可导致呼吸衰竭。

（二）镁的供给量及食物来源

成人镁的供给量为每 1000kcal 能量供给 120mg。患有急性肾脏疾病、消化不良和长期服用泻药、利尿药或避孕药以及甲状旁腺术后都要适量增加镁的供给。植物性食品镁含量高，特别是干豆、坚果及粗粮和绿叶蔬菜中含量都较丰富，动物性食品镁含量少。

第二节　微量元素与美容

微量元素参与体内许多激素的构成，如铜参与肾上腺类固醇激素的构成，甲状腺激素含碘，胰岛素含锌；并参与金属酶的构成，如碳酸酐酶含有锌，呼吸酶含铁和铜，精氨酸酶含锰，谷胱甘肽酶含硒等。当金属离子与蛋白质及其他有机物结合时，其催化作用可增加数倍或数十倍；去除金属后，酶的活力几乎全部丧失，重新加入金属则酶的活力恢复正常。如维生素 B_{12} 所含钴比无机钴的活力增加数万倍。

核酸含有多种适量的微量元素，需要钒、铬、锰、钴、铜、锌等来维持核酸的正常功能，微量元素对酶活性产生影响并可改变酶的活性，如抑制脱氧核糖核酸聚合酶，降低脱氧核糖核酸复制的准确性，使酶产生缺陷，进而使细胞突变发生癌变。可见微量元素在核酸代谢与细胞癌变过程中具有重要作用。

微量元素参与体内重要物质的运输过程，如含铁血红蛋白携带并输送氧气到各个组织细胞。其他微量元素也参与蛋白质、脂肪、碳水化合物的代谢过程。

一、铁与美容

人体含铁总量约 4～5g，其中 60%～75% 在血红蛋白中，3%～5% 在肌红蛋白中，细胞色素酶含铁约为其总量的 1%，其余则以铁蛋白、含铁血黄素形式存在于肝、脾和骨髓。胎儿体内含铁约 400mg，可供其出生后半年内的消耗。但奶中含铁量低，出生 4 个月的婴儿应补充含铁食品，以防发生缺铁性贫血。

运铁蛋白为含 5.3% 糖、分子量约 90000 的高分子化合物，其为铁在体内的运输形式，其在体内将食物吸收后的铁和红细胞破溃释放的铁运到骨髓，参与血红素的形成。铁蛋白反映机体铁的贮量，是衡量人体铁营养状况的指标。成年男子血清铁蛋白浓度比成年女子高 2～3 倍。成人正常血清铁蛋白水平女性为 39ng/ml，男性为 140ng/ml。含铁血黄素为机体铁过量的表现形式（多见于溶血性贫血）。

　　来自食物的铁受胃酸作用释放出铁离子，其与糖和氨基酸形成络合物，在十二指肠被吸收。铁的吸收受小肠黏膜细胞调节，只有身体需铁时才被吸收。吸收后形成铁蛋白保存在黏膜细胞中，需要时被释出，在运铁蛋白作用下被运到骨髓。当铁蛋白量逐渐达到饱和时，机体对铁的吸收量逐渐减少。膳食中铁的吸收率约为 10%～20%，动物性食品中的铁吸收率可达 25%～30%。

　　成年人能吸收的铁相当于机体的丢失量。铁的丢失主要通过肠黏膜及皮肤脱落的细胞，其次是随汗和尿排出。其丢失量与体表面积成正比。体内红细胞破坏（红细胞寿命为 120 天）可放出 20～25mg 铁，绝大部分的铁在代谢过程中可反复被利用或贮存。因而一般情况下铁的绝对丢失量很少。成年男子每日铁的丢失量约为 1mg，女子约为 1.4mg，妊娠期可高达 4mg。机体有效地控制铁的吸收才不致因过度积蓄而危害健康。

（一）铁的生理功能与美容

　　铁以特定的生理功能形式存在于血红蛋白（himoglobin Hb）、肌红蛋白（myoglobin mb）及细胞色素氧化酶体系中，其特定形式决定了铁在组织呼吸、生物氧化过程中起着十分重要的作用。

　　体内铁主要参与血红素的形成。血红素的形成是在骨髓细胞线粒体内以琥珀酰辅酶 A 和甘氨酸为原料，形成 δ-氨基-γ-酮戊酸（ALA），在 ALA 脱氢酶作用下聚合而形成胆色素原；而铁以三价铁的形式在还原物质的帮助下从运铁蛋白中脱离，有效地运给原卟啉；原卟啉脱氨缩合成粪（尿）卟啉后，在血红素合成酶作用下合成血红素。血红素合成后从线粒体转运到胞浆中，在骨髓的有核红细胞及网织红细胞中与珠蛋白结合，形成血红蛋白，其为红细胞的主要成分。血红蛋白在人体内氧分压最高的肺部同氧结合，形成氧合血红蛋白，随血液循环运行，在血循环中氧分压不断下降，使氧合血红蛋白逐步解离，并释放出氧，供给每个细胞，完成代谢过程，为细胞提供生命活动的能量来源。血红蛋白又与代谢过程产生的二氧化碳结合，形成碳酸血红蛋白，沿静脉进入肺循环，呼出二氧化碳。

　　氧在血液中的运输形式包括两种，其一为物理溶解，占血液中氧总量的1.6%；另一种是与血红蛋白相结合，是氧在体内运输的主要形式，占血液氧总量的98.4%。所以铁缺乏会引起血红素及血红蛋白合成障碍，使血液中氧的运输发生障碍，导致组织缺氧，并引起缺铁性低色素小细胞贫血。

　　机体缺铁会导致缺铁性贫血。世界各地缺铁性贫血的发病率都较高，特别是婴幼儿、孕妇及乳母更易发生。缺铁时，首先体内铁贮备减少，血清铁蛋白含量降低，继之血清铁下降，血红蛋白合成障碍而出现低色素小细胞贫血。临床表现为食欲减退、烦躁、乏力、面色苍白、心悸、头晕、眼花、免疫功能下降、指甲脆薄、反甲、出纵脊。有的会出现肝脾轻度肿大；重度缺乏者可在其心尖部听到收缩期杂音。人群中轻度缺铁者较为常见，且已成为世界性公共卫生问题之一。同时铁的过量积蓄也可发生血色病。

膳食中的铁必须被消化分解成为可溶性低分子二价铁的复合物才可被吸收。胃酸可使铁在胃内形成一种复合物并在肠内维持可溶状态。食物中的有机酸、蛋白质、维生素 C、果糖、山梨醇可促进铁的吸收。血红素型铁以卟啉形式直接被肠黏膜上皮细胞吸收。其不受膳食中植酸、磷酸的影响。肉、鱼、禽类动物性食品可增加非血红素铁的吸收。胃大部分切除和萎缩性胃炎患者的胃酸分泌减少时，或消化功能紊乱或服用碱性药物时，会影响铁的吸收和利用。

（二）供给量及食物来源

铁的供给量不仅包括生长发育所需要的铁，而且包括被丢失的部分。故应考虑不同生理条件及铁的食物来源。动物性食品中的铁吸收率较高，其为铁的最好食物来源，特别是动物肝脏和全血及鱼类。植物性食品中铁吸收率较低。

男子每日损失铁平均为 1mg，女子平均为 0.8mg（月经期损失平均每日为 1.4mg），根据我国膳食特点，铁吸收率 10% 左右，所以我国建议铁的平均日供给量为成年男子 12mg，成年女子为 18mg，孕妇、乳母约 28mg。

二、锌与美容

锌在人体中含量约为 1.4~2.6g，锌在体内主要存在于血浆、红细胞、白细胞和血小板中，60%~70% 与白蛋白结合，30%~40% 的锌与巨球蛋白结合。血液中的锌主要存在于含锌酶中，缺锌可使许多代谢酶的活性下降。

人体由食物摄入锌，同白蛋白和运铁蛋白结合后随血液循环进入肝、胰、肾、脑下垂体，然后进入红细胞和骨骼。4 小时后血浆中锌的浓度达到最高峰。

许多因素可影响膳食中锌的吸收。食物中的铜、植酸、蛋白质、食物纤维以及酗酒都可妨碍锌的吸收。锌主要从肠道排出，肾脏和皮肤亦可排出一定数量。每日尿中锌的排出量约为 300~700mg，汗中排出 1mg/L。夏日炎热多汗或病理性发汗可使锌大量丢失，可能发生体内锌的不足。

（一）生理功能与美容

1. 锌参与体内酶的构成

锌是人体许多金属酶的组成成分（如碳酸酐酶、乙醇脱氢酶、胸腺嘧啶激酶、乳酸脱氢酶、谷氨酸脱氢酶、碱性磷酸酶和羧肽酶）或活化剂。锌与核酸、蛋白质的合成，碳水化合物、维生素 A 的代谢，以及胰腺、性腺和脑下垂体的活动有密切关系。锌能维护消化系统和皮肤的健康，并保护夜间视力的正常。

2. 促进生长发育

锌参与核酸蛋白质的合成，是调节 DNA 复制、翻译和转录过程中酶的主要成分，与细胞生长、分裂和分化等过程有关。对胎儿发育及性器官机能的影响较大。

临床上缺锌时最为引人注意的问题是会引起皮炎，使伤口愈合缓慢，免疫力低下，食欲减退，味觉、嗅觉异常或有异食癖；生长发育停滞，性成熟障碍如精子过少、阳痿。心肌梗死者其血液和心肌中锌的含量都减少。消化道出血，脂肪痢，吸收不良综合征，肾病伴有蛋白尿，以及肝硬化、酒精中毒、静脉营养液中的氨基酸都可使体内锌丢失。外科手术、大面积烧伤、创伤、骨折都使锌的排出量增加。补锌有助于加速伤口愈合。妇女妊娠及口服避孕药时血浆中锌含量降低；孕妇缺锌可对胎儿脑神经系统发育造成影响。严重缺锌可发生胃肠性皮炎。

（二）供给量及食物来源

成年人每日摄入 10～20mg 的锌即可维持平衡或略呈正平衡。WHO（1977年）按锌吸收率20%计算，推荐的一日供给量如下：1 岁以下婴儿为 0～6mg，1～10 岁幼儿为 8mg，少年男子为 8～15mg，少年女子为 9～15mg；成年人均为 12～16mg；孕妇、乳母的需要量为 20～25mg；我国规定 1～9 岁者为 10mg，10 岁以上者为 15mg，孕妇、乳母为 20mg。

膳食中锌的最好来源是肉类、海产品和家禽。含锌量最多的食物为牡蛎、动物内脏、整谷、粗粮、干豆、坚果、蛋、肉、鱼，牛奶中含锌量比肉类少得多，白糖和水果中含量最低，且食物经过精制后锌的含量大为减少。

三、碘与美容

成人体内约含碘 20～50mg，人每天从食物中大约摄取碘 100μg 以上，其中 1/3 进入甲状腺，甲状腺含碘量约 8～12mg，占全身碘量的 20%，食物中的碘经消化吸收后，随血流一部分被甲状腺摄取供合成甲状腺激素用，一部分由肾脏排出。稳定条件下机体处于碘平衡状态。

体内甲状腺吸碘力最强，血碘被甲状腺摄取，在甲状腺滤泡内合成甲状腺素，碘经促甲状腺激素和过氧化物酶氧化形成活性碘，其与甲状腺蛋白分子上的酪氨酸不断结合，经一碘酪氨酸、二碘酪氨酸形成三碘甲腺原氨酸（T_3）和四碘酪氨酸（T_4），并与甲状腺球蛋白结合而贮存。机体80%以上的碘经肾脏由尿排出体外，10%左右经粪便排出，极少部分可经毛发、皮肤、肺和乳汁排出。当需要时，T_4 可脱碘转变成 T_3，发挥其生物活性。因此，测定血中 T_3 可评定甲状腺功能。脑下垂体前叶分泌的促甲状腺激素调控着释放甲状腺素进入血流的过程。

（一）碘的生理功能与美容

碘的生理功能是通过甲状腺激素实现的。其主要作用是维持机体正常代谢，促进三羧酸循环中的生物氧化进程，以影响各种营养素代谢，影响生长发育。

1. 对蛋白质、糖和脂肪代谢的影响

T_3 和 T_4 作用于核受体，刺激 DNA 转录和 mRNA 形成过程。因此生理需要量的甲状腺素促进蛋白质和各种酶合成。但甲状腺素分泌过多（甲亢）则加速蛋白质分解，使机体成分分解而表现为消瘦。甲状腺素分泌过少则蛋白质合成减少，肌肉收缩无力，并导致因组织间黏蛋白增多而出现黏液性水肿。甲状腺素对糖代谢的影响是抑制糖原合成，促进糖原分解，因此其分泌过多会使血糖升高。

T_3 和 T_4 促进脂肪酸分解氧化过程，使胆固醇分解的速度大于合成的速度，因此甲亢患者血中胆固醇含量低于正常。

饮食中长期供应不足或生理需要增加可引起碘的缺乏，从而使甲状腺激素分泌不足，生物氧化过程受到抑制，三磷酸腺苷产生不足，造成甲状腺功能减退，基础代谢率降低。

甲状腺功能亢进时，由于蛋白质、脂肪和糖分解加速，基础代谢升高，患者表现为饥饿，食欲旺盛又明显消瘦，并出现畏热、皮肤温暖多汗等代谢速度加快的临床表现。

2. 对生长发育的影响

甲状腺激素具有促进组织分化、促进生长和发育的作用，其对三大营养要素在体内代谢的调节直接影响着基础代谢，影响着蛋白质合成人体成分的速率和糖、脂肪对细胞的供能过程。因此甲状腺激素是维持正常生长与发育不可缺少的激素。

由于缺碘造成的地方性甲状腺肿大（缺碘使甲状腺素合成减少而使甲状腺代偿性肿大以储存更多碘）和甲状腺功能低下的人如处于妊娠期，会使胎儿的生长发育受到一系列影响。首先是中枢神经系统的发育障碍，大脑细胞分化不良，出生后小儿会表现为痴呆、耳聋和语言障碍，生活不能自理；其次为体格发育障碍，因胚胎时期和出生后甲状腺激素供应不足使各组织合成障碍，表现为生长发育障碍，突出特点为四肢短小，四肢骨扁平；头大，囟门闭合延迟，鼻梁下塌、鼻翼肥厚、鼻孔向前、唇厚、舌大、流涎，出牙及坐、站、走等延迟，性发育落后。

3. 对神经系统的影响

甲状腺激素不仅影响中枢神经系统的发育，对已分化成熟的神经系统也有控制作用。因此甲状腺功能亢进时，中枢神经系统兴奋性增高，表现为神经过敏、易激动、喜怒无常、烦躁不安、睡眠不好及肌肉震颤，严重者可导致精神失常。相反，甲状腺功能低下时，中枢神经系统兴奋性降低，表现为记忆力障碍、听觉、视力、嗅觉均迟钝，说话和行动迟缓，抑郁寡欢或呈木僵、昏睡状。

T_3 与 T_4 可使心率增快，心输出量增加，心肌收缩力增强。因此甲状腺功能亢进者表现为心慌、气短、运动时呼吸困难。由于心搏动强而有力，使心音增强并出现收缩期杂音。长时间会导致心律不齐及心力衰竭。

甲状腺功能低下者则表现为脉率缓慢、心搏动力减弱；心脏听诊会感到心音遥远、心动过缓等。

（二）碘的供给量及食物来源

碘的需要量受自身体重、性别、年龄、营养状况、气候与疾病状态等的影响。研究人体碘的需要量有过多种方法，从每日尿中排出的碘来考虑是其中之一，成人每日的排出量为 $100\sim200\,\mu g/d$。用碘平衡的方法测定，能达到正平衡约为 $44\sim162\,\mu g/d$，不少作者所建议的数值都与这一范围接近。我国营养学会建议成人均为 $150\,\mu g/d$，孕妇及乳母另加 $50\,\mu g/d$，婴儿、儿童按不同年龄为 $50\sim120\,\mu g/d$。

我国消灭碘缺乏病的一个重要措施是采取碘化食盐的方法。这一方法在 20 世纪 20 年代在瑞士取得成功后，在全球范围内被广泛使用。因为食盐是人们每日都进食的食物，根据人们的食盐消费量，可以加入一定量的碘，由于人们不可能长期成倍地增加食盐的摄入量，故摄入碘的量会相对地稳定。

合格碘盐的碘浓度应不低于 $20mg/kg$。加入量可控制在 $1:20000$ 至 $1:5000$ 之间。含碘量较高的食物有海产品，如海带、紫菜、海白菜、海草及海参等。

四、硒与美容

成人体内硒含量约为 $14\sim20mg$，肝、肾中含量最高，肌肉和血液中含硒量约为肝中含量的一半或为肾含硒量的 $1/4$。血硒和发硒及末梢组织如指甲中的硒常可反映体内硒的营养状况。

食入的硒主要在十二指肠吸收，吸收后的硒以与蛋白质结合的形式在血液中运输，且以硒半胱氨酸和硒蛋氨酸的形式结合到组织蛋白中去，发挥生理功能。

（一）硒的生理功能与美容

1. 构成谷胱甘肽过氧化酶

是硒的重要功能，在体内作为良好的抗氧化剂，具有消除自由基和过氧化氢的作用，效力比维生素 E 高 500 倍。其在体内催化还原型谷胱甘肽与过氧化物的氧化还原反应，有毒的过氧化物还原为无毒的羟基化合物，H_2O_2 在它的作用下被分解，从而保护细胞膜和细胞免于受过氧化物损害，保证了细胞正常分裂过程，维持细胞正常功能（如图 4-1 所示）。硒能调节维生素 A、D、E、K 的吸收与消耗。硒参与辅酶 A 和辅酶 Q 的合成，在机体代谢、电子传递中起重要作用。

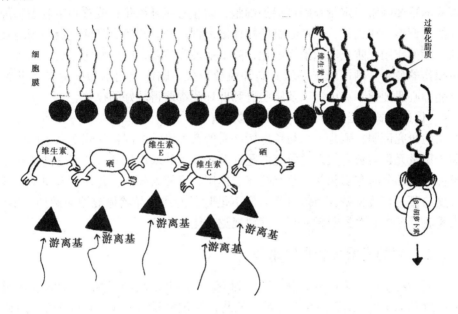

图 4-1 抗氧化营养素对细胞膜的保护作用

2. 硒对某些化学致癌物有拮抗作用

硒可增加血中抗体含量，其与非特异性免疫、体液免疫和细胞免疫有重要关系，在体内起免疫佐剂作用。加上硒对生物细胞膜有保护作用，可防止其氧化分解，使过氧化物攻击细胞前将其破坏。同时，硒和致癌物有毒金属等有特殊亲和力，硒与其形成金属硒蛋白复合物而解毒，并将其排出体外。硒对化学致癌物有拮抗作用，实验研究发现：硒能降低黄曲霉毒素 B_1 的急性损伤，减轻肝坏死程度并降低死亡率。

食物中硒的含量有地区性差异，缺硒地区肿瘤发病率高，并且缺硒地区食管癌、胃癌和直肠癌的死亡率高。癌症死亡率和血硒水平或特定地区饮食硒水平呈负相关，补硒后对肝癌有预防效果。

3. 硒可保护心血管、维护心肌健康

许多调查研究发现，心血管疾病的发病与低硒有关。血硒高的地区人群心血管病发病率下降。中国预防医学科学院自 1970 年开始对克山病的研究发现：对于克山病的心肌损伤，缺硒是一个重要因素。口服亚硒酸钠，并连续服用，对治疗克山病有明显效果。一些地区服硒人群的发病率降至 0.27%，而未服的人群为 1.55%，二者差别非常显著。动物实验证明硒对心肌纤维、小动脉及微血管的结构与功能有重要作用。因此很多专家认为缺硒是引发冠心病、高血压、心血管疾病的重要因素。定量补硒可保护细胞，防止心肌纤维化；改善心室收缩和舒张性能，调整心律失常，保护心脏的缺血缺氧性损伤。硒还有降低血液胆固醇及甘油三酯的作用，防止动脉粥样硬化，降低血液黏稠度，减少血栓形成，促进栓塞后损伤的愈合。硒可防止血压升高和血栓形成。临床上用硒和维生素 E 防治心绞痛、心肌梗死、克山病以及脂肪肝和肝坏死都取得较好的疗效。

4. 促进生长、延年益寿、保护视觉器官

实验研究证明，硒是生长与长寿所必需的营养素。中国科学院南京土壤研究所关于微量元素与长寿关系的研究课题证明，江苏如皋市长寿人群产生的地球化学条件与硒的分布密切相关，硒有抗衰老作用，可使人长寿。此外，人视觉的敏锐程度与硒有直接关系，当体内硒含量不足时可能诱发晶状体混浊而致白内障。白内障者及糖尿病性失明者补硒后发现视觉功能有改善。

（二）硒的供给量和食物来源

WHO 专家委员会认为，从 15 岁到 60 岁以上，硒的可耐受最高摄入量（UL）为 400 μg，不论男性与女性都是如此，幼儿为 120 $\mu g/d$，4~7 岁者为 180 $\mu g/d$。我国推荐的膳食硒供给量范围为 50~250 μg，膳食硒最高安全摄入量为每日 400 μg。过多的硒摄入不仅没有必要，而且是有负面影响的，我国学者曾观察到当以亚硒酸钠的形式每日摄入硒 1mg 连续 2 年，可见到指甲变厚、变脆，全身有蒜味的汗液。国外也有误服含 27.3mg 硒的片剂而引起恶心、腹痛及腹泻以及周围神经的病症者。

全球硒的分布状况各不相同，现已发现有几十个国家缺硒。在已绘制成的世界低硒带分布图中，日本、新西兰、欧洲及美国北部等都是缺硒地区。

人类食物中硒的含量随地域不同而异，尤以植物性食物受种植的土壤含硒量影响较大。例如瑞典的小麦含 0.007~0.022ppm 的硒，这与新西兰缺硒地区的小麦

含量接近，阿根廷小麦含 0.5ppm，美国小麦含 0.37～0.70ppm，加拿大一些地区所产小麦为 1.30ppm，可见各地的含量是不同的。牛奶与鸡蛋的硒含量也可相差 10 倍。在人们的日常生活中，可从谷类、肉类（包括禽、鱼、肉及内脏）、奶类和蛋及香菇、木耳、芝麻等食物中取得硒，上述食物含量估计大于 0.2ppm。蔬菜及水果的含量较低，而且蔬菜的加工过程中还会流失一部分的硒。人类一般的饮用水中除非有特殊含硒量的土壤，否则水中硒的含量是微不足道的。

第五章

维生素与美容

维生素是维护身体健康、促进生长发育和调节生理功能所必需的一类有机化合物的总称。它们具有共同的生物学特点，都是以本体的形式或可被机体利用的前体的形式存在于天然食物中。它们既不供给机体热能也不构成人体组织；只需少量即能满足生理需要；其在体内不能合成或合成数量不能满足生理需要，必须由食物供给；多数以辅酶或辅酶前体的形式参加酶促反应。

根据溶解性将维生素分为脂溶性维生素和水溶性维生素两大类。脂溶性维生素包括维生素 A、D、E、K 等，其排泄效率不高，过多可在体内蓄积产生中毒；水溶性维生素包括维生素 B_1、B_2、B_6、B_{12}、PP 等 B 族维生素和维生素 C。其排泄率高，一般不在体内蓄积。

人体维生素不足是一个渐进过程。如膳食中长期缺乏维生素，最初表现为组织中维生素的储备量下降，继而出现生化缺陷和生理功能异常，出现各种营养缺乏病的临床症状和体征。

第一节 脂溶性维生素与美容

脂溶性维生素包括维生素 A、维生素 D、维生素 E 和维生素 K。这类维生素都可溶于脂肪和脂溶剂而不溶于水。它们在体内的吸收与脂肪相似，当脂类吸收障碍时，脂溶性维生素的吸收大大减少，甚至会引起继发性缺乏。脂溶性维生素吸收后可在体内贮存。维生素 A 和维生素 D 的过量积蓄可引起中毒。维生素 E 和维生素 K（menadione）过多也有一定的不良作用。

一、维生素 A 与美容

维生素 A 又名视黄醇（retinol）。天然维生素 A 只存在于动物性食品中，存在于植物性食品的胡萝卜素在体内可以转化为维生素 A，故称为维生素 A 原。其吸收率和生理效能相当于维生素 A 的 1/6。

凡能影响脂肪吸收的因素同样会影响维生素 A 和胡萝卜素的吸收。肝胆疾病、脂肪痢或服用矿物油都可降低其吸收率。缺乏甲状腺素或肝脏疾患将影响胡萝卜素的转变。当膳食中脂肪、蛋白质、维生素 E 摄入不足时，亦可影响维生素 A 和胡萝卜素的吸收、转运和代谢。

（一）生理功能

动物性食品中的维生素 A 被消化吸收后，随乳糜微粒被运至肝脏储存，当组织需要维生素 A 时，它与肝脏合成的视黄醇结合蛋白（Retinol binding protein RBP）结合而释放入血循环，并再次与血清白蛋白（serum prealb umin）结合，运至其他组织。因此，临床用 RBP 及前白蛋白在血液中的浓度反映机体维生素 A 的营养水平和机体短时间内蛋白质水平。植物性食品的黄、红色素中的很多类胡萝卜素在胆盐协助下，吸收后大部分在肠黏膜内很快转变成维生素 A，然后参加维生素 A 代谢。

维生素 A 末端的 $-CH_2OH$ 在体内可被氧化成 $-CHO$，称视黄醛（retinal），其为视黄醇在体内的功能形式，或被氧化成 $-COOH$，被称为视黄酸（retinoic acid），其为视黄醇的主要排出形式。

1. 维持正常视觉

眼的光感受器是视网膜的杆状细胞和锥状细胞。在这两种细胞中都存在着对光敏感的色素，而这些色素的形成和发挥生理功能有赖于适量维生素 A 的存在，维生素 A 促进视觉细胞内感光物质的合成与再生，维持着正常的视觉。

视网膜中杆状细胞的感光物质视紫红质（rhodopsin）是视蛋白（opsin）与11 - 顺式视黄醛所形成的复合蛋白质，当其被光照射时可引起一系列变化，经过各种中间构型（表现为由红变橙变黄，最后变为无色）转变为全反式视黄醛（allerans - retinal）。由于构型改变，不适于与视蛋白结合，故与视蛋白分离，此变化引起神经冲动，传入脑中转变为影像，这一过程为光适应。此时若进入暗处，则因对光敏感的视紫红质消失而不能见物。但视黄醛充足时，其可重新同视蛋白结合使视紫红质再生，对光则敏感，从而能在一定照度的暗处见物。这一过程称为暗适应（dark adaparation）。暗适应的快慢决定于进入暗处前照射的时间，同时也决定于机体内维生素 A 的营养水平。维生素 A 充足，则视紫红质再生快而全，暗适应时间短；否则就相反，即暗适应时间长，严重时可以产生夜盲症（night blindness）。

2. 维持上皮细胞的正常形成与分化过程

体外研究证明维生素 A 有可能参与糖基转移酶系统（qlycosyl trans serase system）的功能，对糖基起着运载或活化的作用。因而维生素 A 不足可能影响黏膜细胞中糖蛋白的生物合成，从而影响黏膜的正常结构。缺乏维生素 A 导致黏膜形成障碍，对身体的每个器官都有重要影响，其中对眼睛、皮肤、呼吸道、泌尿道、生殖器官影响最显著。主要表现为腺体分泌减少，表皮细胞增生、过度角化及脱屑，发生干眼病、角膜软化、溃疡瘢痕、穿孔等，后者是学龄前儿童失明的重要原因。皮肤表现为皮脂腺分泌减少，上皮细胞变性、干燥、皱缩、弹力下降、脱屑，在上臂外侧、腿、肩等部位毛囊周围出现棘状丘疹。呼吸道上皮组织角化，失去分泌能力，纤毛运动能力下降，不能排出异物，使呼吸道易被细菌侵袭，引起支气管及肺部炎症甚至感染结核等疾病。生殖系统的上皮细胞病变可影响女性阴道和卵巢，使排卵减少；男性睾丸萎缩，精子发育不良，影响生殖机能。泌尿道结石与维生素 A 缺乏也有一定关系。此外，可出现指甲纵嵴、头发干燥脱落以及牙釉质发育不良等症状。

3. 促进生长发育

维生素 A 是一般细胞代谢和亚细胞结构必不可少的重要成分，其有促进生长发育、维护骨骼健康及正常嗅觉和听力的作用。缺乏时骨骼钙化不良、甲状腺过度增生、肝内各种氨基酸不能合成蛋白质，无法发挥其合成和修补组织细胞的功能；缺乏维生素 A 使硫酸软骨素合成不足，影响胎儿及小儿的骨骼发育，使儿童生长停滞、发育障碍。

4. 抗癌作用

维生素 A 与视黄醇类物质能捕捉自由基，阻止活性氧及自由基对细胞的破坏作用，提高细胞抗氧化防卫能力；延缓或使癌前病变消退，防止化学致癌物引起肿瘤发生或转移，可以抑制肿瘤细胞的生长和分化；能预防上皮组织的肿瘤，如胃癌、宫颈癌、肺癌、皮肤癌、膀胱癌、乳腺癌等；饮食中缺乏维生素 A 时，机体对致癌物较为敏感，容易发生肿瘤。

（二）维生素 A 与美容

膳食中维生素 A 长期缺乏或不足，首先出现暗适应能力降低，然后出现一系列影响上皮组织正常发育的症状，表现为皮肤干燥、弹力下降、呈鳞片状、异常粗糙及皱缩等，称为毛囊角化过度症。这些症状多出现在上下肢的伸肌表面、肩部、背部、下腹部及臂部的毛囊周围。上皮细胞的角化不仅出现在皮肤，还发生在呼吸道、消化道、泌尿生殖器官的黏膜处及眼的角膜和结膜上，因此泪腺、唾液腺、汗腺、胃腺等分泌机能下降，从而发生一系列病变。其中最显著的是眼部，因角膜和结膜上皮组织的退变，泪腺分泌减少而引起干眼病，甚至角膜软化和角膜溃疡而导致失明。此外，由于呼吸道上皮细胞的角化和失去纤毛，可使呼吸道的抵抗力降低，易被细菌感染，特别是儿童易引起支气管肺炎，严重时可致死亡。引起维生素 A 缺乏的原因有膳食中维生素 A 或胡萝卜素不足和存在影响维生素 A 或胡萝卜素吸收、贮存和利用的因素。

维生素 A 的需要量随劳动条件、精神紧张程度及机体状态而异，从事需要视力集中、经常接触粉尘或对黏膜有刺激性的作业者、在夜间或弱光下工作的人和特殊环境下工作的人维生素 A 需要量大。长期发烧、腹泻及肝胆疾病时，维生素 A 的需要量显著增加，如不及时补充，则可引起继发性维生素 A 缺乏。

为预防维生素 A 缺乏症，应充分摄取维生素 A 含量高的动物肝脏、蛋黄、奶油和鱼肝油及植物性食品中红、黄、绿叶蔬菜和某些水果，如杏、芒果、枇杷等都含有丰富的胡萝卜素。

应该注意的是，维生素 A 的脂溶性及排泄效率不均，长期过量摄入可在体内蓄积，引起维生素 A 过多症。

维生素 A 过多症引起的慢性中毒常常经过一定的潜伏期（几个月甚至 2～3 年），当血清中维生素 A 含量过高（800～1000IU/100ml），超出肝脏的贮存能力，则会表现为中毒症状。

摄入过量维生素 A 的婴儿会由于脑脊液压力增高引起前囟膨隆并伴有脑积水，婴幼儿表现为厌食、恶心、烦躁、皮肤瘙痒、毛发稀疏。过量维生素 A 使骨骼生长不正常，并有骨膜肿痛等症状。成人慢性中毒时表现为烦躁、低烧、嗜睡、颅内压增高、头痛、耳鸣、复视、眼球震颤、呕吐及皮肤广泛性脱屑。过量的维生素 A 使骨的长度变短、骨层变宽和骨皮质变厚、骨质疏松以及骨折。

维生素 A 的过量不仅使皮肤增厚，也可使甘油三酯堆积在肝脏或在其他网状内皮系统浸润，并引起脂肪肝、肝脏肿大、纤维化和肝硬化、门脉高压及腹水。动物实验证明若接受大剂量的维生素 A，其后代就出现脑壳骨和脑的畸形，包括巨舌、兔唇、腭裂、脑积水以及眼发育的缺陷。急性中毒以恶心、严重头痛、反应迟钝、眩晕及皮肤脱屑等为主。停用维生素 A 数周可逐步消除这些症状。

一般饮食情况下维生素 A 不致过量，过量引起的中毒与维生素 A 滥用有关，中毒多发生在长期服用维生素 A 浓缩制剂或用过大剂量的天然维生素 A 治疗痤疮等皮肤病而发生的慢性中毒。探险家食用鲨鱼肝或熊肝引起急性中毒的事例有过报道。给婴幼儿服用浓缩鱼肝油或其他维生素 A 和 D 的浓缩制剂时，用量必须慎重。

（三）维生素 A 供给量及食物来源

为了准确反映维生素 A 或胡萝卜素的数量，国际上以视黄醇为单位，视黄醇含量（RE retinal eguivalents）即每微克视黄醇当量相当于 $1 \mu g$ 视黄醇，相当于 6μg β-胡萝卜素;而 1 国际单位的维生素 A 相当于 0.3μg 视黄醇。

$$\mu gRE = 视黄醇 \mu g + 0.167 \times \beta - 胡萝卜素（\mu g）$$

对不同年龄和生理状况下的每日推荐视黄醇当量为:婴儿 400,儿童在 1~3 岁为 500,4~10 岁为 600~700,成人男性为 800,女性为 700,孕妇中期以后为 900,乳母为 1200。在某些特殊条件下,机体对维生素 A 的需求增加。值得注意的是:如果每日摄入 25000~50000IU(即 6500~12000μg 视黄醇当量)达 1 个月以上时,有可能引起中毒症状的出现。因此,维生素 A 的正常供给量与中毒量之间的范围是很窄的。

维生素 A 只存在于动物性食物中,尤其是动物的肝脏、蛋类和奶类。在植物性食物中可获得维生素 A 原,即胡萝卜素,尤其是效价较高的 β-胡萝卜素,这类物质存在于深绿色的蔬菜中,也存在于胡萝卜和具有胡萝卜颜色的水果如木瓜和南瓜等中。含 β-胡萝卜素丰富的蔬菜有胡萝卜(黄)、黄花、菠菜、苋菜(红)、韭菜;以及瓢儿菜、小白菜、雪里蕻、莴笋、大葱、蒜苗、香椿等。水果中以鲜杏含量最高,柿子、柑橘、黄色的甜薯也有较高的含量。一些海洋鱼类的肝脏含有很丰富的维生素 A,鱼肝油往往用作药物和强化儿童的食物,也用于特殊地区和特殊条件下的预防。

二、维生素 D 与美容

维生素 D 是类固醇的衍生物,其可分为维生素 D_2 和 D_3,它们分别来自植物的麦角固醇和人体皮下 7-脱氢胆固醇(人体从食物摄入或在体内合成的胆固醇转变为 7-脱氢胆固醇贮存于皮下),经阳光(紫外线)照射而转变为维生素 D_3。

来自食物中的维生素 D 由小肠吸收后,同脂类一起随乳糜微粒沿淋巴循环入肝,在血液中,无论是来自食物或是在皮下合成的维生素 D 均与 α-球蛋白结合而运载,并在肝内经细胞线粒体的 25-羟化酶的作用完成第一次羟化,转变为 $25-OH-D_3$;而第二次羟化则在肾脏进行,在肾的 $25-(OH)_2-D_3-1-$羟化酶的作用下,使其最终成为 $1,25-(OH)_2-D_3$,然后进入血液循环,到达各组织器官中发挥生理功能。

(一) 生理功能

1. 促进小肠钙的吸收

维生素 D 的生理功能来自于在体内起决定作用的具有活性的衍生物 $1,25-(OH)_2-D_3$,它在小肠内诱发一种特异的钙结合蛋白的合成。一分子钙结合蛋白可与四个钙离子结合,这种钙结合蛋白增加肠黏膜对钙的通透性,促进肠中钙的吸收，并使钙以钙结合蛋白形式沿小肠刷状缘主动将钙转运透过黏膜细胞进入血循环，不断补充着血钙，维持着体内钙平衡。所以钙结合蛋白是体内钙运输的载体。

2. 调节血钙在体内的代谢与平衡

$1,25-(OH)_2-D_3$ 既可以作为动员钙的激素，也可以作为动员磷的激素。

$1,25-(OH)_2-D_3$ 的合成和分泌一方面由于低钙的刺激，另一方面由于低磷的刺激，二者是相互干涉的；而 $1,25-(OH)_2-D_3$ 不仅刺激肠内钙的转运，也刺激磷的转运。但实际上低钙使甲状旁腺激素分泌，它又推动了 $1,25-(OH)_2-D_3$ 的合成，又由于甲状旁腺激素的存在，骨骼中的钙可被 $1,25-(OH)_2-D_3$ 动员，同时在肾脏增加对钙的重吸收；然而磷的吸收及动员也受 $1,25-(O)_2-D_3$ 的作用而增加，而甲状旁腺激素引起大量磷从尿中排出，使血浆钙单独增加而不改变血中无机磷的水平。即当血浆钙水平下降时，甲状旁腺激素水平上升，$1,25-(OH)_2-D_3$ 水平也上升，其动员骨钙，使钙从骨的破骨细胞溶出，使血钙增加。当血钙上升后，则甲状旁腺激素和 $1,25-(OH)_2-D_3$ 水平都下降，使血液中的钙向骨的成骨细胞沉积，从而调节钙、磷在体内的平衡。

维生素 D 作用于靶器官之前，必须在肝和肾内进行羟化反应才能具有生物活性。如肝肾功能不全或有病，则无法进行羟化反应，从而影响维生素 D 的功能，继而影响骨的代谢。肝脏病患者血中维生素 D 含量低，骨质显著减少。肾功能不全者钙的吸收减少，尿毒症患者均可引起骨科疾病。此外，缺乏胆盐、患脂肪痢、吸收不良综合征等都会影响维生素和钙的吸收。许多药物（如抗惊厥剂、镇静剂等）都能使 $1,25-$二羟维生素 D_3 失去活性，引起继发性的维生素 D 缺乏。

（二）维生素 D 与美容

维生素 D 在机体骨骼组织矿物质化过程中起着十分重要的作用，它不仅促进钙与磷在肠道的吸收，而且也作用于骨质组织，促进钙、磷最终形成骨质的基本结构；缺乏维生素 D 时，血中钙、磷含量降低，不仅骨骼生长发生障碍，同时也影响肌肉和神经系统的正常功能。

低血钙能刺激甲状旁腺分泌甲状旁腺素，从而使骨内钙质移入血中，结果会导致骨质疏松。同时软骨母细胞发挥代偿作用生成软骨质，因为缺乏钙质沉淀而使骨骼柔软变形，临床上表现为佝偻病或骨质软化病。

婴幼儿患佝偻病初期常因血钙降低而引起神经兴奋性增高，表现为烦躁、夜惊、多汗，头部常在枕上转动摩擦形成"枕秃"，肌肉韧带松弛，腹肌无力，肝、脾肿大，腹部膨起如"蛙腹"，食欲不振，腹泻或便秘，以致发生贫血，抵抗力下降。缺钙会引起继发性甲状旁腺机能亢进，引起骨骼方面的变化：患婴颅骨软化，头骨隆起呈方形，前囟门闭合延迟，肋骨与软骨连接处有珠状突起，呈肋骨串珠，表现为胸骨前凸或内陷形成"鸡胸"或"漏斗胸"。下肢内弯或外弯，形成"O"形或"X"形腿。由于骨质疏松，肌肉无力，脊柱不能承担本身重量，形成驼背或侧弯。重症患儿学步时尚可见到行如鸭步。

成人（特别是孕妇、乳母）如完全不吃脂肪，不晒太阳，膳食中植酸太多，或严格素食，会导致维生素 D 缺乏而引起骨质软化症。初起时腰部、腿部疼痛，时好时坏，逐渐加重至不能行走。严重时骨骼脱钙，骨质疏松（特别是盆骨、胸骨和四肢骨骼）。下肢弯曲，可发生自发性骨折。骨盆特异性变形，骶骨突出，髂骨缘变平，进口处狭窄且不对称，引起孕妇难产。如母体缺乏维生素 D，胎儿可因钙质供应不足而使骨发育不良。初生儿可无任何症状，但当母乳中仍缺乏维生素 D 和钙，又未能及时补充时，患儿可由于低血钙（低于 8mg%）而发生手足搐搦或惊厥等症状。

但长期摄入过多的维生素 D 可引起中毒。表现为食欲不振、体重减轻、恶心、呕吐、烦渴及腹泻。由于血清钙、磷浓度明显升高，导致心肌、血管转移性钙化和肾结石，结石阻塞肾小管可引起继发性肾水肿、肾功能衰竭。死亡原因往往为肾钙化，心脏及大动脉钙化，同时又引起皮下钙和磷的沉积。

（三）维生素 D 来源及供给量

维生素 D 的供给量必须在钙、磷的供给量充足情况下考虑。维生素 D 推荐摄入量为（1989 年 RDA）：成人 5μg；儿童及老人为 10μg，孕妇及乳母为 10μg。

维生素 D 一般用国际单位来表示，每 1 单位维生素 D_3 相当于 0.025μg 的维生素 D_3，日照少的地区可适当增加，婴幼儿、孕妇和乳母可根据季节和日照情况，适量增加维生素 D_3 的供给；成人因户外活动较多，可适当减量。

三、维生素 E（生育酚）与美容

维生素 E（生育酚）为淡黄色油状物，其随食物中脂类一起被吸收，在胆汁酸盐作用下在小肠被吸收，以乳糜微粒形式沿淋巴循环入肝，经血流分布到各个组织，存在于细胞线粒体中。它在脂肪组织、肝脏、心脏和肾上腺皮质中含量较高，其他组织中的含量与血中浓度相近似。正常人对维生素 E 的吸收率平均可达 70%，当脂肪吸收障碍时，维生素 E 的吸收也受影响。进食大量多烯不饱和脂肪酸可使维生素 E 的需要量增加。

（一）生理功能及美容作用

1. 与动物的生殖功能有关

维生素 E 缺乏可使睾丸萎缩及上皮变性，尚未发现对人类有因维生素 E 缺乏而引起的不育症，但临床用其治疗先兆流产和习惯性流产。

2. 抗氧化作用

能保护生物膜免受过氧化物和自由基的损害。维生素 E 与谷胱甘肽过氧化物酶、超氧化物歧化酶一起构成体内抗氧化成分，保护细胞膜及细胞器及蛋白质的巯基和酶的巯基免受自由基攻击，防止细胞损伤和异常分裂，从而可达到预防癌症的效果。长期缺乏维生素 E 使血浆中维生素 E 浓度降低，红细胞膜溶解，红细胞寿命缩短，出现溶血性贫血。早产儿（或喂养不合理的婴儿）可因血红蛋白不能顺利合成，骨髓核酸代谢发生紊乱，幼红细胞形成增加而发生巨细胞性贫血。给予维生素 E 治疗可有较好疗效。

3. 抗衰老作用

人的衰老是与组织中脂褐质的堆积呈正相关，缺乏维生素 E 的动物这种色素的堆积比正常者多，有人认为这种色素是游离基作用的产物。一些学者认为衰老过程伴随着 DNA 的破坏，是由于游离基仅应对蛋白质破坏的积累所致。所以，随着年龄增加体内脂褐质不断增加，其为细胞代谢过程中氧化分解后的沉积，维生素 E 能促进人体新陈代谢，加速沉积物排出，改善皮肤弹性并提高机体免疫能力，对推迟细胞衰老有一定的作用。因此其在预防衰老中的作用日益受到重视。

4. 促进蛋白合成，提高蛋白质功能

维生素 E 抗氧化作用有力地保护了蛋白质的功能团巯基（−SH），同时维生素 E 促进 RNA 对蛋白质合成的作用，并提高了体内含巯基酶的活性，维护骨骼肌、心肌、平滑肌和心血管系统的正常结构与功能。缺乏时将出现心肌损害、耗氧量增加、肌肉萎缩、营养障碍、组织发生退行性病变。补充维生素 E 能增强氧的利用率，改善冠状动脉和周围血管的微循环。维生素 E 的生理作用与微量元素硒的代谢密切相关。临床上用以治疗心绞痛，可使症状减轻或消失。维生素 E 治疗间歇性跛行亦有较好疗效。

（二）维生素 E 食物来源及供给量

维生素 E 在自然界中分布甚广，主要存在于动物油和植物油以及鱼、肉、蛋、豆中，粮谷中小麦的维生素 E 含量相对较高，一般不易缺乏。

表 5-1　　　　　　食物中维生素 E 含量（μg/100g）

品　种	含　量	品　种	含　量	品　种	含　量
麦胚油	133.0	肝	2.0	龙须菜	1.8
核桃油	56.0	牡蛎	1.7	胡萝卜	0.5
葵花籽油	49.0	鸡蛋	1.0	干豆	0.1～0.7
红花油	39.0	鱼	0.2～1.2	土豆	0.1
棉子油	39.0	牛肉	1.0	大多数绿叶菜	1～10
鱼肝油	29.0	牛奶	0.	鲜玉米	0.1
橄榄油	26.0	小麦	1.4	鲜果	0.1～1.0
菜籽油	18.4	胚	13.0	麦杏仁	27.0
花生油	13.0	面粉	0.2	花生	10.0
玉米油	11.0	玉米粒（干）	0.6		
豆油	10.0	大麦、燕麦	0.5		
黄油	2.0	白米	0.1		
猪油	1.0	糙米	0.3		
椰子油	0.5	白面包	0.2		

四、维生素 K（凝血维生素）与美容

维生素 K 化学结构的主要部分是 1，4 萘醌。维生素 K_1 存在于绿叶菜和动物肝脏；K_2 则是人体肠道细菌的代谢产物；由人工合成的维生素 K 与天然维生素 K 具有基本相同的生理作用。其溶于脂肪及脂溶剂。耐热，强酸、强碱和强氧化剂作用时都不稳定。维生素 K 在小肠中吸收和体内运输同脂类。在体内贮存时间很短，迅速被破坏，经代谢排出。血液中含量甚少，肝脏中贮存少量。

维生素 K 的生理功能有：

1．促进血液凝固的作用

其可促进肝脏合成凝血酶原。在肝细胞内质网存在着以维生素 K 为辅酶的 γ－羧化酶，在此酶作用下，使前凝血酶原变为凝血酶原，凝血酶原再同 Ca^{2+} 结合，变为有活性的凝血酶。凝血酶使血液中溶解状态的纤维蛋白原变为凝固状态的纤维蛋白，从而使血液凝固。缺乏维生素 K 时肝脏所产生的凝血酶原减少，血中几种凝血因子的含量都降低，致使出血后血液凝固发生障碍。轻者凝血时间延长，重者可有显著出血情况：皮下可出现紫癜或淤斑，鼻衄、齿龈出血、创伤后流血不止；有时还会出现肾脏及胃肠道出血。因此，肝脏疾病如肝癌、肝硬化及其他肝功能损害可使维生素 K 无法发挥作用，合成凝血酶原的能力降低。黄疸，特别是阻塞性黄疸时，因肠内缺乏胆汁，会影响脂肪和维生素 K 的吸收。

2．增强胃肠道蠕动和分泌机能

维生素 K 缺乏时，平滑肌张力及收缩减弱。维生素 K 还能延缓糖皮质激素

在肝中的分解，同时还具有氢化可的松的作用。长期注射维生素 K 可增加甲状腺内分泌的活性，患甲状腺毒症的病人血中凝血因子含量降低，给予维生素 K 可纠正。维生素 K 广泛存在于食物中，而且大肠内的细菌也能合成，单纯因膳食供应不足产生维生素 K 缺乏的情况极为少见；下述情况可发生继发性缺乏：

消化机能障碍，如慢性肠炎、痢疾、脂肪痢等疾病使肠黏膜吸收功能减退。长期服用磺胺等药物和广谱抗生素，抑制了肠道细菌的生长，影响维生素 K 的生物合成。新生儿肠道细菌尚未充分生长，不能合成维生素 K。血中凝血酶原水平低，而母乳及牛奶中维生素 K 含量又很低，如在致命部位（如大脑）大量出血，就会造成严重后果。婴儿出生后应给予少量维生素 K 以预防。分娩室为预防新生儿通过产道时可能造成的颅脑损伤，应肌肉注射维生素 K。

第二节　水溶性维生素与美容

水溶性维生素包括 B 族维生素（B_1、B_2、PP、B_6、叶酸、B_{12}、泛酸），由于其水溶性，所以水溶性维生素及其代谢产物可从尿中被排出。当机体内含量达到饱和后，摄入的水溶性维生素必然从尿中排出；反之，若组织内维生素含量不足，则给予的维生素将大量被组织利用，从尿中排出则减少。因此，可利用负荷试验对水溶性维生素的营养水平进行鉴定。水溶性维生素在体内一般以酶的辅酶形式而存在，并参与能量代谢过程，B 族维生素在能量形成过程中是不可缺少的辅酶群。如 B 族维生素代谢循环速度减慢，则不能为细胞提供充足的热能，剩余的部分热能物质逆行循环合成脂肪。所以目前认为 B 族维生素缺乏和肥胖有关。

一、维生素 B_1 与美容

维生素 B_1 分子中含有氨基和硫，又称硫胺素。其为无色结晶体，溶于水、酒精和多种酸中，一般烹调温度不易破坏，但在压力锅和碱性条件下易破坏，酸性溶液中稳定。维生素 B_1 随食物一起被吸收后，在小肠黏膜和肝内磷酸化，形成焦磷酸硫胺素（TPP，thiamine pyrophosphate）而发挥功能。

（一）维生素 B_1 的功能

维生素 B_1 所形成的焦磷酸硫胺素是碳水化合物代谢过程中脱羧酶和转酮基酶的辅酶，在产生能量过程中起着十分重要的作用。TPP 是丙酮酸和 α - 酮戊二酸脱羧酶的辅酶，这两个环节 TPP 缺乏则细胞供能不足，影响各脏器功能，又由于丙酮酸不能正常分解为乙酰辅酶 A，丙酮酸在血液中过多堆积可影响神经系统功能。血液中硫胺素作为转酮基酶的辅酶使磷酸木酮糖在转酮酶和 TPP 作用下形成三磷酸甘油醛。TPP 缺乏时碳水化合物代谢障碍，会进一步影响脂质形成。脂质是细胞膜的主要成分，脂质代谢障碍将影响神经髓鞘完整性，导致神经系统病变。

末梢神经的兴奋传导需要维生素 B_1 参加。维生素 B_1 能抑制胆碱酯酶的活性，减少乙酰胆碱的分解，促进神经传导物质乙酰胆碱的传导作用。维生素 B_1 不足时乙酰胆碱分解加速，神经传导不良，出现肌肉收缩不全、胃肠机能障碍等症状。

（二）维生素 B_1 与美容

维生素 B_1 是体内能量代谢过程中脱羧酶的辅酶，在能量代谢过程中起重要作用，其缺乏将影响机体各个系统功能，典型的维生素 B_1 缺乏可引起干性、湿性脚气病。

1. 干性脚气病

干性脚气病又称末梢神经炎，最初出现烦躁、健忘、思想不集中、多梦、多疑、表情淡漠；以后出现周围神经症状；如足底感觉发生障碍、腓肠肌压痛和痉挛、腿沉重麻木或蚁走感，触觉、痛觉先过敏、后减退，以至消失，腓肠肌萎缩、足和趾下垂、共济失调等征象逐渐显著。四肢肌肉挛缩，但不出现浮肿。

2. 湿性脚气病

浮肿是最显著的症状，最初发生在小腿后侧，逐渐蔓延及全身。浮肿消失时明显多尿，但尿中不含蛋白质，有时心脏功能正常也可出现水肿，常有迅速发展为循环衰竭而死亡的危险。

有的表现为暴发性，主要出现循环系统症状，如心悸、气喘、胸闷、血压低、脉搏缓慢、右心扩大。突然急性发作可出现心动过速、心律失常、心脏杂音、横膈麻痹、呼吸困难，常因循环衰竭而死亡。

3. 婴儿型脚气病

$2\sim6$ 个月内的婴儿由于喂养不合理，缺乏维生素 B_1 的食品，会导致婴儿型脚气病的发生。患婴一般有食欲不振、消化不良、吐奶、腹泻或便秘、尿少、烦躁不安、眼不睁、头颈不能竖起、身体强直、脉搏急速而不规律、浮肿、发烧、夜啼、声嘶、阵阵抽搐；有的患儿表现为突然尖叫、满头冷汗、口唇苍白、皮肤有花斑、心音微弱。随病情加重，患儿可出现嗜睡、昏迷（脑型脚气病）。如未及时抢救，可于数小时或 $1\sim2$ 日内因呼吸或心力衰竭而死亡。

4. 脑性脚气病综合征

在发达国家中，维生素 B_1 缺乏的主要原因是酗酒，慢性酒精中毒引起维生素 B_1 的严重缺乏。脑性脚气病综合征（Wernicke 脑病）的主要症状为神经组织受损，出现记忆力消失、眼球震颤、共济失调、精神错乱等症状。如未及时治疗，常死于心力衰竭（死亡率可高达90%）。

对严重患者可立即肌肉注射维生素 B_1 60mg，以后每日25mg，分次口服，可使症状很快缓解。临床上有人用大剂量维生素 B_1 治疗神经系统损伤、坐骨神经痛、三叉神经痛、面神经麻痹、脑震荡后遗症，以及视神经炎等疾病，有一定疗效。对心肌炎、胃肠功能障碍等，也常用维生素 B_1 进行辅助治疗。

（三）维生素 B_1 供给量及食物来源

硫胺素广泛存在于各类食物中，动物内脏、粮谷及坚果类都含有大量维生素 B_1。

因维生素 B_1 主要同能量代谢有关，其与热量的需要成正比，一般应1000kcal 热能供给维生素 B_1 0.5mg；儿童每日供给量0.4～1.2mg，成人每日供给1.5～1.8mg。

高温环境下工作或神经精神高度紧张者对维生素 B_1 的需要量大。另外，引起代谢率增高的某些疾病，如发烧或其他炎症、甲状腺机能亢进等，以及输注葡萄糖的病人，维生素 B_1 的需要量都要相应增加。

平时要注意粗细互补，五谷杂粮应搭配食用，防止米面的过精、过白，增加维生素 B_1 的来源。国外目前广泛应用维生素 B_1 强化米。

二、维生素 B_2（核黄素）与美容

维生素 B_2 呈橙黄色针状结晶，具有很强的黄绿色荧光，结构中又含有核醇，因此又称核黄素。其溶于水，在干燥状态和酸性溶液中稳定，在碱性条件下易破坏。在常温下能耐热，但易为光和碱所破坏，因此应避光保存。

食物中的维生素 B_2 被吸收后，在肠黏膜进行磷酸化，在黄素激酶作用下催化形成黄素腺嘌呤单核苷酸（FMN）和黄素腺嘌呤二核苷酸（FAD），贮存于肝脏、脾脏和心肌而发挥着生理功能。

（一）生理功能

1. 作为黄素蛋白酶的辅酶参与体内氧化呼吸反应

维生素 B_2 所形成的辅酶是生物氧化过程不可缺少的重要物质，它参与蛋白质、脂肪、碳水化合物的代谢。维生素 B_2 在体内的活性形式为 FAD（flavin adenine dinuoleotide）和 FMN（flavin mononucleotide），是生物体内氧化还原酶黄素蛋白酶的辅酶，在体内参与黄素蛋白酶的构成，在体内生物氧化过程中作为电子传递和主要递氢体。其作为葡萄糖氧化酶、氨基酸氧化酶、黄嘌呤氧化酶、琥珀酸脱氢酶、谷胱甘肽还原酶的辅酶，在细胞代谢氧化还原反应呼吸链中起控制作用，此过程可利用人所吸入氧的96%～99%，其余1%～4%的氧作为过氧化物，

又可由黄素酶－谷胱甘肽还原酶体系将其去除。

2. 核黄素激活维生素 B_6 的功能，促进蛋白质和脂肪代谢

核黄素参与色氨酸转化为尼可酸，参与叶酸和吡哆醛的代谢，因此可以激活维生素 B_6 的功能，促进蛋白质代谢。其作为辅酶 I 和辅酶 II 的成分，在向细胞色素酶、细胞色素氧化酶转移过程中，完成氨基酸的氧化脱氨基反应、脂肪酸的 β－氧化反应，因此维生素 B_2 缺乏对三大营养要素的代谢，特别是对蛋白质和脂肪代谢产生影响，其缺乏时表现为生长、发育和活动障碍。

3. 参与视网膜感光反应

机体内核黄素多集中于眼的角膜和晶状体中，游离核黄素存在于视网膜中，因其具有荧光，可将紫蓝色光变为人类更为敏感的黄绿色光，从而参与感光作用。

4. 抗氧化活性

近年发现核黄素具有抗氧化活性，它可以抑制脂质过氧化作用，研究认为这一现象与黄素酶谷胱甘肽还原酶活性有关，其对过氧化氢有去氧作用。核黄素作为谷胱甘肽酶的辅酶，催化氧化型谷胱甘肽（G－S－S－G）还原为还原型谷胱甘肽（G－SH），还原型谷胱甘肽的主要生理功能是使体内过氧化氢（H_2O_2）还原，有去除过氧化物游离基的作用，可防止细胞衰老和细胞异常分裂。过氧化氢对机体的另一危害是氧化血红蛋白和膜蛋白上的巯基（－SH），使其成变性珠蛋白而导致溶血。

（二）维生素 B_2 与美容

由于维生素 B_2 是体内氧化还原反应中酶的辅酶，在三大营养要素代谢中作为主要电子传递和主要递氢体，从而影响着整个物质代谢过程。其不足会使物质代谢障碍，从而影响生长发育，影响皮肤和黏膜的完整性。主要表现为眼、口腔和皮肤的改变。

1. 眼部症状

球结膜充血，角膜周围血管增生，角膜透明度下降，角膜与结膜相连处有时发生水疱。严重时角膜下部出现溃疡，发生睑缘炎，出现羞光、视物模糊、流泪等。目前有的研究认为老年白内障暗适应能力下降与维生素 B_2 缺乏有关。对于暗适应能力下降的人，当给予维生素 A 无效或是见效不明显时，给予维生素 B_2 有时起到积极作用。

2. 口腔症状

口角湿白、裂隙、疼痛，口腔溃疡，唇肿胀、唇炎，舌肿胀和疼痛，红斑及舌乳头萎缩。典型者全舌呈紫红色或红、紫相间，并伴有裂隙，有的出现中央红斑、边缘界限清楚的地图样变化（地图舌）。

3. 皮肤症状

主要表现为脂溢性皮炎，常见于皮脂分泌旺盛的部位。多见于鼻唇沟、下颌、眉间、眼外部及耳后、乳房下、腋下、腹股沟等处。患处皮肤皮脂增多，轻度红斑，有脂状黄色鳞片；有的出现酒渣鼻等，严重影响美容。同时，男性阴囊常有渗液、糜烂、脱屑、皲裂、皮肤变厚等变化。此等变化也偶见于女性阴唇。

由于维生素 B_2 缺乏常表现为口腔与生殖器官炎症变化，故有口腔－生殖综合征之称（orogenital syndrome）。另据研究报道，维生素 B_2 缺乏可使生长停止、食欲减退、繁殖力下降、寿命缩短，易导致脱发、皮肤干燥以及消化和神经系统功能障碍。

（三）供给量和食物来源

因维生素 B_2 与体内三大营养要素代谢有关，其供给量按总热能需要量确定，我国规定每 1000kcal 热量供给 0.5mg 维生素 B_2。

维生素 B_2 在自然界中分布不广，主要集中在各种动物的肝脏、蛋和奶，以及海产品中的蟹类、鳝鱼，以及口蘑、紫菜等少数食品中，其烹调过程损失较大，采用合理方法才能防止其缺乏。

三、维生素 B_6（吡哆醇）与美容

维生素 B_6 在生物组织内以吡哆醇、吡哆醛及吡哆胺三种形式存在，其为白色结晶，易溶于水和酒精，微溶于脂溶剂，对光敏感，高温易破坏。维生素 B_6 吸收后在肝脏被磷酸化，同时被黄素蛋白氧化成磷酸吡哆醛。在体内吡哆醛和吡哆胺可以互相转变，其活性形式为磷酸吡哆醛。食入的维生素 B_6 约 70% 氧化成无活性的代谢物 4－吡哆酸，由尿中排出。

（一）生理功能与美容

1. 维生素 B_6 是许多重要酶的辅酶，其以磷酸吡哆醛的形式参与体内近百种反应，是体内能量产生、糖原代谢中所必需的辅酶。其与蛋白质、脂肪代谢的关系非常密切，主要作为氨基转移酶的辅酶，其可接受氨基和转移氨基。缺乏维生素 B_6 可引起小细胞低色素贫血、脂肪肝、脂溢性皮炎等。

2. 维生素 B_6 又作为氨基酸脱羧酶的辅酶，是形成神经介质所必需的物质。其中由谷氨酸脱羧形成的 γ－氨基丁酸与中枢神经系统的抑制过程有密切关系；缺乏维生素 B_6 时 γ－氨基丁酸生成减少，可引起惊厥；色氨酸形成 5－羟色胺（重要的神经介质）和转变为尼克酸都需要维生素 B_6 参与。其还参与辅酶 A 的生物合成，以及亚油酸转变为花生四烯酸等重要反应。

3. 维生素 B_6 可抗脂肪肝、降低血清胆固醇，在临床上与不饱和脂肪酸合用治疗脂溢性皮炎，与三磷酸腺苷合用消除前庭功能紊乱。对缺乏维生素 B_6 引起的贫血、婴儿惊厥以及由于先天性遗传缺陷引起的"维生素 B_6 依存症"有显著的特异性疗效。此外，大剂量的维生素 B_6 还用于预防和治疗妊娠反应、运动病以及由于放射线、药物治疗、麻醉等引起的恶心、呕吐等。

（三）维生素 B_6 供给量及食物来源

维生素 B_6 在食物中分布很广（见表 5 - 2），肠道细菌又可合成一部分，所以一般不会缺乏。但在怀孕、药物治疗、受电离辐射或在高温环境下生活、工作时，可能出现维生素 B_6 缺乏，需要适当增加供给量。

一般成人每日供给量为 2mg；孕妇、乳母为 2.5mg；婴幼儿（1～3 岁）为 0.35mg。

表 5 -2 食物中维生素 B_6 含量（mg /100g）

品 种	含 量	品 种	含 量
牛肝	0.84	葵花籽	1.25
鸡肝	0.75	榛子仁	0.54
鸡肉	0.32～0.68	花生仁（炒）	0.40
牛肉	0.44	核桃	0.73
肉	0.32	猪黄豆	0.81
鱼	0.43～0.90	胡萝卜	0.70
蟹	0.30	扁豆	0.56
鸡蛋（个）	0.25	青萝卜	0.26
牛奶	0.03～0.3	甜薯	0.22
干酪	0.04～0.8	柿子椒	0.26
全麦粉	0.40～0.70	菠菜	0.28
80% 粉	0.10～0.30	土豆	0.14
70% 粉	0.08～0.16	鳄梨	0.42
糙米	0.55	香蕉	0.51

四、尼克酸（维生素PP）与美容

尼克酸又名烟酸，是吡啶 3 - 羧酸及其衍生物的总称，包括尼克酸与尼克酰胺两种物质。其为白色针状结晶，溶于水，在空气中性质稳定，耐热和光，不被碱所破坏。一般烹调方法对它影响较小。

尼克酸和尼克酰胺在小肠吸收。在小肠黏膜内迅速转化为辅酶形式 NAD 和 NADP，作为体内脱氢酶的主要成分，作为氢的受体或供体。由于在体内没有贮存，所以需经常供给以防止缺乏。

（一）生理功能与美容

1. 构成脱氢酶的辅酶

尼克酸在体内构成脱氢酶的辅酶（辅酶 I 和辅酶 II），与其他酶一起参与细胞内全部的生物氧化过程，在生物氧化过程中起重要作用，其作为氢的受体或供体，将机体内氧化还原反应过程中产生的氢逐步递给黄素腺嘌呤单核苷酸和黄素腺嘌呤二核苷酸，再传给细胞色素酶体系，将氢传给氧而形成水。

2. 维护神经系统、消化系统和皮肤的正常功能

尼克酸缺乏时可发生癞皮病，临床以皮炎、腹泻和痴呆为典型症状，严重者可导致死亡。初起时肢体无力，体重减轻，眩晕，耳鸣，思想不集中，常有幻觉；以后出现皮肤症状，表现为两手、两颊、颈部、手背、脚背等裸露部位出现对称性晒斑样损伤，慢性病例皮肤变厚、色素沉着，色泽逐渐变为暗红色或棕色，也可因感染而糜烂，边缘清楚。典型的皮肤表现似火烫伤或麻风样变，多见于贫民、囚犯等单纯以玉米为主食的人群。胃肠道症状可有食欲不振、恶心、呕吐、消化不良、腹痛、腹泻或便秘等胃肠功能失调症状。可出现舌炎（发红和肿痛、舌乳头肥大或萎缩），口腔黏膜有浅溃疡，吞咽困难。严重的癞皮病患者可出现精神症状，如紧张、过敏、抑郁、失眠、记忆力减退，有时甚至语无伦次，发展为木僵或痴呆。

3. 扩张末梢血管和降低血清胆固醇水平

临床上常用大剂量尼克酸治疗高胆固醇血症、动脉粥样硬化、缺血性心脏病、内耳眩晕、周围血管病（包括冻疮）、严重头痛和偏头痛、视神经萎缩以及精神分裂症等疾病。但长期大量服用可引起糖尿病、肝损害以及消化性溃疡，因此必须慎用。

（二）供给量和食物来源

尼克酸除了可直接来源于食物外，在体内可由色氨酸转化。为预防尼克酸缺乏，膳食中必须有足够的蛋白质（特别是含色氨酸的蛋白质）、B 族维生素，并注意食物中尼克酸的质和量。

食物中尼克酸有游离型和结合型两种，玉米中尼克酸以结合型为主，不经分解则不能为人体所利用，因此常以玉米为主食者易导致缺乏，用碱或小苏打处理后可使尼克酸释放。色氨酸是尼克酸的潜在来源（60mg 色氨酸可转变成 1mg 尼克酸），但由色氨酸转变为尼克酸需要维生素 B_2 和 B_6 参加。因此，应当充分供应 B 族维生素。

在具备上述条件，同时肠道细菌合成作用正常时，尼克酸的供给量应与热量

成正比，即成人每 1000kcal 热量供给 5mg。

消化道功能障碍，经常腹泻，或大量服用磺胺药物和广谱抗生素者，要及时补充尼克酸，以防止继发性缺乏。进行抗结核治疗时也应补充尼克酸和维生素 B_6，以防止用异烟肼治疗出现不良反应。凡在缺氧条件下生活或劳动，如登山、高空飞行、坑道作业和潜水工作等，都需要增加尼克酸的供给量。

尼克酸广泛存在于动、植物性食物中，动物肝、肾、瘦肉、全谷、豆类中含量相对较高。乳类及绿叶蔬菜也含有一定的量。玉米中含量虽不低，但因其存在形式而不能被人体所利用。

五、生物素（维生素 H）与美容

食物中的生物素由小肠吸收后，经血流分布到全身组织细胞。器官中以肝脏含量最高，其次为肾和胰，脑中也有含生物素的酶。

（一）生理功能与美容作用

生物素是蛋白质、脂肪、碳水化合物代谢中所必需的羧化酶的辅酶，直接参与氨基酸和脂肪酸代谢。

生物素参与丙酮酸羧化后变成草酰乙酸和合成葡萄糖的过程。长期吃生鸡蛋（因生蛋清中含抗生物素蛋白，加热后可破坏）可诱发生物素缺乏，其症状为皮炎、疲倦、食欲不振、恶心、呕吐、舌炎、抑郁、失眠、肌痛、胸骨痛，并有心电图波形异常，以及贫血、毛发脱落、指甲损伤等症状。用生物素治疗后上述症状可迅速消失或显著改善。国外报道初生婴儿低血糖症、婴儿脂溢性皮炎、脱屑性红皮症都可能与缺乏生物素有关。有的维生素依存症用生物素治疗收到良好疗效。但给予生物素会增加对肌醇的需要，可能引起脂肪肝。

（二）供给量和食物来源

生物素在食物中广泛存在，肠道细菌也能合成一部分，尿中排出量往往比摄入量多。估计成人每日供给量约为 $100 \sim 200 \mu g$，一般不需要补充。用磺胺药物和广谱抗生素治疗时，应选择富含生物素的食物如牛肝、肉、鱼类和鸡蛋、全麦粉以保证身体需要，且鸡蛋不宜生吃。

六、叶酸与美容

（一）生理功能与美容

叶酸是对氨基苯甲酸和谷氨酸结合而成的一组化合物，因最初从菠菜中分离出来而得名。其为橙黄色结晶，微溶于热水，不溶于有机溶剂；在酸性溶液中对热不稳定，在碱性或中性溶液中对热稳定，易被酸和光破坏；在室温下贮存食物很容易损失其所含叶酸。

食物中的叶酸经小肠吸收，在维生素 C 和还原型辅酶 Ⅱ 参与下叶酸转变为具有生物活性的四氢叶酸。人体内叶酸约为 5～10mg 左右，其中约半数贮存于肝脏。每天约有 0.1mg 排入胆汁；从尿中排出量比食入量多几倍，证明肠内细菌可以合成叶酸。

叶酸在体内的形式为四氢叶酸。叶酸有造血功能，与核酸、血红蛋白的生物合成有密切关系，对正常红细胞形成有促进作用。其促进 DNA 合成，缺乏叶酸时，染色质变得疏松，使红细胞的发育成熟发生障碍，核分裂停止，使细胞核形增大，造成巨红细胞性贫血症。叶酸缺乏还能引起口炎性腹泻，此时红细胞与白细胞的生成都减少；还可能引起智力退化和精神病，常见于热带地区人群及老年人。

（二）供给量和食物来源

动物肝、肾及水果、蔬菜如马铃薯、豆类和麦胚中都富含叶酸（表 5-3），肠道功能正常时肠道细菌还能合成叶酸，所以一般不会缺乏。但当吸收不良、代谢失常或怀孕等引起生理需要增加，以及长期合用磺胺及广谱抗生素等抗菌剂或抗惊厥药物时可引起继发性缺乏。

估计成人每日需要供给 $400\,\mu g$，孕妇、乳母则分别为 $800\,\mu g$ 和 $600\,\mu g$。

表 5-3　　　　　　食物中叶酸含量（μg/100g）

品　种	含　量	品　种	含　量
小牛肝	30～150	菠菜	29.0
鸡肉	7.0	豌豆	8.0
牛肉	3.0	胡萝卜	3.0
肾	6～30	橘子	45
蛋	30.0	菠萝（罐头）	2.0
猪肉	3.0	苹果	2.0

七、维生素 B$_{12}$与美容

维生素 B$_{12}$含钴，是唯一含有金属的维生素，又称钴胺素。纯品是粉红色结晶，水溶液在弱酸（pH 值 4.5～5.0）环境中相当稳定；在强酸、强碱作用下极易分解，并易为日光、氧化剂、还原剂所破坏。

摄入人体内的维生素 B_{12} 经胃酸和消化酶的作用从食物中游离出来,与胃幽门部黏膜所分泌的一种糖蛋白相结合,使维生素 B_{12} 在转运中受到糖蛋白保护。在钙离子作用下,此复合物到达回肠,与"内在因子"分离,维生素 B_{12} 被黏膜细胞吸收进入门静脉。在血液中与特异的 α – 球蛋白(转钴胺素 I 和 II)相联结,输送至肝脏、骨髓细胞、网状细胞及其他组织中备用。

体内维生素 B_{12} 总量为 $2 \sim 5$ mg,肝脏含量最高,肾上腺次之,脑中亦含有大量维生素 B_{12}。

维生素 B_{12} 的吸收需有糖蛋白帮助,缺乏维生素 B_6 和铁可使其吸收率降低,而叶酸缺乏反使其吸收率增加。摄入小量维生素 B_{12} 的吸收率比一次摄入大量要高。

(一)生理功能与美容

维生素 B_{12} 能提高叶酸的利用率,增加核酸和蛋白质的合成,促进红细胞的发育和成熟。饮食中供应不足,或胃全部切除,胃壁细胞缺陷而不能分泌内在因子,可造成维生素 B_{12} 吸收障碍,诱发恶性贫血。国外严格素食者、缺乏维生素 B_{12} 的母亲所生育的婴儿都易发生维生素 B_{12} 不足症状。

(二)供给量及食物来源

维生素 B_{12} 主要来自动物性食品(表 5 – 4),豆类经发酵可含维生素 B_{12}。进食肝、肾、肉等动物性食品时,维生素 B_{12} 的摄入量则充足;严格素食且不食用豆类的发酵制品,则易发生缺乏。

一般成人每日供给量为 $1 \sim 3$ μg,孕妇、乳母为 4 μg,胃黏膜萎缩、胃全部切除、甲亢及长期应用广谱抗生素者应防止维生素 B_{12} 缺乏。

表 5 –4　　　　食物中维生素 B_{12} 的含量 (μg/100g)

品 种	含 量	品 种	含 量
牛肝	60 ~ 80	牛奶	0.3 ~ 0.6
牛肾	30	干酪	0.2 ~ 2
猪心	25	臭豆腐	1.88 ~ 9.80
青鱼、牡蛎	14	腐乳	0.42 ~ 0.715
虾	5	豆豉	0.182 ~ 0.051
火腿	0.6	豆瓣辣酱	0.081
鸡肉	0.4 ~ 0.5	黄酱	0.024
鸡蛋(个)	0.4	酱油	0.004 ~ 0.046

八、维生素 C 与美容

维生素 C 又称抗坏血酸（ascorbic acid），其缺乏会引起坏血病（scurvy）。人们对坏血病早有认识，而且早在 3000 多年前就从实践中发现某些食物可避免此病，然而维生素 C 的化学结构直到 1930 年才被发现。人血浆中维生素 C 饱和量为 79.5μmol/L，如果其含量低于 8.5μmol/L 可出现坏血病。

坏血病在公元前 1500 年古埃及文化中就有记载，当时随着人类的进步和造船业的发展，使人们可以长途航海几个月不用返回码头，但人们在不了解维生素 C 作用之前曾发生过坏血病。1740 年英国海军上将 G. A. Anson 带领 6 艘船和 1955 名海员作环球航行，他在 1744 年返航时丧失了 5 艘船和 1051 名船员，一半以上的海员死于坏血病。3 年之后，Lind 正式发表论文并确定用橘子和柠檬预防和治疗坏血病，在 1795 年柠檬汁已被列入英国海军口粮中。但 100 年以后，Scott 船长带领英国海军进行南极探险，却又忽略了这个问题，结果他和他的队员均在途中死于此病。实际上这类的远航除了引起死亡之外，活着的海员也不同程度地由于维生素 C 的不足而丧失或降低工作能力。

很早人们就知道某些植物可以治愈或防止这种病，其中包括椰菜、洋葱、野生的草莓、橘子和柠檬等，而在北欧和俄罗斯，人们使用松叶和野蔷薇果浸出液也达到上述目的，这与美洲印第安人用侧柏叶泡茶的预防方法一致。

还有一种形式的坏血病发生在人工喂养的婴儿，多发生在 5~15 个月。因为牛奶是人工喂养儿的主要食物，牛奶中含有一定量的维生素 C，但其食用前需经过巴氏消毒处理，使 85% 的维生素 C 被破坏，因此人工喂养儿易出现维生素 C 缺乏。随着人们对维生素 C 的认识不断深入，坏血病大规模发病已不存在，但有许多新的问题，如维生素 C 在抗感染、中毒、休克方面的作用，以及对心律失常的控制作用需进一步研究。

（一）维生素 C 的生理功能

1. 作为机体重要的氧化还原剂

维生素 C 与体内谷胱甘肽构成氧化还原体系，在氧化型谷胱甘肽酶和还原型谷胱甘肽酶作用下，维持着氧化型和还原型之间的动态平衡，以它的还原价参与体内各种氧化还原反应。

其在体内的氧化还原作用与巯基（-SH）双硫键（-S-S-）系统相联系，由于维生素 C 具有还原作用，可使双硫键加氢而还原为巯基。巯基作为蛋白质的功能集团和体内含巯基酶的主要成分，提高了蛋白质功能和含巯基酶的活性。

2．促进胶原组织合成

维生素 C 的生理作用中突出的是促进胶原组织形成。胶原约占人体蛋白质的30％，是皮肤、骨、软骨、肌腱等结缔组织的主要成分，血管和几乎所有脏器中都含有胶原。由于胶原结构比较稳定，其在维持皮肤、血管弹力以及骨、软骨、肌腱韧性方面起重要作用。维生素 C 之所以能促进胶原合成，是由于其在体内参与许多羟化反应，作为酶的辅酶。在维生素 C 作用下，使胶原合成中前胶原 α－肽链上的脯氨酸、赖氨酸经羟化形成羟脯氨酸与羟赖氨酸，此二者为胶原蛋白的重要成分，羟脯氨酸及羟赖氨酸的交联使三相螺旋结构形成稳定的胶原蛋白的三级结构。所以当维生素 C 缺乏时会引起胶原合成障碍，使细胞间隙增大，影响了结缔组织的坚韧性，并使血管壁结缔组织缺陷，毛细血管脆性增加，导致坏血病的发生而引起皮下黏膜广泛出血。

3．参与胆固醇代谢及儿茶酚胺类形成过程

维生素 C 在体内参与胆固醇的羟化反应，使其形成胆汁酸而溶解于水，随食物消化过程而排出。正常情况下，肝内胆固醇80％转变为胆汁酸盐而排出，如果缺少维生素 C 则会影响胆固醇的羟化，不仅会导致血浆中胆固醇增高，肝中胆固醇堆积，又是形成胆石病的原因。大剂量维生素 C 可降低血清胆固醇，对预防动脉硬化和胆石病有作用。维生素 C 在体内的羟化反应还表现在使苯丙氨酸向酪氨酸转化过程中，经羟化酶作用，使苯丙氨酸经酪氨酸形成多巴、多巴胺、去甲肾上腺素和肾上腺素，促进了肾上腺髓质激素儿茶酚胺的形成。

4．防贫血作用

维生素 C 可增加肠道对非血红蛋白铁的吸收，其可使食物和铁蛋白中的三价铁还原为二价铁，被运到骨髓细胞参与血红素形成，血红素再与珠蛋白结合形成血红蛋白。它同时又可帮助铁的吸收和叶酸的利用。缺乏维生素 C 可导致骨髓萎缩、造血功能下降。缺铁性贫血和巨幼红细胞贫血用维生素 C 作辅助治疗可取得较好疗效。

5．抗氧化作用

维生素 C 本身具有极强的还原性，使其极易同氧化剂作用，可阻止游离基对细胞膜磷脂中不饱和脂肪酸的破坏，从而保护细胞膜。同时维生素 C 的强还原性可使维生素 E、叶酸及双氢和四氢叶酸稳定性加强，其共同在细胞膜中起着抗氧化清除集团的作用。体外磁共振分光光度实验可看到在细胞膜界面上维生素 C 的存在使活性维生素 E 增多。人随着年龄增长，体内抗氧化酶活性下降，清除自由基能力下降，使自由基产生与清除失去平衡。过量的自由基主要是活性氧会对机体造成伤害，成为衰老、癌症、脂质在动脉管壁沉积的原因。人体摄入的氧随血红蛋白到达各组织细胞，参与细胞内的有氧代谢过程，但有一小部分生成对

机体有害的活性氧。例如通过细胞线粒体整个呼吸链进行氢和电子传递中，细胞色素氧化酶体系使 96%～99% 的氧参与了代谢，但有 1%～4% 的氧分子生成氧自由基，转变为对机体有害的物质。维生素 C 结构中含有 2 个游离 H^+，其可使自由基在未引起生物损害前与其结合，为自由基提供氢原子而使其变为稳定的结构，自身变为脱氢型抗坏血酸。

6. 抗感染作用

维生素 C 具有抗感染和防病作用，对抗体的形成、白细胞的吞噬都有激活作用，能抑制细菌毒素的毒性，增强机体的抗病能力，促进伤口愈合。维生素 C 缺乏时机体抗病能力降低，易感染疾病，伤口不易愈合。临床上常用大剂量维生素 C 作为防治感冒、长期发烧、急性克山病、大面积烧伤、急性风湿性心脏病及感染、中毒、休克的辅助治疗。

7. 防治癌症和中毒

维生素 C 在防治癌症方面有独特功用，它能阻断致癌物亚硝胺的生成；能合成透明质酸酶抑制物，阻止癌扩散；并能减轻抗癌药物的副作用，对防治癌症有良好效果。

维生素 C 被誉为"万能解毒剂"，它能减轻砷和重金属对肝功能的损害，常用来缓解铅、汞、砷、甲苯、一氧化碳等的慢性中毒。

（二）维生素 C 与美容

维生素 C 在体内有重要功能，其在维持细胞代谢、提高细胞及酶的功能、抗感染、中毒、防治贫血、预防高胆固醇血症和癌症方面有特殊功效。

维生素 C 促进人皮肤的胶原和弹性纤维的形成，保持了皮肤的一定弹性。

胶原蛋白作为人体蛋白质的重要成分，在皮肤和骨骼肌中约占 25% 左右，皮肤的生长、修补都离不开胶原蛋白。胶原蛋白的保水性使细胞可以保持充足水分而使皮肤表现为柔嫩而富有弹性。缺少维生素 C 可使胶原蛋白合成障碍，导致皮肤弹性降低、皮肤及黏膜干燥、出现皱纹等。胶原蛋白可提高组织细胞贮水功能，促进水分代谢，使皮肤保留更多的水分和其他营养物质，使代谢作用更为活跃，从而使肌肤具有更强烈的美感。氧则会对这种保持湿度的透明质酸酶起破坏作用，同时破坏皮肤中的胶原和弹性纤维，导致皮肤粗糙，出现褐斑、色素沉着。常吃含维生素 C 多的水果和蔬菜可削减活性氧对皮肤的破坏，减少皱纹、皮肤粗糙、褐斑、色素沉着等的发生，从而达到比使用化妆品更好的效果。

（三）维生素 C 供给量和食物来源

维生素 C 在贮存、加工、烹调处理过程中极易被破坏，因此供给量要考虑到这些可能的损失。我国成年人每日维生素 C 供给量为 70 ~ 75mg，青少年为 75 ~ 90mg，儿童为 30 ~ 75mg，孕妇、乳母为 100 ~ 150mg。

在高温、寒冷、缺氧条件下劳动或生活者，工作中经常接触铅、苯、汞等有害物质者，以及前述许多疾病的患者，维生素 C 的供给量应酌情增加。大剂量使用时需要在医生指导下进行，以免长期过量摄入维生素 C 产生不良后果，如引起草酸尿、影响维生素 B_{12} 的作用等。

新鲜蔬菜、水果中维生素 C 含量较高（表 5 - 4）。柿子椒、苦瓜、菜花、芥蓝以及酸枣、红果、沙田柚等含量都很丰富。某些野菜、野果中维生素 C 含量高于常用蔬果。生豆芽可作为蔬菜淡季供应维生素 C 的一种食物。

表 5 - 5 　　　　　食物中维生素 C 含量 （mg/100g）

品　种	含　量	品　种	含　量
柿子椒（红）	150	四季豆	57
沙田柚	123	芥菜	55
酸枣	830 ~ 1170	油菜	51
红果	89	蒜苗	42
芥蓝	90	菠菜	39
柿子椒（青）	89	苋菜（绿、红）	28、38
菜花	88	水萝卜（心里美）	34
芥菜	86	白萝卜	30
花菜	85	洋白菜	38
苦瓜	84	大白菜	20
雪里蕻	83	西红柿	8 ~ 12
青蒜	77	黄瓜	6 ~ 9
甘蓝	76	冬瓜	16
太古菜	75	苹果	2 ~ 6
紫菜苔	66	鸭梨	4
小白菜	60		
柿子	57		
橙	49		
柠檬	40		
草莓	35		

下篇

美容营养学实践

第六章
孕妇与乳母的营养与美容保健

　　人在不同的年龄阶段和不同的生理状态下，由于生理和心理的变化，对营养与美容的需求有很大差异。外因是通过内因起作用，美是外在表现，健康是内在基础，人的美是构筑在健康基础上的，要想美必须健康。一个人只有身体健康，器官系统功能正常，才能皮肤红润、肌肉丰满、身躯挺拔、动作矫健，从而给人以美的感觉。针对不同年龄段和不同生理状态下的人群采取相应的营养措施，可以有效地预防疾病，提高其健康水平，以达到理想的美容效果。

第一节　孕妇的营养与美容保健

　　胚胎和胎儿在母体内生长发育的过程称为妊娠。妊娠期也称孕期。根据胎儿生长发育的情况，将妊娠期分为孕早期（妊娠 1~3 个月）、孕中期（妊娠 4~6 个月）和孕后期（妊娠 7~9 个月）。孕早期是从受孕到胚胎成熟的时期，是胎儿所有重要器官和系统的发育形成期。孕中、后期是胚胎期后直到分娩的一段时间。妊娠是妇女特殊的生理时期，此时期营养供给关系到两代人的健康和美容。

一、孕妇的营养生理特点

妊娠是一个复杂的生理过程，在妊娠期间孕妇机体内需要进行一系列的生理调整，各系统和器官的功能发生一系列的变化。既要适应胎儿在体内的生长发育、吸收母体营养和排泄废物，又要为哺育婴儿作准备。

1. 内分泌的变化

孕期内分泌的主要变化是与妊娠相关的激素水平变化。随妊娠时间的增加，胎盘增大，母体内雌激素、孕激素、胎盘激素、甲状腺素和肾上腺皮质激素等激素水平相应升高。母体内分泌的改变使母体的合成代谢增加、基础代谢率升高，对碳水化合物、脂肪和蛋白质等营养素的利用有改变，孕期代谢改变见表6-1。

表6-1 　　　　　　　　　　　孕期母体代谢改变

指标	变化	指标	变化
血浆 T_3、T_4	↑	血浆白蛋白	↓
血浆胰岛素	↑	血清白蛋白	↓
葡萄糖耐量异常	↑	血清叶酸、维生素 B_{12}	↓
甘油三酯、胆固醇	↑	血清维生素 E	↑
氮储留	↑	尿 N–甲基尼克酰胺	↑
血浆纤维蛋白质	↑	尿核黄素	↑
血红蛋白浓度	↓	尿吡哆酸	↑
红细胞计数	↑	钙、铁的肠道吸收	↑

（引自《人类营养学》，何志谦，2000年）

2. 孕期消化功能改变

孕期内分泌变化引起消化液分泌减少，胃肠蠕动减慢，张力下降。孕早期出现恶心、呕吐、食欲下降等妊娠反应。孕后期易出现饱胀感以及便秘。对某些营养素如钙、铁、维生素 B_{12} 及叶酸的吸收能力增加。

3. 孕期肾功能改变

妊娠期需排出母体本身及胎儿的代谢废物，因此肾脏负担加重。肾血流量及肾小球滤过能力增强，蛋白质代谢产物尿酸、尿素、肌酐排出增多。尿中可出现葡萄糖和氨基酸。尿中水溶性维生素的排出量明显增加，尿中叶酸的排出量增加1倍。

4. 血容量及血液成分的变化

血容量随妊娠月份的增加而逐渐增加，至孕后期其血容量可比孕前增加

35%～40%，其中血浆容量增加约45%～50%，红细胞增加20%～30%。因血浆增加多于红细胞，使单位血红蛋白水平下降，可出现生理性贫血。同时血浆总蛋白和白蛋白降低，血脂升高，脂溶性维生素含量增高，水溶性维生素含量降低。血流量增加也可导致心脏负荷加大，加上孕后期的静脉压增高造成液体蓄积而形成水肿。

5. 体重的变化

在整个妊娠期，孕妇的体重平均增加 10～12.5kg，增加的体重是胎儿、胎盘、羊水、子宫肌肉，以及母体的乳房、血液、组织间液及脂肪储备等。一般而言，孕早期增重较少，约 1～2kg，孕中期和孕后期体重增加迅速，分别增加 5kg 左右，平均每周增加0.3～0.5kg。孕妇孕前的体重和身高影响孕期体重增长情况。根据孕前身体质量指数（BMI）推荐的孕期理想体重增长适宜范围见表6-2。

表6-2　　　　　根据孕妇孕前 BMI 推荐的孕期体重增长的适宜范围

	BMI	推荐体重增长范围（kg）
低	＜19.8	12.5～18
正常	19.8～26.0	11.5～16
超重	＞26～29	7～11.5
肥胖	＞29	6～6.8

引自《中国营养科学全书》，葛可佑，2005 年

二、孕妇的营养需要

妊娠期妇女机体发生巨大的变化，机体在妊娠全过程中有三个任务，一是必须适应孕期呼吸、循环、泌尿等各组织器官的功能变化；二是提供胎儿生长发育所需要的全部营养物质；三是准备分娩和哺乳。加上基础代谢率增高，因此孕期营养需要量增加。由于胎儿各阶段的生长速率不同，妊娠各时期所需能量及营养素有一定差异，孕早期所需营养增加较少，孕中、后期因胎儿生长很快，特别是孕32～38 周时生长最快，而且体内要储存较多的各种营养素，因此应注意及时补充。

1. 能量

由于胎儿及母体生殖器官的生长发育，母体用于产后泌乳的脂肪储备，以及孕中期、后期新陈代谢的增加，孕妇能量需要增加。但孕早期主要是胚胎分化

期，而且孕妇的基础代谢与非孕妇女没有明显差别，所需要能量与非孕时期近似。从孕中期开始能量需要增加，尤其到孕后期能量增加明显。中国营养学会推荐孕中、后期能量应在非孕期基础上增加 0.84MJ（200kcal）/d；蛋白质、脂肪和碳水化合物供能比与非孕期一致。

2. 蛋白质

在孕期体内蛋白质储积约 925g，以补充胎儿、胎盘和母亲组织中的蛋白质，其中约 400～500g 给予胎儿。由于胎儿早期肝脏尚未发育成熟，缺乏合成氨基酸的酶，所有氨基酸均是胎儿的必需氨基酸，需由母体提供。中国营养学会推荐孕早、中、后期蛋白质供应量在非孕期基础上分别增加 5g/d、15g/d、20g/d，其来源最好是以动物性食物和豆类为主，保证优质蛋白质占总蛋白质的 1/2 以上。

3. 脂肪

孕期需增加 2～4kg 的脂肪。一方面孕妇积累脂肪以备产后泌乳，另一方面胎儿也需储备一定量脂肪。另外，膳食脂肪中的磷脂及其中的长链多不饱和脂肪酸对人类生命早期脑和视网膜的发育有重要作用。脂肪还可促进脂溶性维生素的吸收。中国营养学会推荐孕妇膳食脂肪供能应占总能量的 20%～30%，其中饱和脂肪酸、单不饱和脂肪酸和多不饱和脂肪酸的比例为 1:1:1，多不饱和脂肪酸 n-6 与 n-3 的比值为（4～6）:1。

4. 碳水化合物

由于胎儿代谢要消耗孕妇较多的葡萄糖，碳水化合物供应不足时，体内脂肪分解与脂肪酸氧化作用均增强，使酮体积聚，孕妇易患酮症。尤其是孕期增加体重很少的孕妇对酮体更敏感。为避免患酮症，孕妇每日应至少摄入 150～200g 碳水化合物，孕中、后期摄入碳水化合物应占总能量的 55%～65%。孕后期由于胎儿增大，使孕妇容易便秘，需注意增加膳食纤维的摄入。

5. 矿物质

（1）钙：整个孕期胎儿需积累钙约 30g，在孕早、中、后期日均积累量分别是 7mg、110mg、350mg，母体维持钙代谢平衡对钙的需要量约 300mg/d。中国营养学会推荐孕妇钙的摄入量孕中期为 1000 mg/d，孕后期为 1200 mg/d，可耐受的最高摄入量为 2000 mg/d。过多的钙可能导致孕妇便秘，也可影响其他营养素的吸收。

（2）铁：孕期铁的需要主要有三方面：一是胎儿本身造血和肌肉组织需要；二是胎儿肝脏储存一部分，供婴儿前 6 个月内消耗；三是母体要储备充足的铁，以补充分娩时由于失血造成的铁不足。因此孕期铁的需要量增加。中国营养学会推荐孕妇膳食铁的摄入量孕早期为 15mg/d，孕中期为 25mg/d，孕后期为 35mg/d。

（3）锌：锌是调节 DNA 复制、转录和翻译的 DNA 聚合酶活性所必需的元素，与蛋白质和核酸的合成、细胞生长、分裂和分化等各过程有关。对胎儿的生长发育非常重要。中国营养学会推荐孕妇孕中、后期锌的摄入量为 16.5mg/d。由于微量元素间的干扰作用，大量补充钙、铁制剂者还应额外补充锌。

（4）碘：在妊娠期间，母体甲状腺功能亢进，碘需要量增加。孕妇膳食中碘缺乏既可导致母体甲状腺肿大，又可影响胎儿的生长发育，引起克汀病。中国营养学会推荐孕妇碘摄入量为 200 μg/d。

（5）硒：硒是人体所需的微量元素之一，尤其对孕妇有着至关重要的作用。因此一定要摄取足够的硒。美国科学家在研究硒与妊娠期、哺乳期妇女及新生儿的关系时，发现硒可降低孕妇血压，消除水肿，改善血管症状，预防和治疗妊娠高血压症，抑制妇科肿瘤的恶变；此外还能预防胎儿致畸。而国内的研究证实，怀孕妇女血硒含量低于非孕妇女，并且妊娠妇女的血硒含量随妊娠期逐渐降低，分娩时降至最低点，有流产、早产、死胎等妊娠病史的孕妇血硒含量又明显低于无此病史者。德意志联邦大学儿童医院的研究表明，婴儿出生时血硒水平很低，需及时从母乳中摄取大量的硒，以预防新生儿的营养阻滞和保证大脑的正常发育。所以妊娠期和哺乳期妇女每日补充适量的硒，对新生儿及孕妇自身的健康均十分有益。美国科学委员会食物和营养组推荐一般成年女性硒的每日摄入量为 50~200 μg 之间是安全的。我国的研究人员根据国内习惯膳食的调查建议每日 400 μg 作为最大安全膳食硒日摄入量。

6．维生素

由于妇女妊娠后代谢和生理改变，许多维生素在血液中的浓度降低，但并不一定反映明显地增加需要量。孕期应注意考虑的维生素主要是维生素 A、维生素 D、维生素 K、维生素 B、叶酸等。

（1）维生素 A：如维生素 A 营养状况良好，可维持母体及胎儿的正常生长发育，并在肝脏中贮存一定量维生素 A。孕期缺乏和过量摄入维生素 A 均有导致胎儿先天畸形的可能，尤其在孕早期。中国营养学会推荐孕妇维生素 A 的摄入量孕中、后期为 900 μg/d，最高耐受量为 2400 μg/d。膳食中动物性食品来源的维生素 A 应占维生素 A 总量的 1/3 以上。视黄醇来源于动物肝脏、牛奶、蛋黄，β-胡萝卜素来源于深绿色和黄红色蔬菜和水果。

（2）维生素 D：维生素 D 是钙磷代谢的重要调节剂，与胎儿牙齿和骨骼的发育有关。而且维生素 D 也是免疫调节剂，调节机体对感染的反应，抑制乳腺癌、白血病和直肠癌等肿瘤细胞的增长和末期分化。最近研究显示，孕妇维生素

D 缺乏可能增加产妇糖尿病和婴儿及成年后 1 型糖尿病的危险性。维生素 D 补充过多能引起中毒。中国营养学会推荐孕妇维生素 D 的参考摄入量为 $10\mu g/d$，最高耐受量为 $20\mu g/d$。维生素 D 的食物来源较少，孕妇应经常晒太阳，以促进体内合成维生素 D。

（3）维生素 K：维生素 K 是参与凝血功能的维生素，凝血过程中至少有 4 种因子依赖维生素 K 在肝脏内合成。维生素 K 主要有维生素 K_1 和 K_2 等种类。维生素 K_1 主要存在于绿叶蔬菜和植物油中，维生素 K_2 由肠道细菌合成，但新生儿肠道中细菌少，不能有效地合成维生素 K_2。孕期维生素 K 缺乏易导致新生儿维生素 K 缺乏性出血症。1997 年首都儿科研究所组织的七省联合调查表明，新生儿和婴儿维生素 K 缺乏性出血发病率为 2.4%，但反映机体维生素 K 营养状况的指标 PIVKA－II（维生素 K 缺乏诱导蛋白）阳性率达 44% 以上，表明我国新生儿和婴儿维生素 K 亚临床缺乏比较普遍。目前我国没有膳食维生素 K 的推荐摄入量，仅有参考建议数值，为 $120\mu g/d$。

（4）维生素 B_1：维生素 B_1 与能量代谢有关，是能量代谢中脱羧酶和转酮酶的辅酶，维生素 B_1 缺乏将通过影响能量代谢造成神经系统损害，临床表现为"脚气病"。孕妇缺乏维生素 B_1 时可能没有明显的临床表现，但胎儿出生后却可能出现先天性"脚气病"。维生素 B_1 缺乏影响胃肠道功能，这在孕早期特别重要，因为早孕反应使食物摄入减少，极易引起维生素 B_1 缺乏，并因此导致胃肠道功能下降，食欲以及消化能力下降，进一步加重早孕反应，引起营养不良。中国营养学会推荐孕妇维生素 B_1 摄入量为 1.5mg/d。粮谷类是维生素 B_1 的良好来源，长期进食精米、精面，又缺乏豆类、肉类等富含维生素 B_1 的食物时，易引起机体维生素 B_1 缺乏。

（5）维生素 B_2：维生素 B_2 缺乏可出现胎儿生长发育缓慢、缺铁性贫血。中国营养学会推荐孕妇膳食维生素 B_2 的摄入量为 1.7mg/d。肝脏、蛋黄、肉类、奶类是维生素 B_2 的主要来源。

（6）维生素 B_6：维生素 B_6 经磷酸化后参与体内氨基酸、脂肪酸和核酸的代谢。由于维生素 B_6 来源广泛，故缺乏症较少见。维生素 B_6 缺乏常伴有其他 B 族维生素缺乏的表现，如皮肤、神经、造血等系统改变。临床上用维生素 B_6 辅助治疗早孕反应和预防孕高症。中国营养学会推荐孕妇膳食维生素 B_6 的摄入量孕早期为 1.9mg/d。维生素 B_6 的食物主要来源是动物肝脏、肉类、豆类以及坚果类等。

（7）叶酸：叶酸在体内的活性形式为四氢叶酸，是一碳单位转移酶的辅酶，主要参与氨基酸、核酸等重要物质的代谢。叶酸通过腺嘌呤、腺苷酸影响 DNA

和 RNA 的合成，通过蛋氨酸代谢影响磷脂、肌酸、神经介质的合成。孕妇叶酸摄入不足可导致婴儿出生低体重、胎盘剥离和神经管畸形。神经管在妊娠的头 1 周内形成，而此时妇女如没有意识到自己怀孕而缺乏叶酸，就可能发生畸形。孕前有计划地补充叶酸可预防胎儿神经管畸形的发生。中国营养学会推荐孕前妇女应多摄入富含叶酸的食物，或补充 $600\,\mu g/d$。叶酸可来源于动物肝脏、豆类和深绿色蔬菜。

（8）维生素 C：妊娠期维生素 C 需要量增加，维生素 C 可维持妊娠期的激素分泌，同时促进胎儿皮肤、骨骼、牙齿和造血器官的生长，同时维生素 C 促进铁的吸收。中国营养学会推荐孕妇维生素 C 摄入量孕中、后期为 130 mg/d。

三、孕期营养对美容保健的影响

1. 面色无光、枯黄、口唇苍白

孕期贫血是孕妇营养不良引起的最常见症状。据 WHO 报道，孕期贫血发生率为 20%～80%，平均患病率约 51%，我国孕妇贫血患病率平均为 35%。孕期贫血主要是营养性贫血，包括缺铁性贫血以及缺乏叶酸、维生素 B_{12} 引起的巨幼红细胞贫血，其中缺铁性贫血发生率最高。轻度贫血表现为面色无光、枯黄、口唇苍白，头发干枯、皮肤发涩，以及头晕无力等疲倦症状。重度贫血可因心肌缺氧导致贫血性心脏病，胎盘缺氧易发生妊高症或妊高症性心脏病，可由于体质虚弱而影响生产。

2. 下肢酸痛、无力，行动迟缓

这是骨质软化症的表现。母体缺钙和维生素摄入不足，将通过动用母体骨骼中的钙来满足胎儿需要，可能造成母体骨密度的下降，导致母体骨质软化症。主要表现为下肢酸痛、无力，行动迟缓，夜间小腿抽搐，严重时甚至出现脊柱、骨盆变形。

3. 下肢浮肿

孕妇膳食中蛋白质和能量缺乏可造成蛋白质–能量营养不良，导致低蛋白血症，引起双下肢水肿。治疗时应补充蛋白质的摄入量，同时要限制摄入盐分多的食物。但一般孕妇常见脚部浮肿，清晨浮肿消失或减轻，其原因多为妊娠中随子宫扩大，骨盆淤血，下肢血液循环较差引起。

4. 妊娠斑

由于孕期内分泌代谢变化，雌激素和孕激素等激素水平增加，刺激黑色素细胞分泌黑色素并沉积在面部皮肤上，形成妊娠斑。一般分娩后色素逐渐淡化。增加富含锌、维生素 C 和维生素 E 的食品能减轻色素沉着程度。

5. 肥胖

孕妇如盲目增加营养，尤其大量进食动物性食品，可使蛋白质和脂肪过多导致肥胖。由于妊娠期脂肪代谢特点，孕妇肥胖多为脂肪在大腿部堆积较多，使大腿部皮肤超限度扩张，产后留下永久性妊娠纹。另外，肥胖也使面部皮肤过度伸张，产后恢复体重后使面部皮肤松弛而且皱纹增多。孕期应保持适宜体重，既满足胎儿生长发育需要，也避免产后减肥困难及对皮肤的损害。

6. 牙齿损坏

妊娠期间由于生理变化，孕妇易患牙龈炎，孕妇牙龈炎的发病率为50%。如膳食中钙缺乏可引起牙齿松动、损坏、脱落以及龋齿等，严重影响牙齿美观。因此应注意补充含钙和维生素C丰富的食品。

四、孕期营养对胎儿、婴儿健康和美容的影响

母体孕期营养对妊娠结果即胎儿生长发育及其成年后的健康和美容可产生直接的至关重要的影响。

1. 新生儿低出生体重

新生儿出生体重是能够表明婴儿未来健康状态的一个重要标志。出生体重低于2500g的婴儿称为低出生体重婴儿。在发展中国家，低出生体重婴儿约占13%~14%。低出生体重婴儿在出生1年内的死亡率比正常体重的婴儿高出近40倍。导致新生儿低出生体重的原因是母体孕前体重过轻、怀孕期间体重增加少。孕期营养不良如严重营养性贫血、蛋白质－能量营养不良，尤其是在孕中、晚期的能量、蛋白质和营养素摄入不足，使胎儿在宫内生长发育迟缓，从而生产低体重儿。国内外流行病学研究表明低出生体重与成年后许多慢性病有关，如2型糖尿病、高血压、冠心病、血脂代谢异常和肥胖等。

2. 新生儿身长短

现代社会身高是形体美的一个重要基础。新生儿身长短将可能对该个体未来身高有一定影响。研究表明孕期母体蛋白质－能量供给不足，胎儿宫内发育迟缓，出生时身长明显低于宫内生长发育良好的胎儿。孕期锌缺乏也影响新生儿的身长。

3. 胎儿先天性畸形

某些微量元素、维生素缺乏或过多可引起神经、面部等出生缺陷。

（1）维生素A：研究证实，孕期维生素A缺乏可导致胎儿死亡和畸形发生。如喂给孕鼠、猪、猴缺乏维生素A的饲料，可引起其眼部、泌尿系统等畸形。母体维生素A营养状况低下和贫困地区人群中孕妇早产、宫内发育迟缓及婴儿

体重低发生率高。维生素 A 过量也可导致中枢神经系统畸形、颅面部和心血管畸形等。

（2）叶酸：叶酸缺乏将会严重影响母体内胎儿大脑神经的生长，因而造成神经管畸形。神经管畸形是无脑畸形、脊柱裂等一系列疾病的统称，在我国平均每 6 分钟就会出生 1 例，其发病率居世界首位。神经管畸形儿多数在出生前就已经死亡，仅少数存活下来的也会终身残废，给社会和家庭带来沉重的负担。另外，胎儿唇腭裂以及先天性心脏病与叶酸缺乏也有关。

（3）锌：孕妇膳食中严重缺乏微量元素锌可导致胎儿先天性无脑、软骨发育不良性侏儒和多发性骨畸形等。孕鼠锌缺乏时仔鼠可出现腭裂，腿、尾及脑异常。

（4）维生素 D：孕妇严重维生素 D 缺乏可使胎儿骨骼发育不良，发生软骨病或腭骨畸形。

（5）咖啡：动物实验研究发现大剂量的咖啡因有导致胎儿畸形的作用，包括腭裂、无下颌、露脑、脊柱裂等。人体研究也发现，中度咖啡因可降低新生儿出生体重。美国 FDA 建议孕期避免或限制咖啡的摄入，使咖啡因的摄入量<300mg/d，相当于 2～3 杯咖啡，或 4 杯茶，或者 6 杯可乐饮料。

4．牙齿不整齐或畸形

胎儿的牙齿和骨骼钙化在妊娠 2 个月时即开始，8 个月后加速，人类一生中决定牙齿整齐度、坚固度的关键时期是胎儿期和婴儿期，胎儿出生时乳牙已经形成，第一恒牙也已经钙化，如胎儿期没有供给充足的钙、磷、维生素，婴儿不仅出牙时间推迟，而且牙齿不整齐、不对称。另外，缺乏维生素 C 可使胎儿牙基质发育不良，出生后容易损坏牙齿和产生龋齿。

5．胎儿酒精综合征

胎儿酒精综合征是孕妇饮酒使胎儿生长发育异常，表现为无法弥补的大脑损伤、生长迟缓、智力迟缓、面部异常、视力异常。尤其面部具有明显的特征——头小 。主要原因是酒精可以破坏葡萄糖代谢导致供氧不足，伤害胎儿大脑；而且酒精还可以自由地通过胎盘直接对毫无防备的胎儿大脑和神经系统产生毒害作用，其结果为大脑的永久损伤和终生的智力低下。目前还没有治疗胎儿酒精综合征的方法，唯一的避免方法是在孕期限制饮酒。少量经常性饮酒和大量间断性饮酒均可能使胎儿受到伤害。

五、孕妇的合理膳食

1．孕前期

孕前期又称围孕期，指准备妊娠期或计划妊娠期。孕前营养状态决定在妊娠的第一个月子宫能否保证胎盘的健康发育。胎盘是将营养物质从母体转运给胎儿的重要场所。在胎盘发育过程中如果母体的营养储备不充足则影响胎盘良好发育，将使胎儿无法得到充足的营养供应。另外，妊娠第1个月内孕妇一般不知受孕，但此时又是胚胎发育的关键时期，叶酸缺乏可能导致新生儿神经血管畸形，碘和铁缺乏对脑和神经系统的发育产生永久性不良影响。母体孕前体重过轻和过重均影响新生儿出生体重。孕前期妇女应注意合理营养和平衡膳食，特别注意多摄入富含叶酸、铁、锌和碘的食物，尽量避免饮酒和咖啡。保持适宜体重和身材，以及健康的生活方式。

2. 孕早期

孕早期胚胎生长速度缓慢，此时所需营养与孕前大致相同。但应注意此期间大多数孕妇有妊娠反应，如恶心呕吐、食欲下降，影响进食量。孕早期应合理调配膳食，防止妊娠反应引起母体营养缺乏而影响胎儿的发育。食物要多样化，尽量选择促进食欲的食物，烹调要符合孕妇的口味，饮食以清淡易消化为宜，可以少食多餐。尽量选择含优质蛋白质、叶酸、铁、锌和碘的食物。补充足量的 B 族维生素有时可改善食欲。每日至少摄入 40g 蛋白质、150g 碳水化合物，以预防酮症酸中毒。

3. 孕中期

妊娠 4~6 个月时，胎儿生长发育加快，孕妇本身体内亦开始贮备脂肪、蛋白质，同时孕妇贫血和缺钙的现象增多，因此对膳食中蛋白质、钙、铁等多种营养素的需要量增加。应注意合理营养平衡膳食，增加动物肝脏或血以增加铁的摄入量，多食蔬菜和水果增加维生素 C 的摄入量以促进铁的吸收，同时增加膳食纤维的摄入量，以防便秘。饮用奶及奶制品以增加富含钙的食物。保证充足的鱼、瘦肉、禽、蛋的摄入量，以保证优质蛋白质的供应。注意必需脂肪酸的摄入，保证充足的谷类以满足能量需求。

4. 孕后期

孕后期胎儿生长发育最快，胎儿的体重将增加一倍，胎儿体内要储存一定量的营养素为出生后所利用，母体也要储存大量营养素，为分娩和哺乳作准备。因此对能量和各种营养素的需要量显著增加。在此期间应注意补充长链多不饱和脂肪酸、铁和钙等。每日膳食中粮谷类仍为 400~500g，鱼、肉、蛋和禽类增加到 150~200g，每周食用动物肝脏或动物血。

第二节　乳母的营养与美容保健

乳母是指产后数小时至用母乳喂养婴儿时期的妇女。乳母营养状况既对婴儿正常生长发育非常重要，也对母体分娩后恢复健康起关键作用。不但关系到母婴近期健康，而且涉及到远期健美。

一、乳母的营养生理特点

1. 母体健康的恢复

一般将从胎盘娩出到母体全身和生殖器官恢复到原状的一段时间称为产褥期，约需 6~8 周。此期间母体生理变化很大，因分娩子宫内有创面，需要恢复子宫内膜，排出血性恶露，外阴部也可能有伤口，补充分娩失血等。如果为剖腹产，手术创伤也需要恢复。但产后 1~2 日胃肠功能较差，影响食物摄入量。

2. 泌乳引起的变化

乳母泌乳过程引起乳房形态变化和一些激素水平变化。孕前至哺乳结束后，乳房形状在各种激素作用下发生很大变化，孕前期的乳房多为半圆形，孕后期及哺乳期一些人的乳房可形成盅形。哺乳期后，随着催乳激素水平的下降，乳腺停止分泌，腺组织逐渐萎缩，结缔组织和脂肪组织增多，乳腺又转为静止期。分娩后由于催乳素等激素作用以及其他催乳反射，使母体乳汁分泌。在正常情况下，乳汁分泌量在产后逐渐增加，产后第 1 天分泌约 50ml 乳汁，到产后 1 个月时每日分泌乳汁约 650ml，3 个月后乳汁分泌量 750~1000ml。在哺乳的头 6 个月平均每天泌乳量约为 750ml，其后的 6 个月约为 600ml。

二、乳母的营养需要

乳母的营养需满足两种要求，一是为泌乳提供物质基础和正常的泌乳条件，另一个是恢复母体健康的需要。乳母由于要恢复孕期和产时消耗，又要泌乳汁哺育婴儿，所以乳母在哺乳期间的营养需要远大于普通妇女。乳母的营养状况直接影响乳汁的质和量。母亲从膳食摄入营养素不足，将减少泌乳量和缩短泌乳时间，而且需要动用母体组织内的营养素来维持乳汁中的成分稳定，将对母体健康造成不良影响。长期或严重营养不良可使乳汁中一些营养素含量降低，影响婴儿的生长发育。

1. 能量

每 100ml 乳汁含能量 280~320kJ（67~77kcal），平均为 285kJ（70kcal）。

乳母膳食能量转化为乳汁能量的有效转化率为80%。所以每产生1000ml乳汁需要3350kJ（800 kcal）能量。产生乳汁能量的来源1/3由妇女妊娠时脂肪储备提供，另2/3由膳食来提供。乳母在妊娠期所增加的体重中约有4kg为脂肪，这些孕期贮存的脂肪可在哺乳期被消耗以提供能量。以哺乳期为6个月计算，则每日由贮存的脂肪提供的能量为200kcal。中国营养学会推荐乳母能量每日比平时增加800kcal，故每日还需要从膳食中补充600kcal。衡量乳母摄入的能量是否充足，可以用母乳量和母亲的体重来判断。当乳母能量摄入很低时，可使泌乳量减少到正常的40%~50%。哺乳期间母亲体重应逐步恢复至孕前的水平，如果母亲较孕前消瘦或孕期储存的脂肪不减，表示能量摄入不足或过多。

2．蛋白质

人乳蛋白质平均含量为1.2g/100ml，氨基酸总量为0.9~1.0g。若泌乳量为500~1000ml，则每日乳汁中蛋白质在10g左右。膳食中蛋白质仅70%能转化为乳汁蛋白质。一般乳母摄入蛋白质轻度不足不影响乳汁中蛋白质含量，严重不足时则使乳汁中蛋白质含量下降，并影响到乳汁中蛋白质氨基酸的组成，主要是赖氨酸和蛋氨酸含量降低。考虑到我国居民膳食蛋白质以植物性蛋白质为主，蛋白质生物学价值低，中国营养学会推荐我国乳母每日蛋白质要比平时增加20g，达到每日85g，其中1/2以上应为优质蛋白质。

3．脂类

乳母膳食中脂肪的种类可影响乳汁的脂肪成分。摄入植物性脂肪多时则乳汁中亚油酸含量高。摄入动物性脂肪多时，乳汁中饱和脂肪酸含量较多。脂类中多不饱和脂肪酸如二十二碳六稀酸（DHA）对婴儿中枢神经和视觉的发育特别重要，而且必需脂肪酸可促进乳汁分泌。一些研究表明乳母摄入脂肪多时乳脂亦多，但乳母能量不变；必需脂肪酸摄入量不减而摄入脂肪总量减少时，乳汁脂肪无明显降低。为保持母体血脂正常应适量摄入脂肪，每日胆固醇摄入量也应以不超过300mg为宜。乳母摄入脂肪的量应占总能量的25%~30%。

4．矿物质

（1）钙：人乳的钙比较稳定，乳母每日通过乳汁分泌的钙约300 mg。当母亲膳食钙摄入不足时，通常不会影响乳汁的分泌量及乳汁中的钙含量。为维持乳汁中钙含量的恒定，母体则动员骨骼中的钙，这样虽然不会对婴儿造成影响，但母体可因缺钙患骨质软化症，经常出现腰腿酸痛、抽搐等症状。所以为保证乳汁中钙含量的稳定和母体钙的良好营养状态，应增加乳母钙的摄入量。中国营养学会推荐乳母膳食钙的参考摄入量为每日1200mg，可耐受的最高摄入量为每日2000mg。若膳食摄入量达不到参考摄入量，可在医生指导下适量补充钙剂和维生素 D。

（2）铁：母乳中铁含量很少，因为铁不能通过乳腺。增加乳母膳食铁的摄入量可升高乳母血清铁水平，但不影响乳汁中铁含量。为补充母体分娩时失血、妊娠后期贫血等，防止乳母发生营养性贫血，应多供给含铁丰富的食品。中国营养学会推荐乳母膳食铁的适宜摄入量为 25mg/d，可耐受的最高摄入量为 50mg/d。

（3）碘：乳母基础代谢和能量消耗增高，需相应提高碘的摄入量。乳汁中碘含量高于母体血浆中碘的浓度。母乳碘含量随乳母膳食碘摄入量变化较快，乳母摄入的碘能很快出现在母乳中。中国营养学会推荐乳母每日膳食中碘的摄入量为 $200\mu g$，可耐受的最高摄入量为每日 $1000\mu g$。

6. 维生素

维生素 B_1 和维生素 E 有促进乳汁分泌的作用。当体内缺乏维生素 B_1 和维生素 E 时，大量补充可使乳汁增加。乳汁中维生素含量与母体膳食维生素摄入量密切相关，尤其是大多数水溶性维生素能自由通过乳腺，膳食中水溶性维生素摄入量的变化可很快反映在乳汁中。

膳食维生素 A 可少量通过乳腺进入乳汁，乳母膳食维生素 A 摄入量少则乳汁中维生素 A 含量低。通过膳食补充维生素 A 可使乳汁中维生素 A 含量提高数倍，但膳食中维生素 A 转移到乳汁中的数量有一定限度，超过一定限度则乳汁中维生素 A 的含量将不再按比例增加。乳汁中维生素 E 与亚油酸含量呈正相关，乳母如多摄入植物脂肪，乳汁中亚油酸增加，维生素 E 也相应增加。膳食中维生素 D 几乎不通过乳腺，但乳母对钙的需要增加，维生素 D 促进钙吸收，相应地增加对维生素 D 的需要，所以在冬季乳母如不进行户外活动，应选择维生素 D 强化食品，或适量补充维生素 D。中国营养学会推荐乳母每日视黄醇摄入量为 $1200\mu g$，维生素 E 为 14mg，维生素 D 为 $10\mu g$。

维生素 B_1、维生素 B_2 和烟酸参与机体能量代谢，乳母能量代谢增加，相应地对这些维生素需要量增加。维生素 B_1 是乳母膳食中非常重要的维生素，不论乳母的营养状态如何，补充维生素 B_1 后乳汁中含量均增高，而且充足的维生素 B_1 有促进乳汁分泌的作用。给维生素 B_2 营养状况不良的乳母补充维生素 B_2，乳汁中维生素 B_2 含量会显著增加。我国母乳中维生素 C 浓度有明显的季节性波动，说明乳汁中维生素 C 含量与乳母膳食有关。另外，给乳母补充大量维生素 C，血清维生素 C 水平低者乳汁中维生素 C 含量明显增加，而血清维生素 C 水平正常者的乳汁中维生素 C 水平无变化。中国营养学会推荐乳母每日膳食维生素 B_1、维生素 B_2、烟酸和维生素 C 的摄入量分别为 1.8mg、1.7mg、18mg、130mg。

7. 水分

乳母每日摄入的水量与乳汁量密切相关，当摄入水量不足时，乳汁分泌量减少。为了增加乳汁分泌，乳母的膳食应采用流质食物和汤汁充足，并多喝水。

三、乳母营养对美容保健的影响

1. 母体体型恢复

妊娠期间母体脂肪沉积约 23740kcal 的能量，用母乳喂养婴儿时，乳母分泌乳汁要消耗大量的能量，需要消耗孕期所贮存的脂肪，以补充母体的能量需要，有利于乳母的体重尽快复原。一般分娩后第 5 天开始体重下降，几周后是体重快速丢失期。分娩后 6 个月内每月体重下降 0.5 ~ 1.0kg。超重者在分娩后体重下降应是每月 2kg。母体在妊娠期间脂肪沉积主要在大腿部，哺乳可使更多的脂肪从大腿部被动员出来，使腿部肌肉更健美，体型恢复。那些认为哺乳影响人体形体的说法没有根据。在哺乳期乳母能量和营养素摄入长期不足可致消瘦，若能量摄入过剩表现为肥胖。

2. 乳房健美

乳房健美在于它位置适当，大小适中，质地柔软，形态圆润，丰隆挺拔，乳头高耸。若在孕期前后和哺乳过程中注意乳房的保护，哺乳不会影响乳房的健美。产后哺乳婴儿对乳房的不断吸吮，可避免乳房肿胀和乳腺炎的发生。产后膳食中含有丰富的脂肪和蛋白质有利于乳房丰满和富有弹性。另外，大量研究表明哺乳可以降低母体发生乳腺癌和卵巢癌的危险。

3. 肥胖

在我国妇女产褥期肥胖现象比较常见。由于妊娠期间母体沉积了大量的脂肪，产后体重远超过孕前体重。如果在产褥期母体摄入食物过多，能量供应过多，摄入动物性食物过多，体力活动少，则体内沉积的脂肪不能得到逐渐消耗，甚至产生新的脂肪堆积，导致肥胖。但是肥胖孕妇分娩后哺乳早期不宜吃减肥膳食，待母乳喂养维持稳定后，可用多活动或减肥膳食等方法减体重，但每月减重不可大于 2kg。

四、乳母的合理膳食

产后应及时补充足够的高质量营养物质和充分休息，否则影响产妇健康，容易患多种疾病，也影响婴儿生长发育。

1. 产褥期膳食

正常分娩产妇感到疲乏无力，胃肠功能略差，如无特殊情况休息 0.5 ~ 1 小时即可进食清淡、稀软、易消化的流质或半流食物，如红糖水、蒸蛋羹、烂面条等。1~2 天后可用正常膳食。做剖腹产手术的产妇胃肠功能恢复后再给予 1~2天流质或半流质，再转为普通膳食，同时应避免牛奶、豆浆等产气食物。产妇膳食应多样化，保证足够的数量，以提供充足的能量。注意各种食物搭配合理，适量增加鱼、肉、蛋、奶、禽等动物性食物。为补充分娩时失血，应多选择含铁丰富的食品。多饮汤类如鸡汤、鱼汤等，因汤类可刺激胃液分泌，改善食欲，帮助消化，促进乳汁分泌。我国传统产妇食物的适当调配均有利于产妇康复。我国传统习惯产后 1 个月（俗称"坐月子"）很重视产妇营养与膳食，满月后即恢复平常膳食。但在"坐月子"期间过多摄入动物性食物，如我国有些地方产妇产后1 个月内平均每天吃鸡蛋 8~9 个，有的一餐就吃 7~8 个鸡蛋，其实远远超过机体需要。尽管产妇多吃鸡蛋有助于体力的恢复，但吃过多的鸡蛋会使体内蛋白质过剩，增加机体负担，容易造成其他营养素缺乏，导致机体生理功能失调，产生多种疾病。如蔬菜和水果摄入量少，可使维生素 C 和膳食纤维摄入不足，造成乳母便秘等。乳母应每日饮用 500ml 牛奶，以满足钙的需要。

2. 哺乳期膳食

（1）食物种类齐全、数量适宜：为保证能够摄入足够的营养素，应尽可能选择多种食物，注意各种食物间搭配，如动物性食品与植物性食品搭配，粗粮细粮搭配等。同时摄入食物的数量也要相应增加。

（2）增加动物性食品摄入量：动物性食品如鸡蛋、禽肉类、鱼等可提供优质蛋白。海鱼脂肪富含二十二碳六稀酸（DHA），牡蛎富含锌，乳母多吃海产品对婴儿的生长发育有益。

（3）多吃含铁丰富的食品：为预防缺铁和缺铁性贫血，乳母应多摄入动物肝脏、血豆腐、肉类、鱼类等含铁丰富的食品。

（4）多食用富含钙的食物：乳及乳制品是钙的最好食物来源，而且易于吸收利用，因此每天应摄入 250~500ml 牛乳。

（5）摄入足够的新鲜蔬菜、水果和海藻类：新鲜蔬菜和水果含有多种维生素、无机盐、纤维素、果胶、有机酸成分，海藻类可提供适量的碘。而且这些食物可增加食欲，防止便秘，促进泌乳。每天要保证摄入 500g 以上。

（6）禁忌酒和咖啡饮料：乳母饮酒、喝咖啡可通过乳汁影响婴儿健康。在哺乳期应禁止饮酒和咖啡。某些食物可能影响母乳，如生洋葱、大蒜、韭菜、巧克力等，可能导致胃肠道紧张或对婴儿有刺激，如婴儿发生反应，母亲应禁止食用该类食物。

（7）科学的烹调加工方法：注意食物烹调加工方法，避免营养素损失。各种食物应合理搭配，适当选择催乳食品，如鲫鱼汤、猪蹄汤等，多喝一些汤汁有利于泌乳。

（8）合理安排进餐时间：膳食以少量多餐的方式为宜，以保证食物的摄入量增加的同时也能充分地消化。

第七章

儿童和青少年营养与美容保健

第一节　婴儿营养与美容保健

　　婴儿指从出生到1周岁以前的时期。婴儿期是人一生中生长发育最重要的时期，大量流行病学调查和临床研究证明，婴儿期良好的营养状况将会给人体健康带来长期的益处。此时合理营养将为其今后一生的健康打下良好的物质基础。

一、婴儿的营养生理特点

1. 生长发育

　　婴儿期是人类生长发育最快的时期。身长从出生时约50cm到1周岁时达75cm，增加1.5倍；体重从出生时约3kg到1周岁时增至9kg；半岁以内的婴儿体重平均每月增加0.6kg，半岁至1岁的婴儿体重平均每月增加0.5kg；头围平均每月增加1cm；脑重6个月龄时增加至出生时的2倍（600~700g），至1周岁时脑重达900~1000g，接近成年人脑重的约2/3。另外，胸围、上臂围也迅速增加，胸围出生时小于头围，至1周岁时与头围基本相等，并开始超过头围，上臂围在婴儿期由11cm增长至16cm。

2. 消化吸收

　　婴儿消化器官正处于发育阶段，牙齿从6个月左右开始逐渐生长（乳牙生长时间见表7-1），口腔和胃容量均小，各种消化酶种类不齐全而且分泌量少，所以消化吸收能力相对较差。婴儿代谢率高，生长发育速度快，对营养素的需求既要求数量又要求质量，所以对婴儿食品的要求很高。

表 7 −1 乳牙出牙的通常时间

牙齿种类	数目	出牙年龄	牙齿总数
上中门齿	2	6 ～10 个月	2
下中门齿	2	8 ～10 个月	4
上侧门齿	2	10 ～13 个月	6
下侧门齿	2	10 ～14 个月	8
第一乳磨牙	4	13 ～17 个月	12
尖 齿	4	18 ～24 个月	16
第二乳磨牙	4	20 ～28 个月	20

二、婴儿的营养需要

1. 能量

婴儿期基础代谢率高，年龄越小则代谢越旺盛。婴儿时期基础代谢的能量需要大约占总能量的60%。而且婴儿的快速生长发育，机体建立新的组织需大量能量，每增加1g体内新组织大约需 4.7～5.7kcal 的能量。能量供给不足可使婴儿生长发育迟缓；相反，能量供给过多又导致婴儿肥胖。能量的摄入应以保证婴儿体重正常增加为宜。中国营养学会推荐婴儿能量的适宜量为每天每千克体重0.4kJ（95kcal）。

2. 蛋白质

婴儿生长速度快，要求有足量优质的蛋白质满足机体的蛋白质合成和更新需要。婴儿需要 9 种必需氨基酸，除成人需要的 8 种必需氨基酸外，组氨酸也是婴儿必需氨基酸。另外，有两种条件必需氨基酸：①肉碱（camitine）：又称维生素 B_7，左旋肉碱参与脂肪代谢。婴儿的脂肪代谢旺盛，而体内肉碱的合成能力较低，适当补充外源肉碱有利于婴儿正常生长发育。②牛磺酸：可促进婴儿大脑及视网膜发育。在膳食中优质蛋白质应占总蛋白质的 50% 以上，蛋白质提供能量应占总能量应的 12% ～15%。中国营养学会推荐婴儿蛋白质摄入量为每天每千克体重 1.5～3.0g。

3. 脂肪

脂肪为婴儿提供能量、必需脂肪酸、脂溶性维生素，尤其提供婴儿脑和视网膜发育所必需的 DHA 等脂肪酸。由于婴儿胃容量小，所需脂肪是婴儿能量的主要来源，在供应能量比例中占较大比重。中国营养学会推荐婴儿膳食中脂肪供占总能量的适宜比例为 6 个月内45% ～50% ，7 ～12 个月为30% ～40% 。

4. 碳水化合物

碳水化合物是婴儿的主要供能物质，每日由碳水化合物供给的能量占总能量的 50% 左右。但 3 个月内的婴儿体内缺乏淀粉酶，不能很好地消化吸收含淀粉类较多的粮谷类，主要以乳类中的乳糖为碳水化合物来源。

5. 矿物质

婴儿生长发育迅速，需要大量的矿物质来满足身体的增长。研究表明，婴儿喂养中绝大部分矿物质能满足需要，仅钙、铁、锌、碘等容易发生供给不足。婴儿在母体中已经贮存了一定量的矿物质和维生素，可以满足 4~5 个月内的需要，所以各种矿物质的需要量从 6~7 个月后大量增加。

（1）钙：由于骨骼和牙齿的发育，婴儿成长过程中需要储留大量钙。婴儿期膳食钙缺乏所导致的损伤是不可逆转的。中国营养学会推荐婴儿钙的适宜量为 0~0.5 岁 300mg/d，0.5~1 岁 400mg/d。

（2）铁：婴儿出生时体内已经储备约 300mg 的铁，可满足 3~4 个月内的需要。4~6 个月后由于母乳和牛乳中铁的含量较低，不能满足婴儿生长发育的需要，必须从辅助食品中补充铁。中国营养学会推荐婴儿的适宜量 0~0.5 岁为 0.3mg/d，0.5~1 岁为 10mg/d（其他参见表 7-2）。

表 7-2　　　　　　　　　　　婴儿矿物质推荐摄入量或适宜摄入量

年龄（岁）	钙（mg）	铁（mg）	锌（mg）	镁（mg）	铜（mg）	碘（μg）	氟（mg）
0~0.5	300	0.3	1.5	30	0.4	50	0.1
0.5~1	400	10	8.0	70	0.6	50	0.4

摘自《中国居民膳食营养素参考摄入量表》

6. 维生素

婴儿期易缺乏的维生素主要是维生素 A、维生素 D 和维生素 B_2。因为膳食中维生素 D 来源较少，母乳中维生素 D 缺乏，而维生素 D 又是调节钙磷代谢、促进生长的重要物质。如果婴儿接触日光较少，应考虑补充维生素 D，以预防佝偻病。维生素 A 与婴儿的生长、骨骼发育、生殖、视觉及抗感染有关。维生素 A 缺乏则影响婴儿发育；但维生素 A 和维生素 D 若补充过多可引起中毒。其他维生素的推荐量或适宜摄入量见表 7-3。

表 7-3　　　　　　　　　　　婴儿维生素推荐摄入量或适宜摄入量

年龄（岁）	维生素 A（μg RE）	维生素 D（μg）	维生素 E（αTE）	维生素 B_1（mg）	维生素 B_2（mg）	维生素 B_6（mg）	维生素 B_{12}（mg）	维生素 C（mg）
0~0.5		10	3	0.2	0.4	0.1	0.4	40
0.5~1	400	10	3	0.3	0.5	0.3	0.5	50

摘自《中国居民膳食营养素参考摄入量表》

三、婴儿营养对美容保健的影响

1. 身材瘦小

婴儿生长发育滞后、瘦小、肌肉无力、伴有反复感染的主要原因是营养不良。常见轻度蛋白质－能量营养不良。6 个月至 35 个月龄是婴幼儿营养不良发生的关键时期，这一阶段生长发育迟缓和低体重发生率高。主要原因是婴儿未能得到及时的、营养良好的辅助食品。另外，婴儿腹泻也使婴儿脱水干瘦，母乳喂养婴儿腹泻率为 25％，人工喂养婴儿腹泻率高达 73％，长期慢性轻度腹泻影响营养素的吸收，导致营养不良。婴儿维生素 A 摄入不足，机体免疫力下降，容易反复发生呼吸道感染，影响食欲和食物的消化吸收，进而影响体格发育。

2. 满月脸

中重度蛋白质缺乏多见于人工喂养婴儿，由于蛋白质摄取不足，可使人体细胞萎缩，皮肤水肿，面部水肿，外观上呈满月脸。代乳食品如奶粉中碳水化合物充足，但缺乏蛋白质。膳食中蛋白质缺乏可引起面部水肿。

3. 婴儿湿疹

婴儿湿疹反复发作一般多见 6 个月以上的婴儿，可能是断乳后膳食中缺乏必需脂肪酸亚油酸，导致皮肤损伤，补充亚油酸后症状将消失。

4. 婴儿牙齿腐烂

人工喂养时婴儿长期吸吮人工乳头将导致颌骨变形并引起龅牙，上牙突出而下牙内凹。而且牛乳或果汁中糖类含量高，上牙经常接触含糖类的液体，使牙齿有害菌繁殖，细菌产生的酸能溶解牙齿成分。临睡时还抱着奶瓶的婴儿会导致婴儿牙龈线以上的牙齿全部腐烂，这一现象也称为奶瓶综合征。

5. 骨骼畸形

主要表现为佝偻病的枕秃、方颅、鸡胸、X 或 O 型腿等。该症状是机体维生素 D 缺乏所致的佝偻病。婴儿缺少日光照射，膳食中维生素 D 缺乏，而且没有补充一定量的维生素 D，导致体内维生素 D 缺乏，影响钙磷代谢和骨骼形成。轻度维生素 D 缺乏时婴儿会出现枕秃和方颅，补充维生素 D 后症状消失。长期严重的缺乏可导致婴儿骨骼发育畸形，出现鸡胸、串珠胸、X 型或 O 型腿等，造成骨骼永久性损伤，即使补充维生素 D 后骨骼也不能恢复正常。另外，婴儿长期腹泻影响钙的吸收也会发生佝偻病。我国北方由于冬季较长，婴儿很少到户外活动，佝偻病患病率较高，0～3 岁佝偻病的患病率为 52.3％。

6. 牙齿发育滞后

婴儿营养不良、维生素 D 缺乏可影响牙齿正常发育，延缓乳牙萌出时间。

7. 面色苍白、容易疲倦

这一现象主要是缺铁性贫血的表现。2002 年中国居民营养与健康调查显示，2 岁以下婴幼儿贫血患病率高于25％。6 个月至 1 岁间由于婴儿辅助食品含铁量低，婴儿喂养不当，是缺铁性贫血发病的高峰期。

四、婴儿合理膳食

婴儿食品应含有婴儿所需要的能量和各种营养素，而且能量分配要合理，并应易于消化、吸收。婴儿的喂养方式有三种：母乳喂养、人工喂养和混合喂养。

（一）母乳喂养

母乳是 4～6 个月婴儿最理想的天然食品。母乳喂养在婴儿健康和美容方面有很多的优点。

1. 母乳中的营养成分特别适合婴儿营养需要，能保证生长发育

母乳中营养素种类齐全，能全面满足 4～6 个月婴儿的生长发育需要。母乳中所含有的一些酶类和激素类物质不同于其他动物奶类，有助于婴儿对营养素的消化吸收，促进婴儿生长发育。母乳蛋白中必需氨基酸组成与乳儿需要极其一致。乳白蛋白与酪蛋白的比例优于牛乳。母乳中核苷酸对合成代谢与生长有利。母乳中含丰富的必需脂肪酸，还含有 DHA 和花生四烯酸等多不饱和脂肪酸，可满足婴儿脑和视网膜发育的需要，同时能有效地预防因缺乏必需脂肪酸引起的婴儿湿疹。母乳中的胆固醇含量高于牛乳，胆固醇是婴儿神经、脑组织发育的必需物质。母乳中维生素 C 的含量高于牛乳。尽管母乳中钙的含量低于牛乳，但钙磷比例适宜，吸收率高。而且母乳中乳糖含量高于牛乳，乳糖在肠道中可促进钙的吸收。

2. 母乳中富含免疫物质，可提高婴儿免疫力

婴儿免疫系统处于生长发育阶段，细胞免疫和体液免疫功能均不完善，尤其容易患消化道和呼吸道感染，影响婴儿发育甚至威胁生命。母乳尤其是初乳中含多种免疫物质，免疫球蛋白 IgA、IgG、IgM、以及人乳溶菌酶、乳铁蛋白、乳酸杆菌生长因子、补体 C_3 和 C_4 低聚糖共轭糖原及白细胞介素等均能有效地抵御致病菌及病毒的侵袭，保护婴儿呼吸道及消化道。

3. 母乳喂养能预防婴儿肥胖

人工喂养普遍存在过多喂食的现象，婴儿容易肥胖。母乳喂养时婴儿可以根据需要调节进食量，使能量和营养素的需要与消耗处于平衡状态。

4. 母乳喂养促进颌骨及牙齿发育

婴儿出生时口腔两颊部有两块丰富的脂肪，有利于婴儿吸吮乳汁。母乳喂养

时婴儿吸吮有利于面部肌肉运动，进而牵动颌骨，可使其颌骨及牙齿成型良好。

5. 母乳喂养可防止食物过敏

有变态反应家族史的婴儿应母乳喂养。牛乳、花生、鸡蛋等均可引起过敏反应。

6. 母乳喂养有利于提高婴儿智力和发展丰富的面部表情

哺乳过程中母子亲密接触，相互情感交流，对婴儿的心理产生巨大的影响，使婴儿有安全感，将有利于婴儿智力发育，也利于婴儿面部表情得到发展。

（二）人工喂养

全部由母乳外的食品喂养婴儿称为人工喂养。目前常用的食品是牛乳、乳制品及婴儿配方奶粉等。用牛乳喂养时应注意：由于牛乳的蛋白质含量比母乳高，脂肪球较大，碳水化合物含量低，喂养时应根据婴儿月龄适当加水和糖调制。配方奶粉是以母乳的构成为依据，模拟母乳研制的。随着对母乳成分了解的深入，配方奶粉中根据婴儿月龄添加了牛磺酸、肉碱、核苷酸等，越来越有利于婴儿生长发育。

（三）混合喂养

婴儿既食用母乳，同时又食用代乳食品的喂养方式称为混合喂养。应注意混合喂养的婴儿每天所需要补充的代乳食品量要根据婴儿的月龄及母乳缺少的程度而定。

（四）断乳期喂养

断乳期是指为满足婴儿生长发育需要，在婴儿4~6个月龄以后，在母乳喂养（或人工喂养）的基础上，逐渐添加补充各种食物，直到其完全适应并能消化吸收利用各种食物的一段时间。断乳期是一个较长的过程，一般从婴儿4~6个月龄开始，到孩子1岁为止。断乳期所添加的食物被称为辅助食品。在婴儿断乳期合理地添加优质辅助食品对婴儿生长发育的重要性不亚于母乳。例如，婴儿体内储备的铁已经逐渐消耗，母乳中铁含量较低，进食铁强化的辅助食品可以预防缺铁性贫血。6个月以后婴儿牙齿开始萌出，提供丰富的可咀嚼的食物可以促进牙齿发育。

婴儿在4~6个月时机体各器官的发育还很不成熟，对新的食物适应能力有限，可能发生食物过敏反应或对一些食物产生不耐受反应。所以在辅助食品添加过程中要采用循序渐进的原则。先试一种食物，如无不良反应再添另一种，食物量由少到多，逐渐增加。食物性状由稀到稠，由细到粗。天气炎热或婴儿患病时应暂缓添加新品种。辅助食品应专门单独操作，注意卫生。一般断乳期添加食物种类、顺序和数量可以参考如下：4～5个月龄添加米糊、粥、水果泥、菜泥、肝泥、蛋黄、鱼泥、豆腐及动物血（总计75～160g）；6～9个月龄添加饼干、面条、面片、全蛋、肉糜（总计220g左右）；10～12个月龄添加稠粥、烂饭、面包、馒头、饺子、糕点、碎菜、肉末等多种食物（总计280g左右）。随着现代食品工业的发展，市场上出现多种辅助食品，可以根据婴儿月龄选购合适的食品，尤其是强化食品，更有利于婴儿生长发育。

第二节　儿童营养与美容保健

1周岁后至青春期前小儿生长可分为如下几个阶段：出生后1～3周岁为幼儿期，3周岁后至6岁入小学前为学龄前期，6岁到12岁为学龄儿童。儿童期小儿的脑和神经系统及各组织器官生长发育逐渐成熟，但与成人相比仍处于发育阶段，在膳食上从被动接受食物到已经完全能主动选择食物。在该期间建立良好的饮食习惯将受益终身。该期间的营养保健不仅有利于儿童的良好生长发育，而且决定成年后的体质和健美。

一、儿童的营养生理特点

1. 体格发育特点

人体生长发育是连续的过程，尽管各阶段发育速度不同。一般来说，年龄越小发育越快。与婴儿期比较儿童期生长发育速度减慢。组成身体的头、脊柱和下肢等各部分在各年龄段所占比例不同。身长中点2岁时在脐下，6岁时移至耻骨联合之间。2岁至青春前期的体重和身高增长的粗略估计公式为：

体重（kg）＝年龄×2＋7（或8）

身高（cm）＝年龄×7＋70

2. 消化系统发育特点

在3岁时20颗乳牙基本出齐，6岁时第一颗恒牙开始萌出，并逐渐退乳牙。咀嚼能力逐渐加强，但仍未达到成年人水平，消化能力有限，应注意饮食，避免导致消化吸收紊乱，造成营养不良。

3. 心理行为发育特征

儿童注意力容易分散，进餐时边吃边玩，使进餐时间延长，食物摄入不足而导致营养素缺乏。儿童期模仿力强，家庭成员的良好饮食习惯有利于儿童养成良好饮食习惯。

二、儿童的营养需要

儿童营养需要的显著特点是他们所获得的营养既要维持生命活动的生活与劳动，还要满足其生长发育的需要，因此所需要的能量和各种营养素的量相对比成人高，尤其是能量、脂类、蛋白质、锌、铁和钙等营养素。我国儿童膳食营养素摄入量是按年龄划分的，能量、蛋白质的推荐摄入量及脂肪供能比例在 11 岁以前以每 1 岁为 1 个年龄组，然后分 11 ~ 14 和 14 ~ 18 岁年龄组。

1. 能量

能量需要量对于儿童来说是指机体能长期保持良好的健康状况，有良好的体型、机体构成和活动水平所需的能量。因此，正在生长发育的儿童能量应处于正态平衡状态。若长期能量摄入不足则导致营养不良，生长发育迟缓，消瘦，活动能力降低。能量摄入过多时，多余的能量在体内以脂肪的形式储存起来，使人发生异常的脂肪堆积，体积增加，引起肥胖，机体在新的体重基础上达到新的能量平衡状态，导致肥胖后要减掉增加的脂肪，需要更多的能量消耗。中国营养学会推荐儿童能量摄入量见表 7 -3。

表 7 -3 儿童能量和蛋白质推荐摄入量

年龄（岁）	能量（kcal）		蛋白质（g）	
	男	女	男	女
1 ~	1100	1050	35	35
2 ~	1200	1150	40	40
3 ~	1350	1300	45	45
4 ~	1450	1400	50	50
5 ~	1600	1500	55	55
6 ~	1700	1600	55	55
7 ~	1800	1700	60	60
8 ~	1900	1800	65	65
9 ~	2000	1900	65	65
10 ~	2100	2000	70	65
11 ~	2400	2200	75	75

摘自《中国居民膳食营养素参考摄入量表》

2. 蛋白质

身体的生长发育可以视为蛋白质的不断积累过程。儿童生长发育每增加 1kg 体重约需 160g 的蛋白质积累。按体重计算，每日每千克体重需要增加蛋白质 3 ~4g。由于儿童摄入蛋白质的最主要目的是满足细胞、组织的增长，因此对蛋白质的质量，尤其对必需氨基酸的种类和数量要求较高，优质蛋白应占50%。长期蛋白质供给不足可引起蛋白质营养不良；但蛋白质过量尤其是动物蛋白质摄入过多又会增加肾脏负担。20世纪90年代中期大量的研究表明，在膳食中若提供足够的优质蛋白质，能使儿童得到更好的线性生长过程。中国营养学会推荐儿童蛋白质摄入量从3岁45g起每年增加5g，至11岁时为85g。7岁以前蛋白质供能为总能量的14%～15%，7岁以后占12%～14%。

3. 脂肪

儿童脑及神经系统的发育，尤其神经髓鞘的形成都需要必需脂肪酸；另外，免疫功能和炎性反应的维持均需要必需脂肪酸。由于儿童的胃容量相对较小，而需要能量又相对较高，脂肪能提供较多的能量，因此儿童膳食中脂肪比例应高于成人，一般脂肪摄入不受限制。3～7岁脂肪供能占总能量的30%～35%，7岁后脂肪供能占总能量的25%～30%。

4. 碳水化合物

碳水化合物是能量供给的主要物质，而且参与机体的构成，如核糖、细胞膜上的糖蛋白、神经细胞中的糖脂、结缔组织的糖蛋白等。碳水化合物缺乏可引起代谢紊乱。长期摄入过量碳水化合物可转化为脂肪，增加肥胖的危险性。儿童膳食碳水化合物供能应占总能量的55%～65%，并且应包括适量膳食纤维。

5. 矿物质

我国儿童特别需要且容易缺少的矿物质主要是钙、铁和锌等。

（1）钙：儿童期生长发育旺盛，对钙的需要量增加。摄入充足的钙可以保证儿童骨骼和牙齿的正常发育。中国营养学会推荐儿童钙适宜摄入量为800mg/d，最高耐受量为2000mg/d。儿童最理想的钙来源是奶及奶制品。

（2）铁：膳食铁缺乏引起的缺铁性贫血是儿童期最常见的疾病。铁缺乏儿童可能出现行为异常，如对外界反应差、易怒、不安、注意力不集中，甚至智力发育低于同龄正常儿童。儿童体内内源性可利用的铁较少，其需要的铁主要依赖于食物，应注意摄入含铁丰富的食品，必要时可补充强化铁食品。中国营养学会推荐儿童铁适宜摄入量为12mg/d，最高耐受量为30mg/d。

（3）锌：锌与儿童身高、脑发育、性发育等密切相关。锌参与细胞免疫功能，协同维生素A维持正常视觉。儿童期长期进食缺锌膳食可导致生长发育迟缓，身材矮小，头发枯干。边缘性锌缺乏儿童可出现食欲减退，甚至有异食癖，影响食物摄入量，造成营养不良。中国营养学会推荐儿童锌适宜摄入量为12mg/d。

6. 维生素

（1）维生素A：维生素A对儿童生长尤其是对骨骼生长有重要作用，并且有增强机体免疫能力、抗感染作用。维生素 A 缺乏是发展中国家儿童主要的营养缺乏病。我国属于中度儿童维生素 A 缺乏国家，2002 年中国居民营养与健康调查显示 3~12 岁儿童维生素 A 缺乏率城市低于 5%，农村是城市的 2.1~9.7 倍。但维生素 A 边缘缺乏率较高，高于 29%。维生素 A 安全范围较小，维生素 A 过量进入体内蓄积可出现中毒，所以应注意维生素 A 的补充量。中国营养学会推荐儿童膳食维生素 A 摄入量为 700 μg/d。

（2）维生素 D：维生素 D 是钙磷代谢最重要的调节物质，维生素 D 促进钙在肠道中的吸收以及在肾小管的重吸收，促进钙在骨骼和牙齿中的沉积，保证儿童生长发育。维生素 D 缺乏引起的佝偻病主要发生在 3 岁以内的儿童，但在我国北方地区冬季在儿童中可见迟发性佝偻病。但维生素 D 摄入过量可引起中毒。中国营养学会推荐儿童维生素 D 适宜摄入量为 10 μg/d。

（3）B 族维生素：维生素 B_1、维生素 B_2 和烟酸是能量代谢必需的维生素，在保证儿童体内的能量代谢、促进生长发育方面有重要作用。三种 B 族维生素协同发挥作用，缺乏症可混合出现。中国营养学会推荐儿童适宜摄入量维生素 B_1 和维生素 B_2 均为 0.7mg/d。

（4）维生素 C：维生素 C 是骨骼、牙齿、微血管及结缔组织的细胞间质合成的必需物质。目前儿童膳食蔬菜摄入量较少，可能使维生素 C 摄入量低，出现维生素 C 亚临床缺乏，将影响儿童免疫能力，增加慢性病的危险性。中国营养学会推荐儿童维生素 C 适宜摄入量 3 岁为 60mg/d，4~6 岁为 70mg/d，7~11 岁为 80mg/d。

7. 水

水是机体重要的组成成分，在体内含量最多，年龄越小，体内含水量越多，随年龄增加体内的含水量逐渐减少。而且年龄越小对机体水的调节能力越弱，应注意补充水。水参与机体多种生理功能，没有水新陈代谢活动不能进行。儿童每天需要的水量可参考表 7-4 来补充。

表 7-4 　　　　　　　建议不同年龄儿童的每天饮水量

年龄（岁）	建议每天饮水量（ml）	建议饮水量（杯）
0.5~	800	4
1~	1000~1200	5~6
4~	1200~1600	6~8
7~	1600~2000	8~10
11~	2000~2200	10~11

三、儿童营养对美容保健的影响

1. 肥胖

我国儿童中肥胖率为4%~7%，以单纯性肥胖为主。2000年和1991年比较儿童青少年超重和肥胖率呈明显上升趋势。城市儿童青少年超重率的增加显著高于农村。男性超重率大于女孩。儿童肥胖的发生发展是环境因素和生活方式等多种因素相互作用的结果，膳食因素是其中的主要因素。不吃早餐可影响肥胖的发生。调查发现吃早餐的频率越高，儿童肥胖的比例越低。偶尔吃早餐的儿童肥胖率为18.6%，每周吃2~4次早餐的儿童肥胖率为13.5%。而每周至少吃5次早餐的儿童肥胖率为11.5%。不吃早餐导致儿童肥胖可能是由于不吃早餐的儿童吃午餐时食物摄入过多，使能量摄入过多，体内脂肪堆积。值得注意的是儿童控制体重不宜采用低脂肪、高膳食纤维的膳食，在膳食中脂肪供能应占总能量的25%~30%。

2. 龋齿

龋齿是儿童期最常见的牙齿疾病。功能性单糖（果糖）及低聚糖可预防龋齿。低聚果糖不能被突变链球菌作为发酵底物生成不溶性葡聚糖，不提供口腔微生物沉淀、产酸、腐蚀的场所，故可作为防龋齿甜味剂，来源于水果、花菜、洋葱及大蒜等。氟在骨骼与牙齿的形成中有重要作用。氟是牙齿的重要成分，氟被牙釉质中的羟磷灰石吸附后，在牙齿表面形成一层抗酸性腐蚀的、坚硬的氟磷酸灰石保护层，有预防龋齿的作用。缺氟时由于釉质中不能形成氟磷灰石而使羟磷灰石结构得不到氟磷灰石的保护，牙釉质易被微生物、有机酸和酶侵蚀而发生龋齿。如人体得到适量的氟可防治龋齿。另外，长期摄入较低剂量的氟（1~2mg/L饮水）所引起的副作用为氟斑牙，而长期摄入高剂量氟则可引起氟骨症。

四、儿童的合理膳食

《中国居民膳食指南》中除"饮酒要限量"外，其他建议均适用于儿童。

1. 食物多样、合理搭配、科学烹调加工

保证儿童正常生长发育需要多种营养素，任何营养素的缺乏或过多都会影响发育。没有一种单一食品能满足机体所有需要，要保持食物多样化，发挥各种食物在营养上的互补作用，以保证膳食供给能量、营养素及营养素之间的比例适合儿童需要，达到营养全面平衡。应注意供给蛋和蛋制品、半肥瘦的禽畜肉、海产品、动物肝脏、加工好的豆类以及蔬菜类。每日供给奶或相应的奶制品不少于350ml。另外，应根据儿童生理特点，注意科学烹调加工，专门烹调易于消化吸收的食物。

2．合理的饮食制度，保证吃好早餐

根据不同年龄儿童的生理特点，安排适应其生理需要的饮食制度，如"一日三餐二点"或"三餐一点"等。孩子应吃饱吃好一日三餐，尤其早餐要吃好，早餐食量宜相当于全天量的1/3。

3．培养良好的饮食习惯

健康的饮食行为是平衡膳食的关键。儿童期孩子接受和模仿能力强，应培养健康的饮食习惯，养成不偏食、不挑食、少零食、细嚼慢咽、不暴饮暴食、口味清淡等好习惯。进餐应该有规律。逐步让孩子进食一些粗粮食物，培养孩子良好的饮食习惯。

4．少吃零食，饮用清淡饮料，控制食糖摄入

不定时无规律地零食增加能量摄入，易引起肥胖；另外，零食还会影响食欲。同时，应避免饮用含酒精的饮料、含咖啡因的浓茶、咖啡、可乐，少食刺激性调味品等。注意零食的选择，避免含糖饮料摄入过多。吃过多的糖果和甜食易引起龋齿。

5．重视户外活动

户外活动时接受阳光照射，皮肤内7－脱氢胆固醇在紫外线照射下产生维生素D，是预防佝偻病的最好方法。同时，户外活动增加能量消耗，有利于避免肥胖。生长发育期的儿童适量运动有利于增加身高，可高于预期身高4~5cm。

第三节　青少年营养与美容保健

青少年时期主要指10~19岁的青春期。男、女青春期开始的年龄不同，女性比男性早，一般在10岁左右开始，17岁左右时结束；男性一般在12岁开始，22岁左右结束。青春期男女由于生理和心理的发育对美的追求越来越强烈。青春期营养对人一生体格的定型至关重要。充足而合理的营养能最大限度地发挥遗传所赋予的生长潜力，打下良好的身体基础，达到理想的形体美目的。

一、青少年的营养生理特点

1．生长迅速

青春期是人一生中生长发育的第二个快速时期，婴儿期生长发育最快，以后逐渐缓慢、平稳，直到青春期突然加快。青春期的前三年身高增长一般为6~8cm，个别可达10~12cm，一般女性到17岁、男性到20岁左右身高基本停止增长。体重每年平均增长4~5kg，个别可达8~10kg。在青春期增长的身高约为成

年后身高的15%，体重在青春期几乎增长一倍。同时，胸围、肩宽、骨盆宽都表现出青春期的快速增长。在机能方面，肌肉力量、肺活量、血压、脉搏等都有很大变化。体内各器官组织如心脏、血管、肠道、骨骼、肌肉、血液数量也迅速增长，此时期需要充足的营养保证生长需要。

2．内分泌变化

青春期在中枢神经系统的调控下通过下丘脑、脑垂体分泌大量促性腺激素、促甲状腺素、促肾上腺皮质激素、生长激素等各种激素。生长激素在青春期以前血中含量少，青春期开始后分泌量增多，夜间阵发性增高幅度较大，生长激素在DNA的复制和合成中起重要的作用，既可促进细胞数的增加，也可促进蛋白质的合成、减少分解、增加细胞的体积，还可促进脂肪的利用。此外，肾上腺雄激素也可促进生长，肾上腺雄激素男、女性体内均有，但男性的量大大高于女性。女性体内的雌激素可促进其性器官的发育及月经周期的形成。甲状腺素可提高代谢率，对生长也有促进作用，研究证明甲状腺激素对细胞数量即DNA的生成影响大，而对细胞的大小影响小。由于激素是由蛋白质、固醇类、锌、碘等营养素构成，青春期这些营养成分的需要增加。

3．体成分的变化

男性和女性的体成分在青春期以前无大的差别，男、女脂肪组织均约占体重的18%，其余的是骨骼、肌肉、内脏器官、水分等，统称为瘦体重。脂肪是属于代谢不活泼、容易变动的成分，而瘦体重相对稳定并代谢旺盛，男性的肌肉细胞大约比女性多30%，同时肌细胞的体积也比较大，骨皮质也较女性宽。而女性的脂肪由雌激素的作用增长较快。男、女脂肪量的差别是由于女性脂肪细胞中含的脂肪量较多，而不是女性脂肪细胞多，因此男、女脂肪含量的正常值不同。一般青春期以后，男性脂肪超过20%为肥胖，而女性则脂肪超过25%为肥胖。

二、青少年的营养需要

青春期营养需要的显著特点是营养必须满足快速生长发育的需要。在整个发育期所需要的能量和各种营养素相对比成人高，尤其是能量、蛋白质、脂类、钙和铁等。

1．能量

青春期代谢旺盛，体内储存能量多，快速生长发育需要能量，同时此期因活泼好动，满足活动的能量也相应增加。能量的需要与生长速度有关，生长最快的阶段能量需要最多。能量充足的青少年能保持长期的健康状态，具有良好的体型，精力旺盛，活泼好动，对外环境反应敏捷。而能量不足者则将导致营养不良、生长发育迟缓、消瘦、活力消失。能量摄入过多者发生异常的脂肪堆积，体重增加而引起肥胖。保持能量摄入与身体发育处于平衡状态是青春期能量供给的关键。能量来源应为：碳水化合物 55%～65%，脂肪 25%～30%，蛋白质 12%～14%。

2. 蛋白质

青春期体内新生大量的组织，尤其是肌肉组织，除水分以外的主要成分是蛋白质，充足的蛋白质为机体组织器官的生长打下坚实的基础，可提高身体的素质，同时内分泌激素大量释放也消耗蛋白质，故青春发育期需要摄入蛋白质的数量要多，质量要好，生长愈快需要愈多。优质蛋白质应占膳食总蛋白质的 1/3～1/2，中国营养学会推荐的青春期能量和蛋白质的摄入量见表 7-5。

表7-5　　　　中国营养学会推荐的青春期能量和蛋白质的摄入量

年龄（岁）	能量（kcal）		蛋白质（g）	
	男	女	男	女
10～	2100	2000	70	65
11～	2400	2200	75	75
14～18	2900	2400	85	80

摘自《中国膳食营养素参考摄入量表》

3. 脂肪

脂肪是构成人体的重要成分，尤其是神经组织的主要成分，类固醇是性激素的原料。青春期是性逐渐发育成熟期，应提供充足的必需脂肪酸。生长迅速需要能量大增，食物脂肪适当增多可减少食物体积，延长消化时间；但脂肪过多对身体是不利的。脂肪的摄入以占总能量的 25%～30% 为宜。

4. 钙

体内45%的骨骼是青春期形成的，钙是维持骨骼硬度、保障骨骼支撑作用必不可少的物质。因此，青春期要储留大量的钙，储留量的多少和身高增长平行。在青春期骨骼快速增长时期，摄入充足的钙对成年后的高度、骨骼宽度、骨密度均起重要作用。儿童期足量的钙摄入不仅使骨骼正常发育，也为峰值骨量的形成奠定了基础。中国营养学会推荐青春期钙的摄入量没有男女及年龄差别，均为 1000 mg/d。在骨骼迅速发育的青少年期如摄入足量的钙，可以促进骨密度达到基因所确定的最大量；到了中老年期，虽然骨钙丢失无法避免，但由于其总的骨钙量多，使钙丢失的数量相对较少，不易出现骨质疏松。

5. 铁

铁是血红蛋白的重要成分，青春期伴随着体重的迅速增长，血量也增加很多，男性的肌肉组织多于女性，故血量也比女性多，同时由于睾丸酮的作用男性红细胞及血红蛋白浓度增长较女性迅速。儿童期男、女血红蛋白正常值无差别，自青春期后男性高于女性。同时青春期女性由于月经的损失，铁的需要量增加。青春期女性铁的需要量因生长的快慢、月经的多少而有较大的个体差异。据研究发现，每增加1kg体重需约潴留32mg的铁。体育锻炼使体内铁代谢加强，运动量大的学生铁需要量比一般人大。故生长迅速、月经量大、好运动的女性铁需要量增加。中国营养学会推荐青少年膳食铁的摄入量为11～13岁男性16mg/d，女性18mg/d；14～18岁男性20mg/d，女性25mg/d。

6. 维生素

青春期生长发育快，各种维生素需要量均增加。维生素A在合成糖蛋白过程中起重要作用，有促进生长的作用，维生素D在钙、磷的吸收利用和骨内沉积中起重要作用。水溶性B族维生素参与能量代谢或蛋白质的合成，能量消耗多时相应需要增多，维生素C在体内对胶原合成、铁吸收、提高免疫功能等方面起着重要作用。中国营养学会推荐的青少年维生素参考摄入量见表7-6。

表7-6　　　　　　　　我国青少年膳食主要维生素参考摄入量

年龄（岁）	维生素A (μg/d)		维生素D (μg/d)		维生素B$_1$ (mg/d)		维生素B$_2$ (mg/d)		维生素C (mg/d)	
	男	女	男	女	男	女	男	女	男	女
11～	700	700	5	5	1.2	1.2	1.2	1.2	90	90
14～18	800	700	5	5	1.5	1.2	1.5	1.2	100	100

摘自《中国膳食营养素参考摄入量》

三、青春期营养对青少年美容的影响

1. 肥胖

肥胖是青春期常见的由营养不均衡引起的美容问题。2000年我国男女学生肥胖患病率分别为16.2%和10.8%，而且超重肥胖率在学生中有快速增加的趋势。主要原因是由于我国经济发展和食物供应丰富，膳食模式发生了很大的变化，高蛋白、高脂肪食物的消耗量大增，能量的总摄入超过能量的消耗。研究表明肥胖儿童脂肪细胞数及每个细胞中脂肪量均较非肥胖儿童多，但主要是细胞数增长快，尤其是青春期肥胖少年脂肪细胞数的增长非常快，而这些脂肪细胞可保留到成年。儿童、青少年肥胖者成年时仍有50%～60%为肥胖。肥胖青少年除体形臃肿外，运动协调性差，严重者甚至股骨头骺脱离以及因胫骨生长过度而导致骨畸形。

2. 粉刺

青春期的激素分泌也能刺激皮肤的腺体。皮肤的天然油脂是由深层的腺体产生并通过微小的导管运送到皮肤表面的。在粉刺中导管被阻塞，含油的分泌物在导管内积累。研究表明，精制糖类食物如巧克力、含咖啡因的饮料如可乐饮料、多脂肪的或油腻的食物以及摄入盐过多都可能加重粉刺。缺乏烟酸、维生素 B_6 和维生素 B_2 也可加重粉刺。

3. 身高增长缓慢

身高及身高增长速度主要取决于遗传因素，但良好的营养状态能最大限度地发挥遗传所赋予的生长潜力，并在一定范围内增加身高。青春期营养不良是身高发育迟滞和落后的主要原因。我国青春期男女营养不良基本是轻度蛋白质－能量营养不良。青春期不适当的节食减肥，不良的饮食习惯如挑食、偏食、爱吃零食或以大量饮料代替食物等，都是导致营养素摄入不足或不平衡的重要原因。营养不良的青少年生长速度减慢、骨骼的骨化滞后，他们的身高和体重等指标均低于同龄人。另外，碘缺乏导致的克汀病少年体格矮小。锌缺乏和严重的维生素 A 缺乏都使身高增长缓慢，甚至停滞。

4. 牙齿发育不良

青春期牙齿损害最严重的是氟中毒导致的氟斑牙。氟摄入过多对牙齿的影响主要是对青少年，在 7～15 岁牙釉质发育期，过量氟对发育中的造釉母细胞损害，阻碍牙釉质发育和牙齿的正常钙化。成年后迁入高氟区的人常常不出现氟斑牙。氟斑牙主要损害恒牙，特别是切齿，表现为牙齿表面粗糙，失去光泽，并有白垩样或黄褐色的大小不等、形状各异的斑点或条纹，严重影响牙齿美观。逐渐地牙齿表面凹凸不平，质地脆，点状剥脱缺损，容易断裂和脱落。氟斑牙是一种地方病，主要原因是该地区土壤和水中氟含量高，使食物中氟含量高。我国近年来发现茶叶可积蓄氟，一些地区茶叶中氟含量高，如西藏、新疆和内蒙古所饮用的砖茶，尽管饮用水和食物中含氟量不高，但儿童氟斑牙发病率高达 40%。机体内缺乏钙、维生素 D 和维生素 C 都影响牙齿的正常发育，甚至产生牙齿畸形。

5. 龋齿

龋齿是青少年的常见病之一，发病受多种因素影响，机体的营养状况差，如蛋白质、维生素、钙、磷、氟不足也与发病有关。研究表明，饮水中低氟或膳食中缺钙等可影响牙釉质的发育，导致牙齿抵抗力差，易患龋齿。食物中的蔗糖是主要的致龋食物。

6. 皮肤变色等现象

肤色苍白可能由营养性贫血或锌缺乏引起。我国青少年贫血发病率在 10%～20%，以缺铁性贫血和轻度贫血为主。主要原因是我国膳食中铁吸收率较低，而且处于生长发育期的青少年生长突增、血液量增加，青春期少女月经血液丢失等。缺锌往往伴随铁缺乏，也可使面色苍白。一些女性盲目节食，导致营养不良，使面色灰暗无光。缺乏 B 族维生素如维生素 B_1、维生素 B_2 和烟酸等都可使皮肤粗糙。另外，青春期女性由于雌激素水平变化的影响个别人面部色素沉着而形成雀斑，多吃蔬菜和水果增加维生素 C 的摄入量对淡化雀斑颜色有一定作用。

7. 第二性征发育迟缓

形体是否美很大程度上取决于第二性征的良好发育，如乳房等。蛋白质－能量营养不良可使女性月经初潮时间延迟，乳房发育缓慢。无论男女锌缺乏都导致性发育障碍，生殖器幼稚型，无第二性征出现。一些病例经过锌治疗后生殖器官开始发育、第二性征开始出现。另外，碘缺乏造成的克汀病也使性发育落后。

8. 消瘦

受社会崇尚"瘦"的影响，一些女性追求"骨感美"，惧怕体重增长，盲目节食，体重增长往往低于在生长时期应增长的体重。严重者甚至产生神经性厌食症。严重厌食者死亡率高。

四、青少年的合理膳食

1. 多吃谷类，供给充足的能量

青少年生长发育迅速，能量消耗大，膳食安排应以谷类为主，每日主食的推荐量为 400～500g，以保证能量主要由碳水化合物提供。宜选加工较为粗糙、保留大部分 B 族维生素或强化 B 族维生素的谷类，以提高膳食中 B 族维生素的水平。

2. 保证充足的鱼、肉、蛋、奶、禽及豆类的摄入量

鱼、肉、蛋、奶、禽及豆类是膳食中优质蛋白的来源，其中蛋还含有维生素A、维生素 B_2 和卵磷脂，肉类含有血红素铁，奶类是钙的良好来源。鱼、肉、蛋、禽每日供给量为 200～250g，奶类不低于 300ml。

3. 保证新鲜蔬菜和水果的摄入量

新鲜蔬菜和水果，尤其是深黄绿色蔬菜和水果是胡萝卜素、维生素 C、矿物质的良好来源，每日蔬菜和水果的总供给量约为 500g，其中绿叶蔬菜类不低于 300g。

4. 参加体力活动，避免盲目节食

鼓励青少年参加各项运动，增加体力活动量，保持适宜的体重增长幅度。对于超重或肥胖者，应鼓励他们通过体育锻炼和合理膳食的调整来适当控制体重，不宜采用药物或节食等减肥方式，以免影响青少年的生长发育。应提高青少年的营养知识，应教育他们养成良好的饮食习惯，对一生的健康有重要影响。

第八章

成年人营养与美容保健

第一节 青年和中年人营养与美容保健

一般将 18～59 岁的成年人称为中青年。中青年时期是人生的黄金时代，生理和心理上均已成熟，尤其是青年期是生理功能的全盛时期。中青年人注重仪表形体，对美的追求和要求较高，但由于家庭和事业的双重压力，往往无暇顾及自身的营养和健康。中青年时期若能达到平衡膳食、合理营养，对保证健康、保持体型、改善肌肤、延长中年期、抗衰老和延年益寿有重要意义。

一、中青年人的营养生理特点

1. 机体成分变化

中青年期机体经历从盛到稳定并开始衰老的过程。18 岁到 40 岁阶段基础代谢稳定，40 岁以后基础代谢逐渐下降 10%～20%，肌肉实体组织随之减少，脂肪组织随年龄增加而增多。

2. 消化系统变化

一些饮食无规律、生活和工作压力大、精神过度紧张的人容易患消化系统疾病，如慢性胃炎、溃疡病等，影响营养素的消化吸收。

3. 内分泌系统变化

妇女在 45 岁左右开始进入绝经期时，卵巢功能逐渐衰退，雌激素分泌水平下降，引起机体内一系列变化。

二、中青年人的营养需要

1. 能量

中青年人能量代谢的最佳状态是达到能量消耗与能量摄入的平衡，能量平衡能使机体保持健康并能胜任必要的社会经济生活。中青年人能量需要量是指能长期保持良好的健康状态，具有良好的体型、机体构成和活动水平的个体达到能量平衡，并能胜任必要的经济和社会活动所需要的能量摄入量。中青年人若能量代谢负平衡，则表现为消瘦和工作能力下降等；若能量正平衡，摄入的过剩能量在体内以脂肪的形式贮存起来，脂肪在体内的异常堆积导致肥胖，并成为心血管疾病、某些癌症、糖尿病等退行性疾病的危险因素。因此维持机体能量摄入与消耗的动态平衡是健康的基础。根据不同性别和不同劳动强度，成年人对能量的需要量不同。男性身材高大，肌肉发达，所需能量高于女性。重体力劳动强度者能量需要远大于轻体力劳动者。2000 年中国营养学会将我国成年人活动强度分为三级（表 8 - 1）。目前对中青年男女极轻体力劳动者的能量推荐膳食供给量分别为 10MJ 和 8.8MJ（2400kcal 和 2100kcal）。

表 8 - 1　　　　中国营养学会建议的我国成年人活动水平分级

活动水平	工作内容举例
轻	办公室工作、修理电器钟表、售货员、酒店服务员、化学实验操作、讲课等
中	学生日常活动、机动车驾驶、电工安装、车床操作、金工切割等
重	非机械化农业劳动、炼钢、舞蹈、体育运动、采矿等

2. 蛋白质

中青年人膳食蛋白质主要是用于维持体内氮平衡，生理需要量少于正处于生长发育的青少年。但对中年女性在绝经期，由于生理机能逐渐减退，对食物蛋白质的利用率逐渐下降，需要供给丰富的优质蛋白。中国营养学会对中青年人蛋白质的推荐摄入量男、女分别为 75 ~ 90g/d 和 65 ~ 80g/d。

3. 脂肪

从防病健美的角度讲，过多摄入脂肪不利。因此，防止脂肪的摄入是有必要的，特别要限制食用动物脂肪，植物脂肪的量也不宜太多。中年人体内负责脂肪代谢的酶和胆酸逐渐减少，对脂肪消化吸收和分解的能力随年龄的增长日趋降低。

4. 碳水化合物

碳水化合物在体内释放能量较快，是神经系统和心脏的主要能源，也是肌肉活动的主要原料。对维持神经系统和心脏的正常功能，增强耐力，提高工作效率都有重要意义。一些不消化的碳水化合物如膳食纤维、抗性淀粉都有促进肠道蠕动、增加粪便量的作用。功能性低聚糖有调节血糖、降低血脂、清除肠道毒素等作用。一般建议膳食纤维摄入量为 20g/d。中国营养学会建议成年人碳水化合物供给量为总能量摄入的 55% ~ 65%。碳水化合物应包括复合碳水化合物淀粉、不消化的抗性淀粉、非淀粉多糖、低聚糖等。限制纯能量食物如糖的摄入量，提倡摄入营养素/能量密度高的食物，以保证人体能量和营养素的需要及改善胃肠道环境和预防龋齿的需要。

5. 矿物质

（1）钙：钙是构成骨骼的重要成分，对维持骨健康起至关重要的作用。健康青年人骨钙的更新率为 5%。40 岁以后骨形成明显减弱，转换速率为每年0.7%。人在 20 岁以前为骨的生长阶段，20 岁以后骨质继续增加，约在 40 岁左右单位体积内骨量达到顶峰，称为峰值骨量，此后骨质逐渐丢失。骨骼成熟时能达到最高峰值骨量是预防骨质疏松的最佳方法。妇女绝经后骨量丢失速度加快，骨量降低到一定程度时就不能保持骨骼结构的完整，甚至压缩变形，以致在很小的外力下即可发生骨折，即为骨质疏松症（osteoporosis）。成年人体内的钙与一些疾病有关，充足的钙可降低血压，减少结肠癌的危险性，低钙可导致男性不育并影响精子质量；钙摄入过量可能造成危害，高钙尿能使肾结石形成的危险性增加。中国营养学会推荐成年人钙的摄入量为 800mg/d，最高限量为 2g/d。

（2）铁：中青年女性月经失血平均每日损失铁为 0.5 ~ 0.56mg，所以女性对铁的需要量高于男性。中国营养学会推荐中青年人每日膳食铁的摄入量男性为15mg，女性为 20mg。

（3）锌：锌是许多酶的活性中心，是生物膜、RNA、DNA 和核糖稳定所必需的物质，是许多激素受体的结合物，对微管蛋白聚合物起调节作用。因此锌缺乏引起多种反应和严重的功能受损。另外，锌可调节睾丸酮和肾上腺皮质类固醇的产生和分泌，与精子成熟发育有关。缺锌可使男性生育能力受损害。中青年男性锌的需要量大于女性。中国营养学会对中青年人锌的推荐摄入量男、女分别为15.0mg/d 和 11.5mg/d。

（4）碘：中青年人碘摄入量不足可引起甲状腺肿及并发症。一般女性甲状腺肿患病率高于男性。中国营养学会推荐中青年人碘摄入量为 150 μg/d。

（5）铬：铬可促进胆固醇的代谢，在一定身体条件下还可以促进肌肉的生成，避免生成多余的脂肪。铬可能与糖尿病有关，血液中铬浓度低则糖尿病的危险性增加。铬与肥胖有关，大鼠实验发现，铬虽然对大鼠体重的影响不大，但可抑制肥胖基因的表达，同时具有降低血糖、总胆固醇、甘油三酯和升高高密度脂蛋白胆固醇的作用。中国营养学会推荐中青年人每日膳食铬摄入量为 50 μg。铬主要来源于食物，而人体对铬的吸收率低，因此应注意补充铬。膳食中铬的主要来源是谷类、肉类和鱼贝类，啤酒中含铬量较高。

6. 维生素

维生素 A 可维持皮肤黏膜完整性、参与视觉活动。成年男性维生素 A 缺乏时可导致睾丸萎缩，精子数量减少或活动能力下降。中国营养学会推荐中青年人维生素 A 的摄入量男、女分别为 $800\,\mu gRE/d$ 和 $700\,\mu gRE/d$。对口服避孕药的妇女应注意维生素的补充，如维生素 A、维生素 C、维生素 E 等。许多研究结果显示，服用避孕药的妇女血浆维生素 E 水平和血浆维生素 B_6 水平均降低。另外，机体维生素 B_6 缺乏与脂肪肝、高胆固醇血症及总脂质的蓄积有密切关系。维生素 B_6 的食物来源广泛，动、植物性食物中均含有。通常肉类、谷类、蔬菜和坚果类中含量较高，如鸡肉、动物肝脏、马铃薯、葵花子、油梨、香蕉等。动物性来源的维生素 B_6 生物利用率高于植物性来源的维生素 B_6。中国营养学会推荐中青年人维生素 B_6 的摄入量为 $1.5mg/d$。

7．水

人体任何一个细胞都不能缺乏水分，中青年人身体的 60% ~ 65% 是水分，肝、大脑、皮肤含 70% 的水，骨骼含水 45%，血液含水 80%，如果想要保持健美，就必须饮用足够量的水。一般每天中青年人应饮用 8 杯水，运动量大者对水的需求量则更大。男性需水量大于女性，男性肌肉组织比例高，肌肉中的水要比脂肪中的水多 3 倍。

三、中青年人营养对美容保健的影响

1．面部黄褐斑（蝴蝶斑）

面部黄褐斑好发于中青年妇女，是一种常见的色素沉着性皮肤病。多发生于双颊、前额及口唇周围，开始为浅黄色，继而变棕色、咖啡色，并通过鼻梁连续起来，形状酷似蝴蝶，又称为蝴蝶斑。黄褐斑发生的原因是女性垂体、子宫、卵巢等内分泌器官功能失调产生较多的黑色素，沉积于皮肤内可引发黄褐斑。一些疾病如乙型肝炎、甲型肝炎、胆结石、胆囊炎、胃肠道疾病、慢性酒精中毒、恶性肿瘤等也会诱发黄褐斑。长期使用避孕药、金属制剂、苯妥英钠和氯丙嗪等也可出现黄褐斑。一些营养素与色素沉积有关。维生素 C 可抑制黑色素的形成，维生素 E 是一种抗氧化剂，可抑制过氧化脂质的形成，减少色素沉着。微量元素硒在体内可转化为谷胱甘肽类物质，可防治黄褐斑。有研究表明，严重黄褐斑患者血清锌、维生素 A 和维生素 E 水平降低。为抑制面部色素沉积，应多食用富含维生素的食物，如新鲜绿叶蔬菜、西红柿、柑橘、鲜枣、山楂、刺梨、柠檬、大枣、香蕉、蜂蜜、西瓜、荔枝、核桃等。少食辛辣刺激性食物及饮料（包括浓茶、咖啡等），因咖啡、茶叶等含有咖啡因，可能刺激黑色素的分泌而引起色素沉着。增加含硒和锌丰富的食物如洋葱、蘑菇、鸡蛋、大蒜、虾、牡蛎、动物肝脏等。可在医生指导下服用维生素 C 和维生素 E。

2．皮肤高度色素沉着

长期摄入补铁剂或同一时间内食用多种铁强化食品可以导致皮肤色素沉着。维生素 PP 缺乏可使肢体暴露部位如手背、腕、前臂、面部、足背、踝部出现对称性皮炎，其次发生在肢体受摩擦的部位。慢性病例皮肤呈粗糙、增厚、干燥、脱屑，色素沉着很深。

3．肤色异常、皮肤粗糙、皱纹增多

维生素 A、维生素 B_2、维生素 PP、维生素 C 均与皮肤健康有关。缺乏维生素 A 时皮肤会逐渐变得干燥、粗糙，形成荆棘状的角质毛囊丘疹。缺乏维生素 B_2 可引起小皱纹、皮肤粗糙、面部疱疹、日光过敏症、红鼻等症状；缺乏维生素 C 会使皮肤变黑或出现黑斑，使皮肤的抵抗力减弱，失去弹性。营养性贫血者面色萎黄，口唇色淡，皮肤干燥变薄，缺乏弹性。碘缺乏时人的皮肤颜色变深、干燥和粗糙。食物的酸碱平衡也影响皮肤健美，因皮肤健美与血液的酸碱度有关。血液偏酸性时，汗液中的尿素、乳酸经皮肤排出会逐渐使皮肤变得粗糙而失去弹性，同时酸性食物氧化时还可以产生一种分解物，使皮肤形成一些色素斑。鱼、肉、蛋是酸性食物。碱性食物中含有大量的金属元素钾、钠、钙，食入后转变成碱性物质，经过皮肤向外排泄时便与皮肤上的酸性物质中和，使皮肤光滑丰润而富有光泽。蔬菜、水果是碱性食物。不良的饮食习惯可导致皮肤早衰、皱纹增多，如暴饮暴食、经常酗烈性酒、过多摄入辛辣刺激性食品。研究表明，咖啡、茶叶等含有咖啡因，可能刺激黑色素的分泌引起色素沉着，因此，浓茶、咖啡不要饮用过多。

4．秃顶

多见于青壮年男性，是以头发逐渐脱落致前额发缘后退，或头顶头发稀少直至除发缘外整个头皮头发全部脱落，而胡须、腋毛、阴毛不受累及为特征的一种较难治愈的损容性疾病，又称"蛀发癣"。发病的原因主要是遗传因素和雄性激素过多，饮食习惯会加快本病的发展。脱发常伴有皮脂溢出。机体维生素 A 和必需脂肪酸营养状态不良时将加重皮脂溢出。另外还应限制饮食中过多甜食、辛辣和油腻的食物，多食蔬菜、水果。

5．毛发干枯、少光泽、易脱落

慢性维生素 A 过多症可出现毛发干枯、脱发，铜缺乏时毛发角化，含铜酶硫氨酸氧化酶具有保护毛发正常结构及防止毛发角化的作用。慢性硒中毒（平均摄入硒大于 4.99mg/d）的症状是头发脱落。碘缺乏也可导致头发脱落。维生素 B_2 缺乏可导致脂溢性脱发。

6．乳房松弛

乳房组织主要是脂肪，脂肪含量的多少决定了乳房丰满和富有弹性的程度。

在膳食中摄入足量脂肪和蛋白质的食品，如蛋类、肉类、花生、核桃、豆类及植物油，会促进乳房组织内脂肪含量增加。另外，非妊娠时乳腺的发育受雌激素调节，雌激素可使乳腺管、乳头及乳晕发育，并与黄体酮协同作用刺激腺泡发育。机体雌激素水平与乳房丰满有关。蛋白质、亚麻酸、维生素 E 和 B 族维生素是机体合成雌激素不可缺少的成分，还可选食一些促进或参与雌激素合成分泌的食物，如奶制品、豆制品、麦类、麦芽、大蒜、菠菜、油菜、黄瓜、鲫鱼等。中年人乳房开始松弛、下垂，可口服少量维生素 E 使乳房健美，可每天坚持口服维生素 E 100~200mg。另外，积极参加体育锻炼也有利于乳房健美。

7. 肥胖

我国成人超重率为 22.8%，肥胖率为 7.1%。据估计我国超重及肥胖人数分别为 2.0 亿和 6000 万，与 1992 年相比成人超重率上升 39%，肥胖率上升 97%。由于超重基数大，预计今后肥胖的患病率将会较大幅度增长。肥胖的主要原因是膳食结构不合理。调查显示，我国居民膳食脂肪供能比由 1992 年的 19% 增加到 2002 年的 28%。城市居民每人每日油脂消费量由 1992 年的 37g 增加到 2002 年的 44g，脂肪供能比达到 35%，超过世界卫生组织推荐的 30% 的上限。脂肪供能比超过 30% 的人群占 46.5%，其中城市为 69.7%，农村为 36.2%。另外，我国居民膳食钙的摄入量低，仅达推荐摄入量的 50% 左右。许多流行病学研究和动物实验研究均表明，低钙摄入可以促进肥胖的发生。一项关于青壮年冠状动脉危险性发展的研究发现，足量钙摄入可以阻止 30% 的人由超重转为肥胖。

8. 消瘦

瘦不等于苗条，东方人以柔软、圆滑为美，而这种效果则完全由皮下脂肪形成，脂肪是女性曲线美的基础，如机体缺乏适当的脂肪衬垫，皮肤会加速衰老。中青年瘦削者应调节饮食结构，适量多食含动物脂肪和蛋白质多的高能量食品，如牛肉、鸡肉、蛋类、海产品等可使身体各部储存的脂肪增多。一些特殊的食品如牛奶、豆制品、核桃等对增加皮下脂肪有一定作用。

四、中青年人的合理膳食

中青年人所具有的家庭和社会角色特征决定了他们始终处于一种紧张、投入、节奏感分明的生活状态。中青年人的合理膳食对保证健康、减少疾病、展示健美都有十分重要的意义。中青年人应按《中国居民膳食指南》的八条原则调配膳食。我国居民维生素 A、维生素 B_2 和钙的摄入量普遍不足，应注意摄入含这些营养素较多的食品。调查表明部分居民膳食中谷类、薯类、蔬菜所占比例明显下降，油脂和动物性食品摄入量过高。中年人每天应摄入 500g 以上的蔬菜，脂肪量以限制在 50g 左右为宜，胆固醇量应小于 300mg。

第二节　老年人营养与美容保健

世界卫生组织将年龄 65 岁以上的人定为老年人。随着人口老龄化，老年人口比例不断增大，我国老年人口达 11% 左右。老年人的健康长寿越来越受到关注。由于我国经济发展，生活水平提高，老年人对美的追求也越来越强烈。合理的营养有助于老年人延缓衰老、预防疾病和提高生活质量，达到美的要求。

一、老年人的营养生理特点

1．激素水平下降

人体衰老的最大变化是激素水平下降。随着年龄增长，男性雄激素、女性雌激素水平逐渐下降，引发机体各器官系统形态和功能变化，导致机体代谢的改变，表现为体内分解代谢增高，合成代谢降低，以致合成与分解代谢失去平衡。基础代谢降低，与中年人相比大约降低 10%～20%。同时不同程度地影响营养素的代谢，可导致营养素负平衡，如蛋白质合成减少产生氮的负平衡。女性易出现钙的负平衡。

2．消化系统功能减退

牙齿脱落、唾液分泌减少和咀嚼能力下降直接影响到对食物的咀嚼，胃酸、内因子和胃蛋白酶分泌减少使矿物质、维生素和蛋白质的消化吸收率下降。胃肠蠕动减慢，胃排空时间延长，引起食物在胃内发酵，导致胃肠胀气。因为食糜进入小肠迟缓，食物消化不全使粪便通过肠道时间延长，增加了肠道对水分的吸收，容易引起便秘。胆汁分泌减少，对脂肪的消化能力下降。

3．体重及机体成分的变化

由于基础代谢下降，或因为消化系统消化和吸收能力的下降导致体重下降；或因为代谢率下降，使摄入量多而引起体重增加。脂肪组织逐渐增加，肌肉和瘦体组织逐渐减少，出现肌肉萎缩，脂肪组织在体内的储存部位分布改变，有向心性分布的趋势，即由四肢逐渐转向躯干，以腹部脂肪沉积最多。

4．皮肤系统的变化

人的皮肤是人体面积最大的器官，是保护体内组织器官免受机械、物理、化学和生物侵袭的屏障。老年人随增龄会发生一系列变化，影响了皮肤的保护性生理功能，进一步造成代谢的障碍。人体其他器官的衰老可在皮肤上表现出来，如皮肤弹性减退，可以出现特殊的皮肤外貌，引起表皮、真皮及皮肤附属器官的改变，随之带来较常见的老年性皮肤瘙痒症、皮肤萎缩等。

5．其他器官功能改变

内脏器官如脑、心、肺、肝和肾等功能均随年龄增长呈现不同程度的下降。老年人脑细胞和肾细胞较青壮年时大大减少。肾小球滤过率降低，肾小管重吸收功能下降；心率减慢，心搏输出量减少，血管逐渐硬化等。此外，老年人胸腺萎缩，重量减轻，周围血液中的 T 淋巴细胞数明显减少，机体的免疫功能下降，容易患各种疾病。

二、老年人的营养需要

1．能量

由于基础代谢下降和体力活动减少，对能量的需要量相对减少。如果能量摄入过多，过剩的能量可转变为脂肪在体内贮存而引起肥胖，因此能量摄入量应随年龄增长逐渐减少。但应注意老年人的个体差异较大，如果老年人体力活动量并未减少时，可以维持原能量的供给。衡量老年人能量需要和供给是否平衡主要以是否能维持理想体重为标准。老年人理想的体重（kg）一般男性以身高（cm）减去 105、女性以身高（cm）减去 100 计算。超出或低于理想体重的 10% 范围内均属于正常，超出理想体重 10% 或 20% 以上为过重或肥胖，低于理想体重 10% 或 20% 以下则为消瘦或严重消瘦。此外还应根据活动量的大小适当调节能量的摄入。一般情况下，自 60 岁以后，能量摄入量应较青壮年减少 20%，70 岁以后减少 30%。中国营养学会将老年人按年龄推荐了三种能量摄入量（见表 8 - 2）。

表 8 - 2　　　　　　　　老年人能量与蛋白质参考摄入量

年龄（岁）	能量 *（kcal）		蛋白质（g）	
	男	女	男	女
60 岁 ~				
轻体力活动	1900	1800	75	65
中等体力活动	2200	2000	82.5	75
70 岁 ~				
轻体力活动	1900	1700	75	60
中等体力活动	2100	1900	79	75
80 岁 ~	1900	1700	75	60

＊脂类占总能量的 25%；摘自《中国居民膳食营养素参考摄入量》

2．蛋白质

老年人机体分解代谢大于合成代谢，蛋白质合成能力差，而且消化功能减退使摄入的蛋白质利用率低，容易出现负氮平衡。但老年人肝、肾功能降低，过多的蛋白质能增加肝、肾负担。因此蛋白质的摄入应量足而质优，以维持氮平衡为原则。每日摄入量以 $1.0 \sim 1.2 g/kg$ 为适宜。由蛋白质提供的能量应在膳食总能量中占 $12\% \sim 14\%$ 较合适。提倡多食用大豆及其制品，适量摄入动物蛋白质，以减少脂肪摄入过多对机体产生的不利影响。

3. 脂肪

老年人胆汁酸减少，脂肪酶活性降低，对脂肪的消化功能下降，故脂肪的摄入量不宜过多，以摄入的脂肪量占膳食总能量的 20% 为适宜。还应控制猪油、牛羊油及奶油等动物油的摄入，而应以富含多不饱和脂肪酸的植物油为主。另外，大豆卵磷脂在保护细胞膜、延缓衰老、降低血脂、防治脂肪肝等方面具有良好效果。

4. 碳水化合物

由于老年人糖耐量低，胰岛素分泌减少且对血糖的调节作用减弱，易发生血糖增高。有报道认为蔗糖食入过多可能与动脉粥样硬化等心血管病及糖尿病的发病率高有关，因此老年人不宜食用含蔗糖量高的食品，过多的糖在体内还可能转换为脂肪，并使血脂增高。果糖易被老年人吸收利用，而且果糖转变成脂肪的能力小于葡萄糖，故老年人应多吃水果、蜂蜜等含果糖的食品；还应多吃蔬菜以增加食物纤维的摄入，以利于增强肠蠕动，防止便秘。

5. 无机盐与微量元素

钙的充足供给对老年人十分重要，因为老年人对钙的吸收能力下降。其原因一方面是由于胃肠功能降低，胃酸分泌减少；另一方面是由于肾功能降低以致形成活性高的 $1, 25 (OH)_2D_3$ 减少，加上户外活动减少致使维生素 D 不足而影响钙的吸收，同时体力活动的减少降低了骨骼钙的沉积。故老年人易发生钙的负平衡，致使骨质疏松症和股骨颈骨折比较多见。中国营养学会推荐老年人每日钙的摄入量为 800mg，可满足老年人的需要。钙的补充不宜过多，以免引起高钙血症、肾结石以及内脏器官不必要的钙化。铁的摄入也需要充足，因老年人对铁的吸收利用能力下降，造血功能减退，血红蛋白含量减少，因此容易出现缺铁性贫血。

6. 维生素

为调节体内代谢和增强抗病能力，各种维生素的摄入量都应达到中国营养学会推荐的膳食供给量。为防止机体衰老与氧自由基损伤，老年人增加维生素 E 的摄入量是必要的。流行病学调查显示，维生素 E 和其他抗氧化物质摄入量低者血浆维生素 E 水平低下，患肿瘤、动脉粥样硬化和白内障等退行性疾病的危险性增加。补充维生素 E 可减少细胞中脂褐素的形成，并可改变皮肤弹性。维生素 D 主要由皮肤经阳光照射产生，老年人皮肤合成维生素 D 的速率下降，形成具有活性功能的维生素 D 速率及靶组织的反应都下降，加上皮肤暴露在阳光下的时间减少，老年人维生素 D 缺乏较多见，有报道显示我国北方地区冬季大约80%的老年人处于维生素 D 缺乏边缘。维生素 D 缺乏引起骨质疏松、髋部骨折发生率增加。老年人维生素 D 推荐摄入量高于青年人，为 $10\mu g/d$。老年人能量消耗减少，与能量有关的维生素 B_1、维生素 B_2 和烟酸也相应地减少。但老年人维生素 B_1 的代谢利用率差，维生素 B_1 的推荐摄入量与成人相同，男性为 1.4mg/d，女性为 1.3mg/d。

7. 植物化学性物质

大量流行病学调查结果证明，在蔬菜和水果中含有的植物化学性物质如类胡萝卜素、植物雌激素、多酚、皂苷、硫化物等具有抗癌、抗氧化免疫调节、抗微生物和降胆固醇等作用，能保护人体和预防如心血管病和癌症等慢性疾病。应注意摄入这些物质。

三、老年人营养对美容保健的影响

1. 老年斑

随着年龄的增长，细胞内棕色色素（脂褐素）沉着增多，老年人皮肤上出现褐色斑，又称老年斑。脂褐素是膜脂质过氧化终产物丙二醛与蛋白质或核酸上的氨基酸反应生成的沉积物，是一种细胞不能排泄的废物，积累起来之后便使细胞机能发生障碍，分布在皮下、脑、肾上腺及肌肉组织内。体内有氧化防御系统，维生素 E 可阻断脂质过氧化反应，硒通过谷胱甘肽过氧化物酶等消除脂质过氧化物，维生素 C、维生素 A 和类胡萝卜素等植物化学物质协同作用，起到减缓老化进程的作用，可防治老年斑。

2. 身高缩短、下肢无力、行动不便

老年人往往因为骨质疏松而椎骨间压缩导致身高下降。维生素 D、钙、镁、锌、氟等营养素均与老年人骨质疏松有关。老年人矫健的步伐显示健美，维生素 B_1 缺乏则下肢软弱无力，常有沉重感、肌肉酸痛，尤以腓肠肌为明显。钙和维生素 D 缺乏则肌肉无力，使行动迟缓。

四、老年人的合理膳食

随着年龄的增加，人体各器官的生理功能将不同程度地减退，使机体对营养成分的消化吸收利用能力下降。因此老年人必须从膳食中获得足够的各种营养素，尤其是微量元素。老年人膳食应遵循中国营养学会推荐的"中国居民膳食指南"的原则。

1. 食物多样、平衡膳食

尽量每日都有谷类、肉、蛋、奶、豆制品、蔬菜和水果各类食物，以保证营养平衡。注意优质蛋白食物的摄入量，优质蛋白应达到蛋白质总量的40%左右。

2. 食物要粗细搭配、易于消化

老年人牙齿脱落，消化液分泌减少，胃肠功能减退，在食物选择方面受到一定限制。因此，要注意食物的色、香、味、形和硬度。食物烹调要柔软易消化，应避免冷、硬、黏、油炸食品、甜点、高胆固醇食品。但食物不宜过精，应强调粗细搭配，以保证摄入一定量的膳食纤维和矿物质。

3. 保证充足的新鲜蔬菜和水果摄入

新鲜的蔬菜和水果可提供维生素C、类胡萝卜素、膳食纤维和一些植物化学性物质，这些具有抗氧化作用的物质能改善老年人生理功能、延缓衰老，尤其对骨骼、皮肤的作用有利于老年人的健美。

4. 积极参加适度体力活动，保持能量平衡

据个人的体质和活动能力，每天要安排时间参加力所能及的劳动和运动，保持体内各系统如循环、运动系统的活动，避免这些组织的老化和退化。尤其应经常参加户外活动，适当接受紫外线的照射，促进体内维生素D的合成。体力活动能延缓骨质疏松的发展。

5. 建立良好的饮食习惯

老年人的饮食要有节制，定时定量，少量多餐。早餐要吃饱，午餐要吃好，晚餐要吃少，可在两餐间加可口有营养的点心，切忌暴饮暴食。应少饮或不饮酒，多饮水。老年人膳食应清淡少盐，每日摄入盐应少于6g，烹调用油每日以20~25g为宜。

第九章

接触化学毒物人员的营养与美容保健

　　化学毒物是指少量进入人体内并能与机体组织发生作用，破坏机体的正常生理功能，引起机体暂时性或永久性的病理改变的化学物质。化学毒物种类繁多，人们在生产和生活中不可避免地受到化学毒物的影响。化学毒物可使机体急性或慢性中毒，表现为牙齿、皮肤、眼睛、骨骼和面部等的损伤，严重影响机体的美容，甚至造成毁容。常见的毒物为铅、汞、苯等。通过营养和膳食调整，常可改变机体对化学毒物的易感性，提高机体抵抗力，减轻对机体的损伤。

第一节　接触铅人员的营养与保健

　　铅及其各种化合物都有毒性。铅的用途广泛，工业上接触铅的及其化合物的机会很多，是我国最常见的工业毒物之一。接触铅的作业主要有采矿、冶炼、颜料、蓄电池、印刷、制药、塑料等工业。在生活中接触主要是受铅污染的空气、土壤和食物，以及含铅油漆涂家具，或儿童啃咬含铅玩具。铅通过呼吸道、消化道进入人体，可导致急性中毒或慢性中毒，急性铅中毒已很罕见，主要是慢性铅中毒。慢性铅中毒的早期症状是神经衰弱综合征和消化功能紊乱。如没有及时检查和治疗会出现腹部绞痛、贫血和末梢神经炎。

一、铅对人体美容的影响

　　铅中毒时牙齿出现铅线，铅线是齿龈与牙齿交界边缘上的蓝线，约 1mm 左右，此线是铅和硫化氢作用生成的颗粒，其中的铅来源于口腔内残留的铅和唾液中分泌的铅，硫化氢是齿龈和齿间积存的蛋白质食物残渣腐败生成。面部呈铅面容，即面色苍白发灰。一些铅中毒者有前臂和小腿沉重感、肌肉疼痛、关节酸痛等，导致行动迟缓。重度铅中毒时，四肢末梢多显手套或袜套样感觉异常，四肢瘫痪，手腕或足腕下垂，可造成终生残疾。儿童铅中毒时可表现为多动症。

二、铅接触者的营养保健

铅接触者饮食中应含有足量优质的蛋白质。蛋白质营养不良可增加铅在体内的潴留，增加铅毒的敏感性。蛋白质中的甲硫氨基酸能明显降低肾和肌肉的铅浓度。所以铅接触者应多摄入一些富含硫氨基酸的优质蛋白，并限制脂肪摄入量，因高脂肪膳食可促进铅在小肠的吸收，同时增加铁的摄入量，因膳食铁缺乏时铅的吸收增加。同时铅对锌、碘、钾、钠等均有一定影响。维生素 C 可有效地预防铅中毒。铅的代谢和解毒过程需要消耗维生素 C。维生素 B_1、B_2 和 B_{12} 有保护神经系统的作用，可以减少铅对神经系统的损害。另外，铅作业的人员每日膳食中可提供一餐少钙多磷的保健膳食，以促进铅的排泄。总之，铅接触者膳食中应优质蛋白充足，足量的维生素 A，维生素 C 每日 150mg，充裕的 B 族维生素，多吃新鲜的蔬菜、水果、豆类，少饮酒。

第二节　接触汞人员的营养美容保健

工业上接触汞多在汞矿开采、冶炼、分装，仪器仪表制造修理以及染料工业等。汞及其化合物可经过呼吸道、皮肤进入体内，通过血液分布全身，主要蓄积在肾、肝和脑等组织中。慢性汞中毒的主要症状是神经衰弱综合征、易兴奋症、汞性震颤和口腔炎等。

一、汞对人体美容的影响

汞中毒早期出现口腔炎，口有腥臭味、流涎、齿龈出血，牙龈可出现灰黑色汞线，牙齿松动，甚至口腔黏膜糜烂溃疡。常出现脸红、多汗、皮肤划痕征等植物神经紊乱现象。进而出现精神障碍，表现为局促不安、胆怯、害羞、易怒、易哭和爱吵闹等。严重时出现肌肉震颤，多出现在眼睑、舌以及上肢。

二、汞接触者的营养保健

蛋白质与汞代谢有关，特别是含硫氨基酸带有巯基，能与汞结合成为稳定性化合物而排出体外，同时保护机体巯基酶系，促进解毒作用。硒、锌等在体内能对抗汞的毒性，减轻中毒症状。维生素 A、E 可保护细胞膜，减少汞的毒性作用。胡萝卜含有大量的果胶物质，能与汞结合而加速汞排出。因此，接触汞者的膳食应提供较多的富含硫氨基酸的蛋白质，并增加锌、硒、维生素 A、E 和 B 族维生素的供给。

第三节 接触苯人员的营养与美容保健

苯是一种芳香族碳氢化合物，是具有特殊芳香味的无色透明液体，在常温下挥发迅速。在工业生产中常用作农药、药物、染料、塑料、橡胶和其他有机合成等工业的原料或溶剂。苯主要经呼吸道进入人体。吸入高浓度苯蒸气时可发生苯中毒，对中枢系统呈麻醉作用。慢性苯中毒时可抑制造血系统，使全血细胞减少，导致再生障碍性贫血，甚至白血病。

一、苯对人体美容的影响

主要是苯对皮肤的损害。慢性苯中毒女性高于男性。经常接触以苯为溶剂的液体可使皮肤脱脂干燥，脱屑皮肤有小出血点，苯中毒时毛细血管脆性增加，轻微碰撞即容易导致点状出血，此外还可出现齿龈肿胀、出血及面色苍白、肢体无力。

二、苯接触者的营养保健

对苯接触者调查发现，营养状况较好和食用动物性食品较多者苯中毒的症状较轻，因谷胱甘肽参与苯在体内解毒，膳食中含硫氨基酸是体内谷胱甘肽的来源。苯是脂溶性物质，体脂增加可增加苯在体内蓄积，所以应限制膳食脂肪的摄入量。碳水化合物可提高机体对苯的耐受性。维生素 C 在体内参与苯代谢解毒，苯接触者维生素 C 需要量增加，所以应增加维生素 C 的供给量。维生素 B_6、维生素 B_{12} 和叶酸有使白细胞回升的作用，也应适量补充。总之，苯接触者的膳食原则是增加优质蛋白质，多补充维生素 C 和 B 族维生素，脂肪的供应不要超过一般水平。

第十章

公共营养与美容保健

公共营养（public health nutrition）是基于人群营养状况，有针对性地提出解决营养问题的措施，它阐述人群或社区的营养问题，以及造成和解决这些营养问题的条件。公共营养是营养学的一部分，其特点是具有很强的实践性、宏观性和社会性。本学科广泛地运用和结合了生物学、医学、心理学、农学、经济学、社会学、人类学和政治学的基本科学理论和先进技术手段，着力研究如何解决人群的营养问题的途径，具体包括膳食营养素参考摄入量、膳食结构和膳食指南、营养调查和营养监测、食物营养规划与营养改善、食物营养政策与法规、营养教育和食品安全等主要内容。

公共营养与美容保健密切相关。由于人体美容的内在基础是健康，只有对健康的机体施加适当的美容措施才能塑造出由内到外的健美体魄，而维持健康的一大重要基石是合理营养。公共营养可为监测人群的营养状况和改善人群的营养状况提供有效的手段和方法，这些手段和方法也可用于对个体营养状况的了解和评价，进而对某个体有针对性地提出改善营养状况的建议。因此，学习公共营养的理论知识和掌握公共营养的工作方法对于人群和个体的美容保健都是必要的。

第一节 营养生理需要量与膳食营养素参考摄入量

一、营养生理需要量

营养生理需要量（nutritional requirement）是指能保持人体良好健康状态，达到应有的发育水平和能充分发挥效率地完成各项体力和脑力活动的人体所需要的能量和各种营养素的必需量，也称为生理需要量。低于这个量将对健康产生不利影响。

二、不同水平的营养生理需要量

鉴于对"良好的健康状态"可以有不同的标准，因而机体维持健康对营养素的需要量也可以有不同水平。为此，FAO/WHO 联合专家委员会在 20 世纪 80 年代后期提出了两个不同水平的需要量。

1. 基础需要量（basal requirement）

是指为预防临床可察知的功能损害所需的营养素量，达到这种需要时机体能够正常生长和发育，但他们的组织内很少或没有此种营养素储备，故短期的膳食供给不足就可能造成缺乏。

2. 储备需要量（normative requirement）

是指维持组织中储存一定水平该营养素的需要量，这种储存可以在必要时用来满足机体的基本需要，以免造成可察知的功能损害。

储备需要量一般要高于基础需要量，因此储备需要量也是较基础需要量更为安全的生理需要量。

三、生理需要量的确定方法

确定营养素需要量是一项很复杂的工作，既要考虑到某种营养素摄入不足对健康的危害，又要避免营养素摄入过多对健康的不利影响。因此，为了得到营养素对疾病和健康影响的有利证据，需要应用相关的研究方法和手段来科学地确定营养素生理需要量。目前应用的主要有以下四种方法。

1. 动物实验研究

以不同种类的动物为实验对象，给予不同剂量的营养素后，测量选定的功能标志，以明确营养素的剂量－效应关系，最终确定该营养素的生理需要量。本法的优点是可控制营养素摄入水平、环境条件、遗传特性等，可获得准确数据。局限性在于动物和人体需要量的相关性不明，对动物适合的剂量水平和给予途径可能不适用于人。

2. 人体代谢研究

以人体为受试对象，在代谢病房中测量营养素的摄入量和选定的生物标志物的剂量－效应关系，以确定该营养素的生理需要量。由于本法在代谢病房中进行，可严格掌握营养素的摄入量和排出量，并可重复采集生物样品，因此可用"营养素平衡实验"测定该营养素的适宜营养状况，用"耗竭－饱和实验"测定受试对象在营养素缺乏或边缘缺乏时的表现，以及补充已知量的营养素纠正缺乏症的效果。本法的不足是受实验期限、受试对象的生活、营养素摄入水平、经费等的限制。

3. 人群观测研究

是对特定人群进行流行病学观测。其优点是可直接反映自由生活人们的状况，证明营养素摄入量和疾病风险的相关性，结合实验室方法可判定因果关系。缺点是混杂因素难以控制，存在主观系统误差。

4. 随机性临床研究

是将受试对象随机分至营养素的不同水平摄入组进行临床实验。本法的优点是可以限制人群观测研究中遇到的混杂因素的影响，可发现人群观测中不能发现的影响。缺陷是本实验对象可能是选择性的亚人群组，实验结果不一定适合一般人群。另外，营养素对疾病和健康的影响往往是长期的结果，而本法实验观察时间较短，同时经费开支较大。

综上所述，每种方法都有其方法本身的优点和不足，进而导致了每种研究资料都存在优势和缺陷。在考虑营养素与疾病和健康的因果关系时要综合考虑各种证据，并对资料形成的基础和质量进行适当的审核。

第二节　膳食营养供给量

每日膳食营养供给量（recommended dietary allowance，RDA）也称推荐的膳食营养供给量或营养素供给量标准，其是以膳食为基础而提出的对不同人群的适宜摄入量，是在生理需要量的基础上考虑了人群的安全率而制定的。安全率包括人群中的个体差异、在应激等状况下需要量的波动、食物的消化率、烹调损失、各种食物因素和营养素之间的相互影响等，并兼顾社会条件和经济条件等实际问题而提出的膳食中实际应该含有的能量和各种营养素的量。膳食营养素供给量要略高于营养生理需要量。

RDA 是由各国行政当局或营养权威机构根据营养学的原理，结合本国的实际情况制订的，因此不同国家的 RDA 存在重大差异。目前，许多国家仍在使用 RDA，但包括我国在内的一些国家已经改用膳食营养素参考摄入量（DRIs）。

一、膳食营养素参考摄入量（DRIs）

膳食营养素参考摄入量（dietary reference intakes，DRIs）是在 RDA 基础上发展起来的一组每日平均膳食营养素摄入量的参考值，由 4 项指标组成，即平均需要量（EAR）、推荐摄入量（RNI）、适宜摄入量（AI）和可耐受最高摄入量（UL）。

1. 平均需要量（estimated average requirement，EAR）

EAR 是根据个体需要量的研究资料制定的，是根据某些指标判断可以满足某一特定性别、年龄及生理状况群体中 50% 个体需要量的摄入水平。EAR 是制定 RNI 的基础,可评价或计划人群的摄入量。

2. 推荐摄入量(recommended nutrient intake,RNI)

是可以满足某一特定性别、年龄及生理状况群体中绝大多数(97% ~98%)个体需要量的摄入水平。长期摄入 RNI 水平可以满足身体对该营养素的需要,保持健康和维持组织中有适当的储备。RNI 的主要用途是作为个体每日摄入该营养素的目标值。

RNI 是以 EAR 为基础制定的,如果已知 EAR 的标准差(S),当需求量呈正态分布时,则 RNI = EAR + 2S;如果资料不足,不能计算 S 时,一般可设 EAR 的变异系数为 10%,则 RNI = 1.2 × EAR。

3. 适宜摄入量(adequate intake,AI)

是通过观察或实验获得的健康人群某种营养素的摄入量。在个体需要量的研究资料不足而不能计算 EAR,因而不能求得 RNI 时,可设定 AI 来代替 RNI。AI 的主要用途是作为个体营养素摄入量的目标。

4. 可耐受最高摄入量(tolerable upper intake level,UL)

是平均每日摄入营养素的最高限量。这个量对一般人群中的几乎所有个体不致于引起副作用和危险。其制定基础是最大无作用量再加上安全系数。当摄入量超过 UL 进一步增加时,损害健康的危险性随之增大。UL 并不是一个建议的摄入水平,主要用途是针对营养素强化食品和膳食补充剂的日渐发展,指导安全消费。

我国目前采用的 DRIs 的全称是"中国居民膳食营养素参考摄入量",是在中国营养学会 1988 年修订的"推荐的每日膳食中营养素供给量(RDA)"的基础上制订的,于 2000 年 10 月发布。

二、确定膳食营养素推荐摄入量的方法

确定膳食营养素推荐摄入量的方法是首先由人体研究得出平均供给量(EAR)数据,以此为依据计算出推荐摄入量(RNI)。由于各种原因无法计算出 EAR 时,可通过对正常人群的观测得出适宜摄入量(AI)。可耐受最高摄入量(UL)的确定比较复杂,首先经由动物实验和人体研究进行危害确认,然后进行剂量反应评估,最后制订出 UL。

下面以我国居民膳食营养素参考摄入量中的能量和蛋白质为例简单介绍推荐摄入量(RNI)的计算方法。

(一)我国成人能量推荐摄入量的确定方法

我国成人的能量推荐摄入量是采用要因加算法(factorial approach),以基础

代谢率（basal metabolic rate，BMR）为基础，参考体力活动水平（physical activity level，PAL），按能量需要量 = BMR × PAL 计算得出的。

1. 基础代谢能量消耗的计算

采用 1985 年 WHO 推荐的公式（Schofield 公式），按体重计算基础代谢率（见表 10 - 1）。

表 10 - 1　　　　　　　　　　　按体重计算 BMR 的公式

年龄（岁）	BMR（kcal/d）	r	SD	BMR（MJ/d）	r	SD
男						
0 ~	60. 9m - 54	0. 97	53	0. 255m - 0. 266	0. 97	0. 222
3 ~	22. 7m + 495	0. 86	62	0. 0949m + 2. 07	0. 86	0. 259
10 ~	17. 5m + 651	0. 90	100	0. 0732m + 2. 72	0. 90	0. 418
18 ~	15. 3m + 679	0. 65	151	0. 0640m + 2. 84	0. 65	0. 632
30 ~	11. 6m + 879	0. 60	164	0. 0485m + 3. 67	0. 60	0. 686
60 ~	13. 5m + 487	0. 79	148	0. 0565m + 2. 04	0. 79	0. 619
女						
0 ~	61. 0m - 51	0. 97	61	0. 255m - 0. 214	0. 97	0. 255
3 ~	22. 5m + 499	0. 85	63	0. 0941m + 2. 09	0. 85	0. 264
10 ~	12. 2m + 746	0. 75	117	0. 0510m + 3. 12	0. 75	0. 489
18 ~	14. 7m + 496	0. 72	121	0. 0615m + 2. 08	0. 72	0. 506
30 ~	8. 7m + 829	0. 70	108	0. 0364m + 3. 47	0. 70	0. 452
60 ~	10. 5m + 596	0. 74	108	0. 0439m + 2. 49	0. 74	0. 452

注：r：相关系数；SD：BMR 实测值与计算值之间差别的标准差；m：千克体重

该结果应用于我国人群时应减 5%。

2. 总能量消耗量的计算

总能量消耗量 = BMR × PAL，其中 PAL 为体力活动水平，PAL = 24 小时总能量消耗/24 小时基础代谢率。在实际应用中常参考 1985 年 WHO 建议的 PAL 数值，成人 PAL 的范围为 1. 55 ~ 2. 10。建议的中国成人活动水平分级同 WHO 的建议值一致（见表 10 - 2）。

例如：男性，20 岁，大学生，体重 60kg，试计算总能量消耗量。

①按表 10 - 1 计算 BMR：BMR = (0. 0640m + 2. 84) × 0. 95（该结果应用我国人群时减 5%）

　　　　　　　　　= (0. 0640 × 60 + 2. 84) × 0. 95

　　　　　　　　　= 6. 346（MJ/d）

表 10 -2   建议中国成人活动水平分级

活动水平	职业工作时间分配	工作内容举例	PAL 男	PAL 女
轻	75% 的时间坐或站立 25% 的时间站着活动	办公室工作、修理电器钟表、售货员、酒店服务员、化学实验操作、讲课等	1.55	1.56
中	25% 的时间坐或站立 75% 的时间进行特殊职业活动	学生日常活动、机动车驾驶、电工安装、车库操作、金工切割等	1.78	1.64
重	40% 的时间坐或站立 60% 的时间进行特殊职业活动	非机械化农业劳动、炼钢、舞蹈、体育运动、装卸、采矿等	2.10	1.82

②从表 10 -2 查得：大学生为中活动水平，男性 PAL 为 1.78。

③总能量消耗量 = BMR × PAL

                 = 6.346 × 1.78

                 = 11.296（MJ/d）

经以上计算，该成年男性一日总能量消耗量为 11.296MJ，相当于 2700kcal。人体的能量需要量与消耗量相等，所以该成年男性一日能量的需要量为 11.296MJ（2700kcal）。

由于能量没有一个安全摄入范围，所以其推荐摄入量（RNI）等于人群的平均需要量（EAR），这有别于其他的营养素。

（二）我国成人蛋白质推荐摄入量的确定方法

我国成人蛋白质推荐摄入量是采用氮平衡法的实验结果为依据，按公式 RNI = EAR + 2S 计算得出的。

中国预防医学科学院营养与食品卫生学研究所以 16 名成人为实验对象，采用氮平衡方法测定了蛋白质需要量，测定为 0.92g/（kg·d），标准差为 0.12g/（kg·d）。以此作为中国居民成人的蛋白质平均需要量（EAR），代入公式 RNI = EAR + 2S，则蛋白质推荐摄入量（RNI）= 0.92 + 2 × 0.12 = 1.16g/（kg·d）。我国成年男、女居民体重代表值分别为 63kg 和 56kg，因此我国成年男、女居民的蛋白质推荐摄入量分别为 75g/d 和 60g/d。

中国居民膳食营养素参考摄入量（DRIs，中国营养学会 2000 年制订）见表 10 -3、表 10 -4 和表 10 -5。

表 10 - 3　　　　　　　　能量和蛋白质的 RNIs 及脂肪供能比

年龄（岁）	能量#				蛋白质		脂肪
	RNI（MJ）		RNI（kcal）		RNI（g）		占能量百分比（%）
	男	女	男	女	男	女	
0 ~	0.4MJ/kg		95kcal/kg *		1.5 ~ 3g/（kg·d）		45 ~ 50
0.5 ~							35 ~ 40
1 ~	4.60	4.40	1100	1050	35	35	
2 ~	5.02	4.81	1200	1150	40	40	30 ~ 35
3 ~	5.64	5.43	1350	1300	45	45	
4 ~	6.06	5.83	1450	1400	50	50	
5 ~	6.70	6.27	1600	1500	55	55	
6 ~	7.10	6.67	1700	1600	55	55	
7 ~	7.53	7.10	1800	1700	60	60	25 ~ 30
8 ~	7.94	7.53	1900	1800	65	65	
9 ~	8.36	7.94	2000	1900	65	65	
10 ~	8.80	8.36	2100	2000	70	65	
11 ~	10.04	9.20	2400	2200	75	75	
14 ~	12.00	9.62	2900	2400	85	80	25 ~ 30
18 ~							20 ~ 30
体力活动 PAL▲							
轻	10.03	8.80	2400	2100	75	65	
中	11.29	9.62	2700	2300	80	70	
重	13.38	11.30	3200	2700	90	80	
孕妇	+0.84		+200		+5，+15，+20		
乳母	+2.09		+500		+20		
50 ~							20 ~ 30
体力活动 PAL▲							
轻	9.62	8.00	2300	1900			
中	10.87	8.36	2600	2000			
重	13.00	9.20	3100	2200			
60 ~					75	65	20 ~ 30
体力活动 PAL▲							
轻	7.94	7.53	1900	1800			
中	9.20	8.36	2200	2000			
70 ~					75	65	20 ~ 30
体力活动 PAL▲							
轻	7.94	7.10	1900	1700			
中	8.80	8.00	2100	1900			

续表

年龄（岁）	能量# RNI（MJ）		RNI（kcal）		蛋白质 RNI（g）		脂肪 占能量百分比（%）
	男	女	男	女	男	女	
80 ~	7.74	7.10	1900	1700	75	65	20 ~ 30

#各年龄组的能量的 RNI 值与其 EAR 值相同

＊为 AI 值，非母乳喂养应增加 20%

PAL▲，体力活动水平

（凡表中数字缺如之处表示未制定该参考值）

表 10 – 4　　　　　　常量和微量元素的 RNIs 或 AIs

年龄（岁）	钙 AI mg	磷 AI mg	钾 AI mg	钠 AI mg	镁 AI mg	铁 AI mg		碘 RNI g	锌 RNI mg		硒 RNI g	铜 AI mg	氟 AI mg	铬 AI g	锰 AI mg	钼 AI g
0 ~	300	150	500	200	30	0.3		50	1.5		15 (AI)	0.4	0.1	10		
0.5 ~	400	300	700	500	70	10		50	8.0		20 (AI)	0.6	0.4	15		
1 ~	600	450	1000	650	100	12		50	9.0		20	0.8	0.6	20		15
4 ~	800	500	1500	900	150	12		90	12.0		25	1.0	0.8	30		20
7 ~	800	700	1500	1000	250	12		90	13.5		35	1.2	1.0	30		30
						男	女		男	女						
11 ~	1000	1000	1500	1200	350	16	18	120	18.0	15.0	45	1.8	1.2	40		50
14 ~	1000	1000	2000	1800	350	20	25	150	19.0	15.5	50	2.0	1.4	40		50
18 ~	800	700	2000	2200	350	15	20	150	15.0	11.5	50	2.0	1.5	50	3.5	60
50 ~	1000	700	2000	2200	350	15		150	11.5		50	2.0	1.5	50	3.5	60
孕妇																
早期	800	700	2500	2200	400	15		200	11.5		50					
中期	1000	700	2500	2200	400	25		200	16.5		50					
晚期	1200	700	2500	2200	400	35		200	16.5		50					
乳母	1200	700	2500	2200	400	25		200	21.5		65					

（凡表中数字缺如之处表示未制定该参考值）

表 10 - 5   脂溶性和水溶性维生素的 RNIs 或 AIs

年龄（岁）	维生素 A	维生素 D	维生素 E	维生素 B₁	维生素 B₂	维生素 B₆	维生素 B₁₂	维生素 C	泛酸	叶酸	烟酸	胆碱	生物素
	RNI	RNI	AI	RNI	RNI	AI	AI	RNI	AI	RNI	RNI	AI	AI
	gRE	g	mg α-TE*	mg	mg	mg	g	mg	mg	gDFE	mgNE	mg	mg
0 ~	400（AI）	10	3	0.2（AI）	0.4（AI）	0.1	0.4	40	1.7	65（AI）	2（AI）	100	5
0.5 ~	400（AI）	10	3	0.3（AI）	0.5（AI）	0.3	0.5	50	1.8	80（AI）	3（AI）	150	6
1 ~	500	10	4	0.6	0.6	0.5	0.9	60	2.0	150	6	200	8
4 ~	600	10	5	0.7	0.7	0.6	1.2	70	3.0	200	7	250	12
7 ~	700	10	5	0.9	1.0	0.7	1.2	80	4.0	200	9	300	16
11 ~	700	5	10	1.2	1.2	0.9	1.8	90	5.0	300	12	350	20
	男 女			男 女	男 女						男 女		
14 ~	800 700	5	14	1.5 1.2	1.5 1.2	1.1	2.4	100	5.0	400	15 12	450	25
18 ~	800 700	5	14	1.4 1.3	1.4 1.2	1.2	2.4	100	5.0	400	14 13	450	30
50 ~	800 700	10	14	1.3	1.4	1.5	2.4	100	5.0	400	13	450	30
孕妇													
早期	800	5	14	1.5	1.7	1.9	2.6	100	6.0	600	15	500	30
中期	900	10	14	1.5	1.7	1.9	2.6	130	6.0	600	15	500	30
晚期	900	10	14	1.5	1.7	1.9	2.6	130	6.0	600	15	500	30
乳母	1200	10	14	1.8	1.7	1.9	2.8	130	7.0	500	18	500	35

* α - TE ＝ α - 生育酚当量

（凡表中数字缺如之处表示未制定该参考值）

第十一章

公共营养与美容保健

第一节　居民营养状况调查

一、概　述

营养调查（nutritional survey）是运用调查检验手段全面准确了解某一人群以至个体的膳食结构、营养素摄入水平和营养状况，以判定其当前营养状况。

（一）营养调查的目的

1. 了解居民膳食结构和营养素摄取情况，并与膳食营养素参考摄入量（DRIs）对比。

2. 了解居民与营养有关的健康状况，发现营养不平衡人群，为营养监测提供基础资料。

3. 为综合性或专题性科研课题提供依据。

（二）营养调查的内容

1. **膳食调查**
2. **人体营养水平的生化检验**
3. **营养不足或过剩的临床检查**
4. **人体测量**

（三）营养调查的组织

1. **调查范围**　全体被调查对象按住地、职业、年龄、经济水平、就餐方式等按比例分层抽样。

2. **调查时间**　调查年内每季1次，或夏秋和冬春各1次，每次3～5天（不包括节假日）。

3. 调查人员培训 在正式调查开始前培训调查人员，统一方法。

二、膳食调查

膳食调查的目的是了解调查期间内被调查对象摄入食物的种类和数量，进而得知该人群的食物结构和所摄取的热能和各种营养素的数量和质量，对照膳食营养素参考摄入量（DRIs）评定其营养需要得到满足的程度。由于合理的膳食结构和均衡的营养素摄入是人体美容养颜内在的物质保障，因此了解和掌握膳食调查方法很有必要。膳食调查的结果也可用于对某一群体或个体进行营养咨询和膳食指导，以改善其营养状况，有益于人体的美容保健。以下几种膳食调查的方法可根据调查目的和具备的条件选用，也可将不同方法结合使用。

（一）称重法

该方法是将被调查对象在调查期间所食用的全部食物称重，得出食物消耗情况，以了解被调查对象的食物结构和热能及营养素摄取情况。

具体步骤为：首先详细记录每餐各种食物的种类，然后准确称量各种食物的生重、烹调后的熟重和剩食重量，计算生熟比例（食物生重/食物熟重），将调查期间所消耗的食物分类综合，得出每人日食物消耗量，根据食物成分表计算出每人日营养素摄入量。

称重法的优点是能准确反映被调查对象的食物摄取情况。缺点是花费人力和物力较大，花费时间较多，不利于进行大规模营养调查。

（二）记帐法

本方法是通过查阅集体用餐单位食堂的食物帐目，计算出某一时期内的食物消耗量，并根据同一时期的用餐人数，得出每人日食物摄入种类和数量，根据食物成分表计算出每人日营养素摄入量。

记帐法的优点是操作简便，节省人力和物力，适合于大规模调查。缺点是结果不够准确。

（三）询问法

通过不同方法询问被调查对象，根据其提供的食物摄入情况而了解膳食结构和营养素摄入水平。一般采用24小时膳食回顾法。

具体步骤为：调查人员面对面询问被调查对象，使其回顾24小时之内食用食物的种类和数量，记录在开放式表格中，根据食物成分表计算出每人日营养素摄入量。本方法的关键是准确估计食物摄入量，可采用量具、食物模型或食物图谱进行估计。

因此，调查人员的统一培训非常重要，以引导被调查对象全面、准确和没有遗漏地回答24小时内所摄入食物的种类和数量。一般在3日内连续进行3次24小时回顾法膳食调查，可大体了解被调查对象的食物结构和营养素摄入情况。

本方法的优点是简便快捷，但结果不够准确。可用于对个体的膳食调查。

（四）化学分析法

本方法是在实验室中采用化学分析的方法对被调查对象在调查期间所食用的食物进行分析，得出营养素和其他食物成分的确切含量，进而计算出被调查对象的营养素摄入量。化学分析法的结果最为准确，但操作复杂，除非特殊需要，一般不做。

三、人体营养水平的生化检验

人体营养失调时，生化指标的改变总是出现在临床症状之前，因此可借助生化、生理等实验手段发现营养失调（临床营养不足、营养储备水平低下、过营养等），以便及早纠正。一般情况下，人体营养水平出现生化改变时尚不足以引起容貌及体形和体态的变化。我国人体营养水平的生化检验的参考指标见表11-1（凡表中数字缺如之处表示未制定该参考值）。

表11-1　　　　　　人体营养水平鉴定生化检验参考指标及临界值

项　目	参与指标及临界值	
蛋白质	1. 血清总蛋白	60~80g/L
	2. 血清白蛋白	30~50g/L
	3. 血清球蛋白	20~30g/L
	4. 白蛋白/球蛋白（A/G）	（1.5~2.5）：1
	5. 空腹血中氨基酸总量/必需氨基酸量	>2
	6. 血液比重	>1.015
	7. 尿羟脯氨酸系数	>2.0~2.5mmol/L/尿肌酐系数
	8. 游离氨基酸	40~60mg/L（血浆） 65~90mg/L（红细胞）
	9. 每日必然损失氮（ONL）	男58mg/kg，女55mg/kg
血脂	1. 总脂	4.5~7.0g/L
	2. 甘油三酯	0.2~1.1g/L

项　目		参与指标及临界值
	3. α 脂蛋白	30% ~40%
	4. β 脂蛋白	60% ~70%
	5. 胆固醇（其中胆固醇酯比例）	1.1 ~2.0g/L（70% ~75%）
	6. 游离脂肪酸	0.2 ~0.6mmol/L
	7. 血酮	<20mg/L
钙、磷、维生素D	1. 血清钙（其中游离钙）	90 ~110mg/L（45 ~55mg/L）
	2. 血清无机磷	儿童40 ~60mg/L，成人30 ~50mg/L
	3. 血清钙磷乘积	>30 ~40
	4. 血清碱性磷酸酶	儿童5 ~15 菩氏单位，成人1.5 ~4.0 菩氏单位
	5. 血浆 25 – (OH) – D_3	36 ~150nmol/L
	1,25 – (OH)$_2$ – D_3	62 ~156pmol/L
铁	1. 全血血红蛋白浓度	成人男 >130g/L，女、儿童 >120g/L，6 岁以下小儿及孕妇 >110g/L
	2. 血清运铁蛋白饱和度	成人 >16%，儿童 >7% ~10%
	3. 血清铁蛋白	>10 ~12mg/L
	4. 血液血细胞比容（HCT 或 PCV）	男40% ~50%，女37% ~48%
	5. 红细胞游离原卟啉	<70mg/L RBC
	6. 血清铁	500 ~1840μg/L
	7. 平均红细胞体积（MCV）	80 ~90μm^3
	8. 平均红细胞血红蛋白量（MCH）	26 ~32μg
	9. 平均红细胞血红蛋白浓度（MCHC）	32% ~36%
锌	1. 发锌	125 ~250μg/ml（各地暂用：临界缺乏 < 110μg/ml，绝对缺乏 < 70μg/ml）
	2. 血浆锌	800 ~1100μg/L
	3. 红细胞锌	12 ~14mg/L
	4. 血清碱性磷酸酶活性	成人1.5 ~4.0 菩氏单位，儿童5 ~15 菩氏单位
维生素 A	血清视黄醇	儿童 >300μg/L，成人 >400μg/L
	血清胡萝卜素	>800μg/L

项目	24 小时尿	4 小时负荷尿	任意一次尿（/g 肌酐）	血
维生素 B$_1$	>100μg	>200μg（5mg 负荷）	>66μg	RBC 转羟乙醛酶活力 TPP 效应 <16%
维生素 B$_2$	>120μg	>800μg（5mg 负荷）	>80μg	红细胞内谷胱苷肽还原酶活力系数

续表

项　目	参与指标及临界值			
	24 小时尿	4 小时负荷尿	任意一次尿（/g 肌酐）	血
				≤1.2
烟酸	>1.5mg	>3.5~3.9mg（5mg 负荷）	>1.6mg	
维生素 C	>10mg	5~13mg（500mg 负荷）	男 >9mg 女 >15mg	3mg/L 血浆
叶酸				3~16μg/L 血浆 130~628μg/L RBC
其他	尿糖（—）；尿蛋白（—）；尿肌酐 0.7~1.5g/24h 尿；尿肌酐系数，男 23mg/（kg·bw），女 17mg/（kg·bw）；全血丙酮酸 4~12.3mg/L			

（摘自《营养与食品卫生学》第五版，第 199 页，2003 年）

四、营养失调症状的临床检查

根据症状、体征和必要的临床检验，检出营养失调症状（营养不足症、营养缺乏症、过营养等）。在各年龄人群出现营养失调症状时都将出现容貌或体表、体形及体态的改变。我国检查营养缺乏症的体征见表 11-2。

表 11-2　　　　　　营养缺乏的体征

部位	体　征	缺乏的营养素
全身	消瘦或浮肿，发育不良	能量、蛋白质、锌
	贫血	蛋白质、铁、叶酸、维生素 B_{12}、B_6、B_2、C
皮肤	干燥，毛囊角化	维生素 A
	毛囊四周出血点	维生素 C
	赖皮病皮炎	烟酸
	阴囊炎、脂溢性皮炎	维生素 B_2
头发	稀少，失去光泽	蛋白质、维生素 A
眼睛	毕脱氏斑，角膜干燥，夜盲	维生素 A
唇	口角炎，唇炎	维生素 B_2
口腔	齿龈炎，齿龈出血，齿龈松肿	维生素 C
	舌炎，舌猩红，舌肉红	维生素 B_2、烟酸
	地图舌	维生素 B_2、烟酸、锌
指甲	舟状甲	铁
骨骼	颅骨软化，方颅，鸡胸，串珠肋，O 型腿，X 型腿	维生素 D
	骨膜下出血	维生素 C
神经	肌肉无力，四肢末端蚁行感，下肢肌肉疼痛	维生素 B_1

（摘自《营养与食品卫生学》第五版，第 200 页，2003 年）

五、人体测量和体格检查

人体的体格状况与营养状况密切相关，特别是生长发育中的机体对营养素的应答非常敏感。因此，人体测量资料和体格检查结果常作为反映群体或个体营养状况的综合观察指标。较常用的测量项目包括体重、身高以及头、胸、腰、臀、上臂和小腿的周径、骨盆径、肩峰距、三头肌、肩胛骨下和脐旁的皮褶厚度（见表11－3）。所有的测量指标都有相应的正常值范围，一个优美健康的机体应保持所有的指标都在正常值的范围之内。

表11－3   人体体格检查项目

年龄（岁）	常用指标	深入调查指标
0～	体重、身高	背高（背卧位所测"坐高"）、头围、胸围、骨盆径、皮褶厚（肩胛骨下、腹部）
1～	体重、身高、皮褶厚度（三头肌）、上臂围	坐高（3岁以下为背高）、头围、胸围、骨盆径、皮褶厚（肩胛骨下、腹部）、小腿围、手腕X－线（前后方向）
5～20	体重、身高、皮褶厚度（三头肌）	坐高、骨盆径、二肩峰距、皮褶厚、上臂围、小腿围、手腕X－线
20以上	体重、身高、皮褶厚度（三头肌）、上臂围、小腿围	

（摘自《营养与食品卫生学》第五版，第201页，2003年）

下面介绍的是一些常用的指标及测量方法。

（一）体重和身高

1. 理想体重

或称标准体重，适用于成人体重测定结果的判定。计算公式为

理想体重（kg）＝身高（cm）－105

当实际测量的体重与理想体重差值在±10%范围内为体重正常，±（10%～20%）为超重或瘦弱，大于±20%为肥胖或极瘦弱。实际测量的体重值是反映人体近期营养状况的一项敏感指标。保持理想体重是体格健美的一项基本条件，过于肥胖或瘦弱都影响形体美。

2. 体质指数（body mass index，BMI）

是依据测量的身高和体重地数据计算出的数值。BMI可以敏感地反映体型胖

瘦程度，是评价 18 岁以上成人营养状况的常用指标。计算公式为：

BMI = 体重（kg）／［身高（m）］²

根据 WHO 制订的标准，BMI 在 18.5～24.9 为正常范围，＜18.5 为低体重，≥25.0 为超重，30.0～34.9 为一级肥胖，35.0～39.9 为二级肥胖，≥40.0 为三级肥胖。

应用 BMI 判定我国成人超重和肥胖的界值略低于 WHO 制订的标准，BMI＜18.5 为体重过低，18.5～23.9 为体重正常，24.0～27.9 为超重，≥28.0 为肥胖。同理想体重类似，BMI 值过高或过低都将影响形体美，只有 BMI 值保持在正常范围内的机体才是匀称、美观，并且是健康的。

（二）围度测量

围度测量是使用尺测量头、胸、腰、臀、上臂和小腿的周径。头围仅适用于测量 3 岁以下儿童。

1. 上臂围

是指左上臂从肩峰至鹰嘴连线中点的臂围长。当肱二头肌最大限度紧张时测量的数值称为上臂紧张围，而肱二头肌最大限度松弛时测量的数值称为上臂松弛围。两者之差可表示肌肉发育状况，差值越大表明肌肉发育状况越好，差值越小表明脂肪发育状况良好。上臂围与体重密切相关，可反映机体的营养状况。

2. 腰围

测量位置在肋下缘最底部至髂前上嵴最高点连线的中点水平围绕一周。

3. 臀围

在双臀放松的状态下，在臀部向后突出部位水平围绕一周。

4. 胸围

测量位置应在背部肩胛下缘向胸前围绕一周。

（三）皮褶厚度测量

皮褶厚度测量是使用皮褶计在规定的身体部位测量皮褶厚度。WHO 建议的测量部位为肩胛下、肱三头肌和脐旁，可分别代表躯干、肢体和腰腹部位的皮下脂肪堆积情况。皮褶厚度测量可作为衡量个体营养状况和肥胖程度的指标。肩胛下、肱三头肌和脐旁各处皮褶厚度测量结果在男性＜10mm、10～40mm 和＞40mm；女性＜20mm、20～50mm 和＞50mm 可作为体格的瘦、中等和肥胖的界值。因此，可采用皮褶厚度测量作为形体美的指标。肥胖的机体不但不美，反而是某些慢性非传染性疾病的患病因素。但也不提倡过瘦，如有些年轻女性追求的骨感美。过瘦表明机体的营养状况不佳、对疾病的抵抗力较差，同样不利于健康。

1. 肩胛下皮褶厚度

在右肩胛骨下角下方1cm处，用左手的拇指和食指及中指将皮肤和皮下组织沿与脊柱成45°方向夹提起来。用皮褶计在该皮褶提起点下方测量其厚度。

2. 肱三头肌皮褶厚度

在右臂或左臂肩峰到尺骨鹰嘴连线中点处，用左手的拇指和食指及中指将皮肤和皮下组织沿纵向夹提起来。用皮褶计在该皮褶提起点下方测量其厚度（见图11-1）。

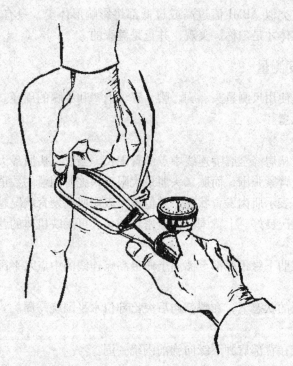

图11-1 肱三头肌皮褶厚度测量方法示意图

六、营养调查结果的分析评价

（一）居民膳食营养素摄入量与膳食模式

营养调查中的膳食调查结果可直接反映某人群或某个体的平均每人每日食物摄入量、营养素摄入量和膳食模式，间接反映膳食质量。

1. 将平均每人每日食物摄入量归类整理后与中国营养学会1997年制定的《中国居民平衡膳食宝塔》中推荐的食物种类和摄入量相比较，评价被调查人群或个体的膳食模式是否合理。

2. 经计算得出的人均能量摄入量和营养素摄入量与中国营养学会 2000 年制定的《中国居民膳食营养素参考摄入量（DRIs）》相比较，评价被调查人群或个体的能量和营养素摄入水平是否适宜。人均能量和营养素摄入量也可间接反映被调查群体或个体所摄入膳食的质量状况。

（二）居民营养状况与发育状况

人体营养水平的生化检验、营养失调症状的临床检查、人体测量和体格检查的结果可反映被调查群体或个体的营养缺乏或营养过剩的发生情况和身体发育状况。结合膳食调查的结果可分析和评价影响居民营养状况与发育状况的原因和控制措施等。

（三）与营养有关的其他问题

包括人群中出现的一些值得重视的营养方面的问题，如膳食摄入不平衡导致的肥胖症等；第二代发育趋势及原因分析；各种人群中特有的营养失调趋势；以及特有的营养问题，如缺铁性贫血的解决程度、经验与问题等。

第二节　公共营养监测

一、公共营养监测的定义

营养监测（nutritional surveillance）是指通过收集分析对居民营养状况有制约作用的因素和条件，预测居民营养状况在可预见的将来可能发生的动态变化，探讨改善居民营养状况和条件的措施和途径。世界卫生组织（WHO）、联合国粮农组织（FAO）和联合国儿童基金会（UNICEF）将营养监测定义为"对社会人群进行连续动态观察，以便作出改善居民营养的决定"。因此，营养监测对一个国家的国民经济和社会发展意义重大，是一项长期性和连续性的工作。世界多数国家都设置专门机构，并根据本国的实际情况建立营养监测系统，针对不同目的进行营养监测，为政府有关部门决策和制定干预项目提供信息。

二、公共营养监测的指标

（一）卫生统计指标

此类指标主要有新生儿死亡率、早期新生儿死亡率、围产期新生儿死亡率、婴儿母乳喂养率、新生儿体重、儿童发育状况、居民平均寿命、慢性疾病年度变化等指标。

（二）社会经济指标

此类指标包括人口、经济、环境、服务等方面。常用指标有：

1. 恩格尔指数（engel index）

是指食物支出占家庭全部收入的比重，计算公式为：恩格尔指数＝用于食品支出/家庭总收入×100%。该指标可用来反映贫富程度，其数值＞60%者为贫困，50%～59%为勉强度日，40%～49%为小康水平，30%～39%为富裕，＜30%为最富裕。恩格尔指数是衡量一个国家和地区居民消费水平的标志。

2. 收入弹性（income elasticity）

计算公式为：收入弹性＝食品购买力增长（%）/收入增长（%）。该指标也可用来反映贫富程度，其数值越小越富裕，反之则贫穷。一般收入弹性在0.7～0.9范围的地区为贫穷落后地区。

3. 人均收入增长率

计算公式为：人均收入增长率（%）＝〔（第二年度人均收入－第一年度人均收入）/第一年度人均收入〕×100。

（三）人群营养指标

此类指标包括营养调查指标、食物平衡表、人均动物性食品增长率或销售额、谷类食物热能、动物性食品热能占膳食热能比值等。

以上资料的主要来源是国家和当地的统计部门、计划经济管理部门、卫生管理部门、人口管理部门、教育管理部门、食品的生产和销售管理部门等。

三、公共营养监测结果的分析和应用

营养监测的资料需应用统计学方法和计算机技术进行描述性分析和显著性分析，其分析结果主要应用于以下方面。

1. 监测影响食品供应和居民营养状况决定因素的变化情况

对包括政治、经济、食品的生产和流通、文化教育、卫生保健等领域中的相关因素进行分析和评价及提出改善的建议。

2．为有关食物和营养立法提供依据

如国民营养法、食品标签法、食品安全法、保健食品法规、强化食品法规等的制订都应以公共营养监测的结果为依据。

3．为科学研究提供依据

公共营养监测的结果可为营养科学、食品科学、食品安全学、食品经济学、营养教育和食品安全教育的研究提供依据。

除此以外，公共营养监测结果所反映的地区人群经济、卫生、营养和健康状况可为估价该地区人群对美容保健的需求、市场和消费能力提供参考。

第十二章

食品营养价值评定及改善途径

第一节　各类食品营养价值特点

食品营养价值（nutritional value）是指某种食品所含营养素和能量满足人体需要的程度。就某一特定人群而言，由于生物学特性比较接近，所以对营养素和能量的需要程度也趋于一致。但该人群所摄入的食物可能种类繁多、质量不一，不是每种食品都能满足人体对营养素和能量的需求。因此，食品中营养素的种类、数量和相互比例及消化吸收程度决定了该食品的营养价值的高低。由此看来，不同种类的食品的营养价值是不同的，即使同种食品也会因品种和产地的不同而呈现不同的营养价值。食物是营养素的载体，而摄入比例合适的营养素是人体美容保健的基本要素。因此，了解各类食物的营养价值特点尤为重要。本节将概要地介绍不同种类食品的营养价值特点以及加工、烹调、贮藏对其营养价值的影响。

一、谷　类

谷类食品的主要品种有小麦、稻米、玉米、高粱、小米等。在我国居民的膳食结构中，谷类提供的能量和蛋白质占全部膳食的50%以上，因此，谷类食品被称为主食。

1. 营养价值特点

由于品种、产地和加工方法的不同，谷类食品中的蛋白质含量变化在6% ~ 16%的范围内，一般为8% ~ 10%。谷类蛋白质的氨基酸模式中的赖氨酸比例最低，苏氨酸和蛋氨酸的比例也偏低，导致了谷类蛋白质的营养价值低于动物性食品。谷类食品的碳水化合物含量丰富，一般在70%以上，主要是以淀粉的形式存在。此外，谷类还含有少量脂肪，大约为1% ~ 5%，主要由不饱和脂肪酸组成；含1%～3%的矿物质，主要是以植酸盐形式存在的磷，不易消化吸收。谷类是B族维生素的重要来源，可提供丰富的硫胺素、核黄素和尼克酸等。

2．加工、烹调、贮藏对营养价值的影响

谷类加工中碾磨过细将不同程度地损失各种营养素，以B族维生素的损失最为显著。如小麦出粉率为85%时，面粉中的硫胺素含量为0.31mg/100g，而出粉率为72%时，仅为0.11mg/100g，损失率高达65%。加工粗糙的谷类食品营养素的损失明显减少，但营养素的消化率也相应下降，主要是纤维素和植酸的含量较高，影响其他营养素的吸收。

大米在烹调中如果淘洗次数过多可使水溶性维生素和无机盐发生损失，损失率可为20%～70%不等。不同的烹调方式也可导致营养素不同程度的损失。捞蒸米饭比蒸饭和焖饭损失更多的B族维生素；米饭在电饭煲中随保温时间延长，硫胺素损失加重。面食制作中的蒸、烙、烤的方法比高温油炸损失较少的B族维生素。

谷类在适宜的温度和湿度条件下贮藏，各种营养成分的含量变化不大。但温度升高或湿度加大可引起霉菌繁殖，导致蛋白质、脂肪和碳水化合物的分解和B族维生素不同程度的损失，失去食用价值。

二、豆 类

豆类包括大豆、蚕豆、豌豆、绿豆、小豆、豇豆、各种菜豆等。

1．营养价值特点

大豆的蛋白质含量在植物性食品中最高，约为35%～45%，且蛋白质的氨基酸模式接近人体需要，因此，大豆蛋白质营养价值较高，被称作优质蛋白质。是我国居民膳食中优质蛋白质的重要来源。大豆的脂类含量约为15%～20%，且其中的不饱和脂肪酸占85%（亚油酸高达50%），是膳食中必需脂肪酸的重要来源。其他成分主要是碳水化合物，还含有丰富的无机盐和部分维生素。另外，大豆中还含有一定量的抗营养因素，包括蛋白酶抑制剂、豆腥味、胀气因子、植酸、皂苷和植物血凝素等，可影响人体对某些营养素的消化吸收。

其他豆类的蛋白质含量约为20%左右，碳水化合物为50%～60%，还有少量脂类。

2．加工、烹调对营养价值的影响

适宜的加工烹调方法可提高大豆的营养价值，如大豆制成豆腐或豆浆后的蛋白质消化率可达到90%以上，而整粒大豆的蛋白质消化率仅为60%左右。因此，大豆不宜整粒食用，而应加工为各种豆制品后食用。

三、蔬菜、水果类

蔬菜的种类繁多，人们经常食用的有根菜类、白菜类、甘蓝类、茄果类、瓜类、薯芋类、葱蒜类、绿叶蔬菜、水生蔬菜、芽类蔬菜、野生蔬菜、实用菌类等。蔬菜摄入量约占我国居民膳食总摄入量的1/3，是副食的主要来源。可供食用的水果种类也很多，常用的有苹果、梨、桃、李、杏、葡萄、猕猴桃、草莓、荔枝、樱桃、柑橘类、菠萝、香蕉、芒果及野生水果等。水果的特点是一般不经烹调，直接食用。

1. 营养价值特点

蔬菜与水果含有丰富的维生素、矿物质和膳食纤维，是人体需要的胡萝卜素、维生素 B_2、维生素 C 和叶酸、矿物质（钙、磷、钾、镁、铁）、膳食纤维的主要来源。深色蔬菜中维生素含量高于浅色蔬菜和一般水果。

水果的特点是含有葡萄糖、果胶及果酸、柠檬酸、苹果酸等有机酸。有机酸有刺激人体消化腺分泌和增进食欲的作用。红黄色水果如鲜枣、柑橘、柿子和杏等是维生素 C 和胡萝卜素的丰富来源。

蔬菜和水果中还含有丰富的植物化学物，具有维持人体正常生理功能、调节免疫机能、抗癌、抗氧化和保护心脑血管的功能。

由于蔬菜中含有数量不等的草酸，可与钙和铁结合而降低本身和其他食物中这些矿物质的吸收。

2. 加工、烹调、贮藏对营养价值的影响

烹调过程将导致蔬菜中维生素和矿物质的损失。蔬菜先切后洗和浸泡可使维生素 C 严重流失，而长时间高温加热可使维生素 C 几乎完全破坏。另外，蔬菜烹熟后放置在空气中时间较长也可使维生素 C 不同程度破坏。因此，蔬菜应该合理烹调，尽可能做到先洗后切、急火快炒、现吃现做，以减少维生素和矿物质的损失。

水果加工制成罐头、果脯和干果的过程可使其中的维生素不同程度地损失。

在常温下贮藏的蔬菜、水果可因其持续的生命活动而发芽、抽苔、后熟、老化，引起各种营养成分不同程度地损失，降低了食用价值和营养价值。因此，蔬菜、水果宜在不产生冻害的前提下低温保存。

四、畜、禽、鱼类

该类食品均为动物性食品。畜肉包括猪、牛、羊等牲畜的肌肉、内脏及其制品；禽肉是指鸡、鸭、鹅等的肌肉、内脏及其制品；鱼类包括各种海水鱼和淡水鱼，广义的鱼类还应包括虾、蟹、贝类等水产动物性食品。

1. 营养价值特点

蛋白质含量较高，均为 10% ~ 20% 左右，且必需氨基酸含量丰富，种类和比例接近人体需要。因此，该类食品的蛋白质利用率高，为优质蛋白质。

畜肉和禽肉中的脂肪含量因动物的品种和部位有较大差别，由 2% 到 90% 以上不等，以饱和脂肪酸为主。鱼类的脂肪约为 1% ~ 10%，主要为长链多不饱和脂肪酸，对心血管系统有一定的保护作用。畜、禽、鱼内脏中的胆固醇含量较高，应适当控制摄入量。

畜、禽、鱼类的矿物质含量丰富，约为 1% ~ 2%。畜肉为铁的良好来源，鱼为钙的良好来源，海产鱼为碘的良好来源。畜、禽肉含有丰富的 B 族维生素，肝脏含有丰富的维生素 A 和核黄素。鱼类也是核黄素和尼克酸的良好来源，鱼肝中富含维生素 A 和维生素 D。

2. 加工、烹调、贮藏对营养价值的影响

加工和烹调过程对畜、禽、鱼类的蛋白质影响不大，反而更有利于蛋白质的消化吸收。矿物质的损失不大，但高温制作可增加维生素 B 族的损失，损失率为 20% ~ 40%。

畜、禽、鱼类多采用低温冷藏或冷冻方法储藏，对各种营养素的影响不大。但长时间冷冻贮藏可因水分升华导致食品变干、收缩和脂肪氧化，从而降低了其营养价值。因此，畜、禽、鱼类不宜长时间低温冷冻储藏。

五、奶 类

奶类包括牛奶和羊奶等及其制品，如奶粉、酸奶和炼乳等。

1. 营养价值特点

鲜奶的蛋白质含量为 3% 左右，其中的必需氨基酸种类齐全、含量丰富，组成比例接近人体蛋白质，消化率和利用率高，属优质蛋白质。脂肪含量为 3% 左右，且吸收率高达 97%。牛奶的钙含量为 120mg/100ml，且吸收率高，是膳食钙的极好来源。奶中的铁含量较低，100ml 仅含铁 1mg 左右。奶类中含有人体需要的各种维生素，其含量与奶牛的饲养方式和季节有关。由于奶类的营养素种类齐全、组成比例合适、容易消化吸收，因此营养价值高，能满足出生幼儿生长发育的全部需要。

2. 加工、烹调对营养价值的影响

炼乳在装罐后需经高温灭菌，可有部分维生素 B_1 损失。奶粉一般采用喷雾干燥法加工，对其中营养素的影响很小。

六、蛋 类

蛋类主要包括鸡、鸭、鹅蛋等。

1. 营养价值特点

全蛋的蛋白质含量约为 10% ~ 15%。鸡蛋的蛋白质含有人体所需要的各种氨基酸，且氨基酸模式与人体蛋白质氨基酸模式相近，因此利用率高，营养价值高。蛋类的脂肪含量与蛋白质相近，几乎全部在蛋黄中，大部分为中性脂肪。蛋黄的胆固醇含量也较高，一个鸡蛋约含 200 ~ 300mg 胆固醇。钙、磷、铁等无机盐以及维生素 A、D、B$_1$ 和 B$_2$ 也都集中在蛋黄中。但蛋黄中的铁因同卵黄高磷蛋白结合，吸收率只有3%。

2. 加工、烹调对营养价值的影响

皮蛋（松花蛋）的加工过程中需要加碱，可破坏其中的 B 族维生素。而一般的烹调方法，如煎、炒、蒸、煮，除维生素 B$_1$ 略有损失外，对其他营养素的影响不大。加热可破坏蛋清中存在的抗生物素和抗胰蛋白酶，有利于蛋白质的消化吸收和利用。

七、其他食品

（一）食用油脂类

天然食用油脂主要分为两大类：植物油和动物油。常用的植物油包括豆油、花生油、葵花籽油、菜籽油、芝麻油等。植物油脂中含有丰富的必需脂肪酸，以豆油为例，亚油酸的含量约占 50% ~ 55%，亚麻酸占 10% 左右。常用的动物油脂包括猪脂、牛脂和羊脂等，其中含有较多的饱和脂肪酸和单不饱和脂肪酸。一般的烹调温度不会使脂肪酸破坏，但反复高温加热可使不饱和脂肪酸聚合，产生毒性作用。油脂在贮藏过程中可在紫外线和氧的作用下酸败，使脂肪酸丧失营养价值。

（二）酒类

凡含有乙醇的饮料均可称为酒类。一般按酒类的酿造方法分为三类：发酵酒、蒸馏酒、配制酒。

1. 发酵酒

指原料经发酵后的制成品，主要品种包括啤酒、黄酒、葡萄酒、果酒等，乙醇含量低于 20%。每升啤酒含有约 1700kJ（400kcal）的能量和 4g 蛋白质，黄酒和葡萄酒约为 2500 kJ（600kcal）。发酵酒中还含有丰富的糖类、多种有机酸、B

族维生素和矿物质。

2. 蒸馏酒

指原料的发酵液经蒸馏后的制成品，主要品种有白酒、威士忌、白兰地等，乙醇含量在30%以上。每百毫升酒中的能量高于1000kJ（240kcal），并含有多种有机酸、酯类、醛、酮和酚类。以上物质的存在使蒸馏酒具有特有的口味和香气。

3. 配制酒

是指以发酵酒和蒸馏酒为酒基，加入不同的动植物成分的制成品，代表性品种有竹叶青、参茸酒等，乙醇含量可在20%~40%左右。其营养成分视其中的酒基和动植物成分的不同而有所差异。

（三）糖果类

糖果的种类繁多，主要分为糖基糖果和巧克力制品，前者是以糖为主要成分的制成品，而后者是以巧克力为主要成分的制成品。糖果中的主要成分是甜味剂，包括蔗糖和玉米糖浆等。巧克力中含有蛋白质、脂肪酸、多种维生素和矿物质，营养成分比较全面。

（四）饮料类

饮料品种繁多，我国饮料标准中根据其性状和特色将其分为碳酸饮料、果汁饮料、蔬菜汁饮料、乳饮料、植物蛋白饮料、瓶装饮用水、茶饮料、固体饮料、保健饮料及其他类饮料共十类。饮料的主要成分是水，其他营养成分依据所加入的配料不同而各具特色。茶是我国长期消费的传统饮料，研究表明茶叶中的多酚类物质、儿茶素、黄酮类、花青素、酚酸和色素等具有明显的抗肿瘤、保护心血管、降血压、降血糖、抗菌、消炎和增强免疫功能的作用。

第二节 食品营养价值评定方法

各种食物营养价值的优劣主要是由其所含营养素的"量"和"质"决定的，因此，对某种食品营养价值的评定应主要评价这两方面的指标。

一、营养素种类和含量

可采用化学分析的方法检测某种食物中含有营养素的种类，并确定其含量。只有营养素种类齐全、含量丰富且接近人体组成的食物才具有较高的营养价值。

二、营养素质量

对食物中所含的每种营养素可分别采用蛋白质、脂类、碳水化合物、矿物质和维生素营养价值的评价方法评定其营养价值（详见第十章）。即目前主要用营养质量指数（index of nutritional quality，INQ）对食物的营养价值进行综合评定。

INQ 是 20 世纪 80 年代由美国营养机构提出的，是根据食物的营养素密度和能量密度来判断食物的营养价值高低。INQ 被定义为营养素密度与能量密度的比值，计算公式为：

INQ＝营养素密度/能量密度

其中，营养素密度＝一定量食物中某种营养素含量/该营养素的推荐摄入量标准；能量密度＝一定量食物提供的能量/能量推荐摄入量标准。

INQ 的评定方法为：

INQ＝1，表示该食物提供的营养素与能量的比例合适，恰与人体需要的程度相等，则该食物的营养价值合格。

INQ＞1，表示该食物营养素的供给量高于能量的供给量，可完全满足人体对营养素的需要程度，则该食物的营养价值高。

INQ＜1，表示该食物营养素的供给量低于能量的供给量，长期食用该食物可发生营养素不足或能量过剩，则该食物的营养价值低。

INQ 作为评价食物营养价值的一种简明指标，其特点是将食物的营养价值与不同人群的需求结合起来，说明某种食物对某种人群的营养价值如何，有针对性。

第三节 改善食品营养价值的途径

食品营养价值是食物本身具有的自然属性，是一种客观存在的现实。食物中营养素的种类、含量和质量是生物在长期进化和发展过程中形成的，目的是保证物种本身的生存需要。因此，作为人类食物的物种并不是与生俱来就是为了人类的生存而存在的。这也可以解释为什么在人类可以食用的种类繁多的食物中只有人乳可以作为满足婴儿生长发育的唯一食物。除此以外，仅摄入任何一种单一食物都无法维持人体健康地生存。因此，采取有效的途径改善食品的营养价值对人类的生存和发展至关重要。目前人们实践的途径有以下方面。

一、合理加工烹调食物

加工烹调既可以破坏食物中的营养成分，又可能提高食物营养成分的利用程度，这在本章第一节中已经阐述。因此，应采用合理的加工和烹调方法处理食物，减少营养素损失率，提高营养素利用率，提高食物的营养价值。

二、食品营养强化

食品营养强化是指根据人体营养需要，向食品中添加一种或多种营养素或者某些天然成分，用以提高食品营养价值的方法，简称为食品强化。其中，被强化的食品称为载体，所添加的营养素称为强化剂。载体的选择一般遵循人群食用量大、食用普遍、摄入量均衡、理化和生物学性质稳定、便于强化和不易破坏为基本原则。常用的载体有粮食、饮料、乳制品、食用油脂和调味品。强化剂主要有必需氨基酸类、维生素类、矿物质类和功能因子类。在我国使用的食品强化剂必须符合《食品强化剂使用卫生标准》和《食品添加剂使用卫生标准》中所规定的种类、品种、使用范围和使用剂量的要求。

我国已在全国范围内实现了碘强化食盐的销售和食用。目前正在研制和推广铁强化酱油。面粉中强化 B 族维生素的项目正在研制中。已有部分瓶装饮用水实现了矿物质或维生素强化。

三、食品新资源开发

食品新资源是指新发现、新研制、新引进的无食用习惯或仅在个别地区有食用习惯的，符合食品基本要求的物品。以食品新资源加工而成的食品称为新资源食品。因此，新资源食品不同于市场上已有的任何食品及半成品，如动物新资源中的蚂蚁、蝇蛆等，植物新资源中的芦荟、蒲公英等，微生物新资源中的螺旋藻等，还有蛋白质新资源中的植物叶蛋白、单细胞蛋白和油脂新资源中的月见草油、沙棘油、昆虫油脂、合成的脂肪代用品等。

新资源食品的一个重要特性就是具有一定的营养价值，否则便失去食用的意义。因此，新资源食品必须经过营养学评价，包括营养素的种类、消化吸收及生理效价等。为保证食用安全性，按国家《食品新资源卫生管理办法》还必须对新资源食品进行相关的卫生学评价，包括理化性质和安全毒理学评价等。我国地大物博，人口众多，开发和研制营养价值高及食用安全的新资源食品对于改善人民群众的物质生活和提高健康水平具有重要意义。

四、转基因食品

转基因食品（transgenic food）即基因修饰食品（genetically modified food，GM food），是指利用基因工程技术改变基因组构成的动物、植物和微生物生产的食品和食品添加剂。转基因食品由于具有产量高、改善营养价值和抗病能力强的优点，于20世纪90年代中期开始在市场出现，包括转基因玉米、大豆、油菜、棉花等品种。新的品种在不断释放。2004年，全球种植的商品化转基因作物为8100万公顷，分布在18个发达国家和发展中国家约700万个农场中，占全球可耕地面积的4%。其中，美国、阿根廷、加拿大、巴西、中国、巴拉圭、南非为转基因作物的主要生产国，转基因作物的合计种植面积占全球转基因作物种植面积的99%。转基因三文鱼已进入市场，转基因猪、转基因奶牛、转基因羊、转基因禽类和转基因微生物也正在研发过程中。我国2004年转基因作物的种植面积为370万公顷，约占全球转基因作物种植总面积的5%。据估计，再过5～10年，转基因食品将充斥整个食品供应体系。

研制转基因食品是改善动、植物食品营养价值的一种有效途径。例如研制含有高含量β-胡萝卜素的维生素A大米，也称"金色大米"；比普通大米铁含量高一倍的高铁大米，铁吸收率也提高；高蛋白质和高必需氨基酸含量的木薯、马铃薯等，蛋白质含量可达35%～45%；高油酸大豆和高月桂酸油菜籽；高蛋白质含量的转基因牛等。

第十三章

合理营养与美容保健

健康是人体美容的内在基础，而合理营养是维持健康的物质保证。但是，合理营养的目标只有通过平衡膳食这个唯一手段才能实现。平衡膳食的营养科学原理比较复杂，要普及推广，必须使其简单明了，便于实践。因此，许多国家都结合本国的具体情况制订出简明扼要和通俗易懂的合理膳食基本要求。

《中国居民膳食指南》是中国营养学会根据营养学原理，结合我国国情制定的，是教育人民群众采用平衡膳食以摄取合理营养、促进健康的指导性意见。为帮助人们在日常生活中实践《中国居民膳食指南》，中国营养学会专家委员会进一步提出了食物定量指导方案，并以宝塔图形表示，称为《中国居民平衡膳食宝塔》。它直观地告诉居民食物分类的概念及每天各类食物的合理摄入范围，它告诉消费者每日应吃食物的种类及相应的数量，对合理调配平衡膳食进行具体指导。

第一节　中国居民膳食指南

现行的《中国居民膳食指南》是中国营养学会 1997 年 4 月公布的，包括《中国居民膳食指南》和《特定人群膳食指南》。

一、中国居民膳食指南

本指南共有 8 条，内容如下：

1. 食物多样、谷类为主

除母乳外，任何一种天然食物都不能提供人体所需的全部营养素。平衡膳食必须由多种食物组成，才能满足人体各种营养需要，达到合理营养、促进健康的目的、因而要提倡人们广泛食用多种食物。

多种食物是指以下五大类：第一类为谷类及薯类，包括米、面、杂粮、马铃薯、甘薯、木薯等；第二类为动物性食物，包括肉、禽、鱼、奶、蛋等；第三类为豆类及其制品，包括大豆及其他干豆类；第四类为蔬菜水果类，包括鲜豆、根茎、叶菜、茄果等；第五类为纯热能食物，包括动物油、植物油、淀粉、食用糖和酒类。

谷类食物是中国传统膳食的主体，要注意粗细搭配，经常吃一些粗粮、杂粮等。

2. 多吃蔬菜、水果和薯类

含丰富蔬菜、水果和薯类的膳食在保持心血管健康、增强抗病能力、减少儿童发生干眼病的危险及预防某些癌症等方面起着十分重要的作用。

3. 常吃奶类、豆类或其制品

4. 经常吃适量鱼、禽、蛋、瘦肉，少吃肥肉和荤油

肥肉和荤油为高能量和高脂肪食物，摄入过多往往会引起肥胖，并是某些慢性病的危险因素，应当少吃。

5. 食量与体力活动要平衡，保持适宜体重

进食量与体力活动是控制体重的两个主要因素，如果进食过多而活动量不足，多余的能量就会在体内以脂肪的形式积存即增加体重，久之则发胖；若食量不足，劳动或运动量过大，可由于能量不足而引起消瘦，造成劳动能力下降。所以，人们要保持食量与能量消耗之间的平衡，保持适宜体重。

6. 吃清淡少盐的膳食

即不要太油腻，不要太咸。流行病学调查表明，钠的摄入量与高血压发病呈正相关。世界卫生组织建议每人每日食盐用量不超过 6g 为宜。

7. 如饮酒应限量

高度酒含能量高，不含其他营养素。无节制地饮酒会使食欲下降，食物摄入减少，以致发生多种营养素缺乏，严重时还会造成酒精性肝硬化，增加患高血压和中风等疾病的危险。

8. 吃清洁卫生、不变质的食物

二、特定人群膳食指南

1. 婴儿

（1）鼓励母乳喂养。

（2）母乳喂养 4 个月后逐步添加辅助食品。

2. 幼儿与学龄前儿童

（1）每日饮奶。

（2）养成不挑食、不偏食的良好饮食习惯。

3. 学龄儿童

（1）保证吃好早餐。

（2）少吃零食，饮用清淡饮料，控制食糖摄入。

（3）重视户外活动。

4. 青少年

（1）多吃谷类，供给充足的能量。

（2）保证鱼、肉、蛋、奶、豆类和蔬菜的摄入。

（3）参加体力活动，避免盲目节食。

5. 孕妇

（1）自妊娠第4个月起，保证充足的能量供应。

（2）妊娠后期保持体重的正常增长。

（3）增加鱼、肉、蛋、奶、海产品的摄入。

6. 乳母

（1）保证供给充足的能量。

（2）增加鱼、肉、蛋、奶、海产品的摄入。

7. 老年人

（1）食物要粗细搭配，易于消化。

（2）积极参加适度体力活动，保持能量平衡。

第二节　中国居民平衡膳食宝塔

中国居民平衡膳食宝塔是根据中国居民膳食指南，结合中国居民的膳食结构特点设计的。它把平衡膳食的原则转化成各类食物的重量，便于人们在日常生活中实行（见图13-1）。

一、平衡膳食宝塔的说明

1. 平衡膳食宝塔共分五层，包含我们每天应吃的主要食物种类。宝塔各层位置和面积不同，这在一定程度上反映出各类食物在膳食中的地位和应占的比重。谷类食物位居底层，每人每天应该吃300~500g；蔬菜和水果占据第二层，每天应吃400~500g和100~200g；鱼、禽、肉、蛋等动物性食物位于第三层，每天应该吃125~200g（鱼虾类50g，畜、禽肉50~100g，蛋类25~50g）；奶类和豆类食物合占第四层，每天应吃奶类及奶制品100g和豆类及豆制品50g；第五层塔尖是油脂类，每天不超过25g。

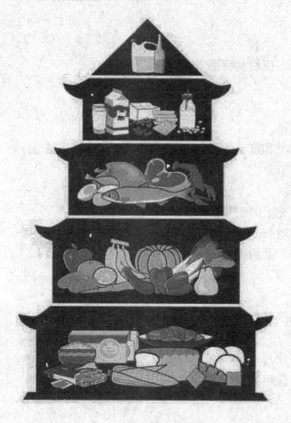

油脂类 25 克 (0.5 两)

奶类及奶制品 100 克 (2 两)
豆类及豆制品 50 克 (1 两)

畜禽肉类 50~100 克 (1 两至 2 两)
鱼虾类 50 克 (1 两)
蛋类 25~50 克 (0.5 两至 1 两)

蔬菜类 400~500 克 (8 两至 1 斤)
水果类 100~200 克 (2 两至 4 两)

谷类
300~500 克 (6 两至 1 斤)

图 13-1 中国居民平衡膳食宝塔

2. 宝塔建议的各类食物的摄入量一般是指食物的生重。各类食物的组成是根据全国营养调查中居民膳食的实际情况计算的，所以每一类食物的重量不是指某一种具体食物的重量。

二、平衡膳食宝塔的应用

1. 确定你自己的食物需要

宝塔建议的每人每日各类食物适宜摄入量范围适用于一般健康成人，应用时要根据个人年龄、性别、身高、体重、劳动强度、季节等情况适当调整。如年轻人、劳动强度大的人需要能量高，应适当多吃些主食；年老、活动少的人需要能量少，可少吃些主食。以下列出了三个能量水平各类食物的参考摄入量（表13-1）。

表13-1 平衡膳食宝塔建议不同能量膳食的各类食物参考摄入量（g/d）

食物	低能量（约1800kcal）	中等能量（约2400kcal）	高能量（约2800kcal）
谷类	300	400	500
蔬菜	400	450	500
水果	100	150	200
肉、禽	50	75	100
蛋类	25	40	50
鱼虾	50	50	50
豆类及豆制品	50	50	50
奶类及奶制品	100	100	100
油脂	25	25	25

平衡膳食宝塔建议的各类食物摄入量是一个平均值和比例。每日膳食中应当包含宝塔中的各类食物，各类食物的比例也应基本与膳食宝塔一致。日常生活无需每天都样样照着"宝塔"推荐量吃。例如烧鱼比较麻烦，就不一定每天都吃50g鱼，可以改成每周吃2~3次鱼、每次150~200g较为切实可行。实际上平日喜欢吃鱼的多吃些鱼、愿吃鸡的多吃些鸡都无妨碍，重要的是一定要经常遵循宝塔各层各类食物的大体比例。

2. 同类互换，调配丰富多彩的膳食

应用平衡膳食宝塔应当把营养与美味结合起来，按照同类互换、多种多样的原则调配一日三餐。同类互换就是以粮换粮、以豆换豆、以肉换肉。具体的换算比例详见表13-2、13-3、13-4、13-5。

表13-2 谷类食物互换表（相当于100g米、面的谷类食物）

食物名称	重量（g）	食物名称	重量（g）
大米、糯米、小米	100	烧饼	140
富强粉、标准粉	100	烙饼	150
玉米面、玉米糁	100	馒头、花卷	160
挂面	100	窝头	140
面条（切面）	120	鲜玉米	750~800
面包	120~140	饼干	100

表13-3　　　豆类食物互换表（相当于40g大豆的豆类食物）

食物名称	重量（g）	食物名称	重量（g）
大豆（黄豆）	40	豆腐干、熏干、豆腐泡	80
腐竹	35	素肝尖、素鸡、素火腿	80
豆粉	40	素什锦	100
青豆、黑豆	40	北豆腐	120～160
膨化豆粕（大豆蛋白）	40	南豆腐	200～240
蚕豆（炸、烤）	50	内酯豆腐（盒装）	280
五香豆豉、千张、豆腐丝（油）	60	豆奶、酸豆奶	600～640
豌豆、绿豆、芸豆	65	豆浆	640～680
红小豆	70		

表13-4　　　乳类食物互换表（相当于100g鲜牛奶的乳类食物）

食物名称	重量（g）	食物名称	重量（g）
鲜牛奶	100	酸奶	100
速溶全脂奶粉	13～15	奶酪	12
速溶脱脂奶粉	13～15	奶片	25
蒸发淡奶	50	乳饮料	300
炼乳（罐头、甜）	40		

表13-5　　　肉类食物互换表（相当于100g生肉的肉类食物）

食物名称	重量（g）	食物名称	重量（g）
猪瘦肉	100	牛瘦肉	100
猪肉松	50	酱牛肉	65
叉烧肉	80	牛肉干	45
香肠	85	羊瘦肉	100
大腊肠	160	酱羊肉	80
蛋青肠	160	鸡肉	100
大肉肠	170	鸡翅	160
小红肠	170	白条鸡	150
小泥肠	180	鸭肉	100
猪排骨	160～170	酱鸭	100
兔肉	100	盐水鸭	110

3. 要合理分配三餐食量

我国多数地区居民习惯于一天吃三餐，三餐食物量的分配及间隔时间应与作息时间和劳动状况相匹配。一般以早、晚餐各占30%，午餐占40%为宜，特殊情况可适当调整。通常上午的工作学习都比较紧张，营养不足会影响学习工作效率，所以早餐应当是正正经经的一顿饭。早餐除主食外，至少应包括奶、豆、蛋、肉中的一种并搭配适量蔬菜或水果。

4. 要因地制宜，充分利用当地资源

我国幅员辽阔，各地的饮食习惯及物产不尽相同，只有因地制宜，充分利用当地资源才能有效地应用平衡膳食宝塔。例如牧区奶类资源丰富，可适当提高奶类摄取量；渔区可适当提高鱼及其他水产品摄取量；农村山区则可利用山羊奶以及花生、瓜子、核桃、榛子等资源。在某些情况下，由于地域、经济或物产所限无法采用同类互换时，也可以暂用豆类代替乳类、肉类；或用蛋类代替鱼、肉；不得已时也可用花生、瓜子、榛子、核桃等干坚果代替肉、鱼、奶等动物性食物。

5. 要养成习惯，长期坚持

膳食对健康的影响是长期的结果。应用平衡膳食宝塔需要自幼养成习惯，并坚持不懈，才能充分体现其对健康的重大促进作用。

第十四章

食品安全与健康

第一节 影响食品安全的因素及危害

影响食品安全的主要因素包括各种来源的生物性因素、化学性因素和物理性因素，这些病原物随食品摄入体内可引起短期效应的急性食源性疾病，如食物中毒，也可引起长期效应的慢性食源性疾病，如慢性退行性疾病和慢性中毒性疾病，还可能产生致畸、致突变、致癌作用。另外，转基因作物的大面积种植和大量消费也引起人们对其安全性的担忧。

一、食品安全的概念

食品是指生的、熟的或经加工的可食物质，当人或动物摄食后不会引起对健康的危险性，换言之，食品对机体健康是安全的，这就是食品的安全性（food safety）。但食品在生产过程中，包括生长、收获、加工、转运、制备、分发、储藏等环节都可能受到生物性的、化学性的和物理性的污染，或产生有害物质。因此，明确食品中存在的危险因素及对机体的危害作用和预防措施，对保障食品的安全性是十分重要的。

食品的营养价值是食物本身固有的属性，但食品的安全程度可直接或间接地影响食品的营养价值。因此，只有保证食品的安全性才能保障食品营养价值的实现，从而为美容保健提供必要的物质基础。

二、食品安全的危害因素及作用

（一）生物性因素

1. 细菌及其毒素

沙门氏菌、副溶血性弧菌、李斯特菌、大肠埃希氏菌、空肠弯曲菌、变形杆菌、金黄色葡萄球菌等污染食品可引起细菌性食物中毒；而志贺氏菌和霍乱弧菌等污染食品可引起人类肠道传染病；炭疽和布氏杆菌污染的食品可引起人类炭疽病和布氏菌病。

2. 病毒

甲肝病毒污染食品可使人感染甲型肝炎；禽流感病毒和口蹄疫病毒污染的食品也可使人感染与动物相似的疾病。

3. 霉菌和霉菌毒素

黄曲霉毒素污染的食品可致人体急、慢性中毒和肝癌；赭曲霉毒素也可引起动物的急性中毒和致畸、致突变作用，为人类可能的致癌剂；展青霉素亦可引起动物的急性中毒。某些地区玉米中存在的伏马菌素为完整致癌剂。

4. 寄生虫及虫卵

蛔虫、绦虫及旋毛虫等寄生虫及虫卵污染的食品可引起人患相应的寄生虫病。

5. 动物自然毒素

河豚鱼毒素可致人死亡；鱼体中的大量组胺可引起人体过敏；贝类中的石房哈毒素可致人体麻痹；甲状腺中的甲状腺素可使人中毒。

6. 植物自然毒素

毒蘑菇（毒蕈）中的不同毒素可导致人体出现胃肠症状、神经精神症状、溶血和肝肾损害，直至死亡；苦杏仁、桃仁、李子仁、枇杷仁、木薯等含有氰苷，可致人死亡；棉籽油中的棉酚可引起人的烧热病、生殖功能障碍和低钾性瘫痪；发芽马铃薯中的龙葵素、四季豆中的皂素和植物血凝素、鲜黄花菜中的类秋水仙碱、有毒蜂蜜中钩藤属植物的生物碱和白果中的银杏酸、银杏酚都可引起人类的胃肠道症状和部分神经症状。

7. 蛋白因子

不明细胞蛋白因子感染牛，使牛发生进行性中枢神经系统病变，称为牛海绵状脑病（BSE），俗称疯牛病。人食用病牛肉、病牛脑髓后可患上致命的克 – 雅症（CJD），也就是人的海绵状脑病。

8. 其他因素

如抗生素残留，常见的有青霉素、链霉素、庆大霉素、头孢霉素等。摄入抗生素残留的食品可使人产生耐药性或导致抗生素过敏。

（二）化学性因素

主要的化学性因素包括以下化学物。

1. 农药

农药是指农业生产中使用的杀虫剂、杀菌剂、除草剂、杀鼠剂、落叶剂和植物生长调节剂等。我国使用了约 200 种原药和 1000 多种制剂，包括有机磷、氨基甲酸酯、拟除虫菊酯、有机氯、有机砷和有机汞等多种类型。农药的广泛使用可经各种途径进入人体，依农药的不同种类而引起急、慢性中毒和致癌、致畸、致突变作用。

2. 有毒金属

包括铅、汞、镉、砷，随食品摄入人体后常引起慢性中毒和致癌、致畸、致突变作用。

3. N－亚硝基化合物

食品中不同来源的硝酸盐和亚硝酸盐可同胺类化合物在一定条件下形成 N－亚硝胺和 N－亚硝酰胺类化合物，统称为 N－亚硝基化合物。N－亚硝基化合物也可在人体的胃中合成。此类化合物具有不同程度的急性毒性作用和确定的致癌、致畸、致突变作用。

4. 多环芳烃化合物

为一类食品污染物，目前已鉴定出数百种。其中的苯并(a)芘[B(a)P]最具有代表性，对多种动物有肯定的致癌性。此外，B（a）P 也具有致突变性，与人类多种肿瘤的发生，特别是胃癌有一定的关系。

5. 杂环胺类化合物

包括氨基咪唑氮杂芳烃（AIAs）和氨基咔啉两大类化合物，主要产生于含蛋白质丰富的鱼、肉类食品的高温烹调过程中。杂环胺类化合物具有明确的致突变性，对啮齿类动物有不同程度的致癌性。

6. 二噁英

包括多氯代二苯并－对－二噁英（PCDDs）和多氯代二苯并呋喃（PCDFs），有 200 余种同系物异构体，为环境污染物。PCDD/Fs 大多数有较强的急性毒性，表现为不同程度的肝毒性和免疫毒性，明显的生殖毒性和发育毒性，极强的致癌性和致畸性。

7. 其他因素

滥用食品添加剂可致人体急性中毒或致癌；滥用动物生长促进剂如己烯雌酚具有致癌作用；盐酸克伦特罗（瘦肉精）在猪肉中残留可致人体食物中毒。酸水解蛋白制的酱油会产生一种致癌物氯丙醇。

（三）物理性因素

1. 杂物

包括混入食品的灰尘、烟尘、土、石、铁屑、动物的血污、毛发、粪便、昆虫尸体、包装运输材料、戒指等个人装饰物、抹布等卫生用品。以上不洁物品会对人体健康产生不良影响。

2．放射性核素

人类在从事军事、工业生产、科学研究、医疗实践等活动中要使用或产生一些放射性物质，造成环境污染，并转入食品中。人为污染食品的放射性核素主要有^{131}碘（I）、^{90}锶（Sr）、^{89}锶（Sr）、^{137}铯（Cs）。对机体的危害主要是摄入食品中的放射性核素对体内各种组织、器官和细胞产生的低剂量长期内照射效应，主要表现为对免疫系统和生殖系统的损伤及致癌、致畸和致突变作用。

三、食品安全危害因素的来源

（一）食品污染

食品污染是指食品本身以外的有害物质进入食品，可对人体造成危害。食品污染主要有以下几种来源。

1．生物性污染

细菌、病毒、霉菌、寄生虫在自然界广泛存在，因此在食品的生产、加工、销售、烹调过程中都可能受到污染。

2．环境化学污染

食品生长和生产环境中的土壤、水和空气遭受各种无机和有机化学物的污染，如有毒金属、多环芳烃、二恶英等。

3．农药残留

各类农药的不合理使用，如不按有关规定的农药品种和作物品种使用，不按规定的农药使用安全期等，使农作物的生长环境中和农作物中残留数量不等的农药。

4．食品容器、包装材料和食品加工设备

主要问题有塑料中的氯乙烯单体和塑料稳定剂中的重金属盐类；合成橡胶中的苯乙烯单体、丙烯腈单体和橡胶助剂中的硫化促进剂、防老剂、填充剂；涂料中的树脂单体和杂质（游离酚、甲醛）；陶瓷和搪瓷釉彩中的铅、镉；玻璃制品中的铅、砷；包装纸中回收纸的铅、镉、多氯联苯、荧光增白剂及印刷油墨中的有毒物质；复合包装膜中的黏合剂。

（二）食品固有的有害物质

这些有害物质中有些是动植物本身固有的，有些是在生长和储存过程中产生的。

1. 动物性食品

河豚鱼中的河豚毒素为其本身固有的天然毒素，主要存在于河豚的肝、脾、肾、卵巢、卵子、睾丸、皮肤、血液及眼球中，以卵巢的毒性最大，肝脏次之。新鲜鱼肉中虽然不含有毒素，但鱼死以后脏器中的毒素可扩散到肌肉中，同样可引起中毒。鱼体中大量组胺来源于海产鱼类中的青皮红肉鱼，如鲐巴鱼、金枪鱼等。这些鱼体内富含组氨酸，当鱼体不新鲜时，污染鱼体的细菌中的脱羧酶使组氨酸脱羧产生大量组胺。贝类中的石房哈毒素来源于贝类食人的有毒藻类，如溪沟藻类。

2. 植物性食品

我国目前已鉴定的可食用蕈有 300 多种，有毒蕈类 80 多种，含有剧毒可致人死亡的有 10 余种。由于毒蕈的形态与食蕈不易区别，常因误食而中毒。生的苦杏仁、桃仁、李子仁、枇杷仁、木薯等含有氰苷，如经蒸、煮等方法可去除毒性。粗制棉籽油中含有棉酚，若在榨油前将棉籽粉碎、蒸炒，榨油后将棉油加碱精炼，则可使棉酚分解破坏。另外，发芽马铃薯中含有龙葵素，四季豆中含有皂素和植物血凝素，鲜黄花菜中含有类秋水仙碱，有毒蜂蜜中含有钩藤属植物的生物碱，白果中含有银杏酸、银杏酚。

（三）人为加入的有害物质

1. 食品添加剂

食品添加剂是指为改善食品品质和色、香、味，以及防腐和加工工艺需要而加入食品中的化学合成或天然物质。我国规定允许使用的食品添加剂有 21 类，包括酸度调节剂、抗结剂、消泡剂、抗氧化剂、漂白剂、膨松剂、胶姆糖基础剂、着色剂、乳化剂、酶制剂、增味剂、面粉处理剂、被膜剂、水分保持剂、营养强化剂、防腐剂、稳定和凝固剂、甜味剂和增稠剂等，共 1500 多个品种。目前，天然食品添加剂的品种少、价格较高，化学合成食品添加剂品种齐全、价格低、使用量少，故普遍使用的是化学合成添加剂。化学合成添加剂的毒性较大，如合成色素不但具有一般毒性，且普遍具有致癌性；护色剂中的亚硝酸盐不但能使血红蛋白失去运氧能力，而且可在一定条件下合成 N - 亚硝基化合物，具有较强的致癌作用。因此，不按规定或过量使用食品添加剂容易对机体造成伤害。

2. 药物残留

指在动物性食品产品的生产过程中，为提高效率经常使用的抗生素、抗寄生虫药、生长促进剂、雌激素等在动物体内的残留。主要原因是动物性食品生产者不遵守国家有关兽药使用的规定，不遵守休药期的规定，或使用违禁药物，如己烯雌酚和盐酸克伦特罗。

3. 食品掺假

不法商贩为了赚取高额利润，在食品的制售过程中掺杂掺假，常使用一些物理性污染物和化学性污染物。如畜肉和禽肉注水以增加重量；牛奶中加入米汤、牛尿、食盐、明矾、石灰水、尿素、甲醛、硼酸、苯甲酸、水杨酸、青霉素、洗衣粉等以掩盖牛奶变质的缺陷；粮食中掺入砂石以增重，米粉中加入吊白块（甲醛次硫酸氢钠）以漂白；水发食品和水产品中加入甲醛用以保鲜和增加产品的硬度；用含有甲醇的非食用酒精兑制白酒；白酒中掺入敌敌畏（有机磷农药）以增强酒的香气和酩酊感；啤酒中掺水和加入洗涤剂以增加泡沫和杀菌；葡萄酒中掺入二甘醇以增强酒的润滑感，而二甘醇属微毒品，是制造增塑剂和防冻液的原料。以上物质均有害于健康。

4. 误食和投毒

某些化学物的性状与某些食物相似，常易误食。如毒蕈与食蕈的形态不易区别；苦杏仁和甜杏仁的性状相似；亚硝酸盐、三氧化二砷与食盐、面碱相似；有机磷乳剂与植物油类似。以上成分被误食后，若抢救不及时均可导致死亡。刑事案件中可见人为将毒鼠强、三氧化二砷等剧毒化合物投入食物，导致人体急性中毒或死亡。

（四）食品腐败变质产生的有害物质

食品腐败变质是指在微生物为主的各种因素作用下，食品降低和失去食用价值的一切变化。食品腐败变质可以产生一些有害物质，特别是食品成分中的蛋白质和脂肪的分解产物，可对人体产生毒害作用。

1. 蛋白质腐败

食品遭受细菌污染后，其中的蛋白质在细菌的蛋白酶和肽链内切酶的作用下，逐步分解为氨基酸。各种氨基酸在相应的酶作用下继续分解，生成酪胺、组胺、尸胺、腐胺、甲基吲哚及硫化氢等有害物质，并发出恶臭气味。

2. 脂肪酸败

食品中的脂肪在紫外线、氧、水分和微生物中的解脂酶的作用下分解，产生氢过氧化物、醛类、酮类、醇类、酯类、低分子脂肪酸及脂肪酸的二聚体和三聚体等有害物质，并有明显的"哈喇"气味。

四、转基因食品的安全性

由于转基因食品是一种生物体内存在另一种生物体内控制的某种特性的外源基因所表达的特性，因此，可能存在着潜在的、未知的危险性。目前主要考虑的是转基因食品的环境安全性和食品安全性两方面。环境安全性是指转基因产品的发展是否会引起生态平衡的改变。食品安全性是指转基因食品的毒性、过敏性、营养学功效、特殊组分的营养特性或毒性特征、外源基因的稳定性等方面是否安全。

关于转基因食品的食品安全性近年来一直在争论之中，主要问题是对转基因食品的食品安全性的评价方法和认识不同。WHO 在 2005 年 6 月发布的一份正式报告中指出：目前国际市场上出现的转基因食品已经进行了危险性评价，同传统食物相比，尚未发现任何对人体健康的危险。但也同时指出对转基因食品的潜在危险性的评估方法和策略仍需研究。

第二节　我国的食品安全等级

我国尚无统一的划分食品安全等级的规定，但目前存在的几种不同级别的农产品安全认证可供参考，分别为无公害食品、绿色食品和有机食品。

一、无公害食品

无公害食品是指在良好的生态环境中，通过应用无公害技术进行生产，有毒有害物质含量限制在安全允许范围之内，符合通用卫生标准，并经有关部门认定的安全食品。无公害应该是对食品的一种基本要求，所有的食品都应该是无公害的。我国目前尚无法达到这一要求，因此还存在着普通食品和无公害食品的区别。很显然，无公害食品的食品安全程度要高于普通食品。

二、绿色食品

绿色食品是遵循可持续发展原则，按照特定生产方式生产，经中国绿色食品发展中心认定，许可使用绿色食品商标标志的无污染、安全、优质的营养类食品。

绿色食品分为 A 级和 AA 级两个等级，根本区别在于在 A 级绿色食品生产中允许限量使用限定的化学合成物质，而在 AA 级绿色食品的生产中禁止使用任何化学合成物质。因此，A 级绿色食品的食品安全程度高于无公害食品，AA 级绿色食品的食品安全程度相当于有机食品。

三、有机食品

有机食品是指来自于有机生产体系，根据有机认证标准生产、加工，并经独立认证机构认证的农产品及其加工产品等。这里的有机不是化学上的概念，而是指一种农业生产方式，称为有机农业。有机农业是指在动植物生产过程中不使用化学合成的农药、化肥、生长调节剂、饲料添加剂等物质，以及基因工程生物及其产物，而是遵循自然规律和生态学原理，采取一系列可持续发展的农业技术，协调种植业和养殖业的平衡，维持农业生态系统持续稳定的一种农业生产方式。有机食品是有机农业的产物，也被称为生态食品。

有机食品生产体系的建立较难于其他食品的生产体系，因此，我国经过认证的有机食品种类少于绿色食品。但因有机食品的食品安全程度最高，大力发展和生产有机食品的方向是确定无疑的。

综上所诉，无公害食品、绿色食品与有机食品的主要差别在于：有机食品和AA级绿色食品在其生产和加工过程中绝对禁止使用农药、化肥、激素等人工合成物质，而A级绿色食品和无公害食品允许有限制地使用这些物质。因此，从食品安全的角度出发，以上三类食品的关系为金字塔形，塔底为无公害食品，中部是绿色食品，塔尖为有机食品。消费者应按其经济情况，尽量选择食品安全等级较高的食品食用，以达到促进健康和美容保健的目的。

第十五章

药膳营养美容

药膳美容是美容营养学的一个重要分支，是根据中医理论和治疗原则，合理配伍药、食，精制而成的一种特殊食品。它从整体入手，把美容驻颜与防病治病融为一体，符合现代倡导的自然绿色美容法，是美容方法研究和开发的方向之一。

中医整体观念认为，容颜的红润与枯槁与五脏功能及气血盛衰关系密切，增强脏腑生理功能，使五脏调和、气血津液充沛，才能保持容颜的俊美不衰。美容药膳正是在中医整体观的指导下发展起来的。

一、五脏与美容

心与美容的关系主要在于心主血脉，其华在面，又主神志。心气、心血的盛衰可以从精神意志和面部色泽反映出来。心功能正常则神采奕奕，面部皮肤色泽明润含蓄，红活隐隐；反之则心悸失眠，精神萎靡，面色苍白多皱、枯槁暗淡。故补心气、益心阴之治法常用于驻颜、去皱及改善肤色药膳的配制。常用的养心安神药食有小米、大枣、百合、桂圆、酸枣仁、当归、丹参等。

肝主藏血，在体合筋，其华在爪，开窍于目，肝经循行两胁。故肝血充足，则面色红润，爪甲坚韧，目明能视；反之则面色无华，指甲变形、脆裂，目涩昏花。故柔肝养血法常用于指导美白、明目、美甲、丰胸等药膳的配制。常用养肝血的药食有海参、乌骨鸡、当归、熟地、白芍、阿胶等。又肝主疏泄，调畅气机和情志，本色属青。故肝失疏泄，气滞血瘀，则面色青暗，甚或出现黄褐斑。此证患者当治以疏肝理气之法，常用药食有金橘、橘皮、玫瑰花、香附、枳实等。

脾为后天之本，气血生化之源。脾胃的运化功能包括运化水谷和运化水湿，运化功能正常，水谷精微等营养物质才能正常地消化、吸收和输布，营养周身。若脾胃运化水谷功能失常，可导致精神萎靡，形体消瘦，乳房干瘪，面色萎黄多皱，常用的健脾益气药食有党参、白术、山药、大枣、白扁豆等；若脾胃运化水湿失常，则水湿停聚，导致肥胖，常治以健脾渗湿之法，常用药食有黄豆、赤小豆、薏米、玉米、鲤鱼、冬瓜、茯苓、白术等。

肺主皮毛，肺气阴不足则皮毛失养，肌肤干燥，常用润肺、益肺药食有梨子、柿子、冬笋、白萝卜、甜杏仁、贝母、麦冬、玉竹、沙参等；若肺经风热熏蒸皮毛，则致肺风粉刺，常调以清肺、疏风、泄热之法，常用药食有桑白皮、枇杷叶、黄芩、栀子、双花、连翘等。

肾主藏精，为水火之脏，能温润五脏，主司生长发育，在体合骨，"齿为骨之余"，开窍于目，其华在发，本色属黑。故肾精亏虚，水火失调，可导致人体发育不良或体弱早衰，目昏耳鸣，齿脱发落，面部黧黑多皱纹，或产生雀斑、黄褐斑等病症，宜用温肾益精法配制药膳。常用温肾阳药食有羊肉、河虾、韭菜、胡桃肉、鹿茸、杜仲、淫羊藿、冬虫夏草等；常用滋肾阴药食有海参、黑豆、黑木耳、胡萝卜、芝麻、枸杞子、黄精、桑椹等。

二、气血津液与美容

气血津液是构成人体的基本物质，也是美容保健的物质基础，它依赖于脏腑功能活动产生，通过经络运行到全身。其中气是不断运动着的具有很强活力的精微物质，是维持生命活动的基础，具有推动、温煦、防御、固摄和气化作用，影响人体的生长发育、脏腑经络生理活动，以及气血津液的生成与输布。故气虚者可见早衰、面色无华、皮毛干枯，常用补气药食有粳米、南瓜、香菇、甘蓝、人参、黄芪、西洋参等；若气郁化热上冲，可致口臭、粉刺等，常用清热药食有黄瓜、苦瓜、茄子、藕、茶叶、栀子、双花、蒲公英等。

血和津液均由脾胃所化生，可相互转化，对肌肉、皮毛、爪甲等组织器官具有很强的营养和滋润作用。故血虚或津亏可致面色苍白或萎黄，肌肤干燥，爪甲不荣，毛发干枯稀少，双目干涩，口唇干裂等，常用补血药食有大枣、海参、乌骨鸡、落花生、菠菜、黑木耳、当归、熟地、阿胶、何首乌等；常用滋阴药食有小麦、黑豆、燕窝、猪肉、番茄、蛋黄、香蕉、沙参、麦冬、枸杞子、女贞子等；津液停积则见形体浮肿、虚胖，常用利水渗湿药食有黄豆、冬瓜、薏米、茯苓、玉米须等；血行瘀滞则面色晦暗或黧黑，肌肤甲错，常用活血化瘀药食有螃蟹、红花、益母草、丹参等。

三、平衡膳食与美容

美容药膳的配制同样讲求平衡全面，即五味得当，荤素相宜，寒热适度。具体来说，药食均有四气、五味之分。所谓四气，即温、热、寒、凉四性。温热药食具有温中散寒、补气助阳作用，如糯米、大枣、生姜、胡桃肉、羊肉、小茴香、酒、杜仲等，适用于寒盛之人，其人面色苍白或㿠白，口唇淡白或青紫，畏寒肢冷，尿频便溏；寒凉药食具有清热泻火、凉血解毒之功效，如小麦、绿豆、藕、西瓜、紫菜、蒲公英等，适用于热盛之人，其人面红目赤，口渴喜饮，尿赤便干，易生粉刺、疖肿等；平性药食无明显温凉偏性，如粳米、猪肉、鹅肉、花生、木耳、甘蔗、豇豆、山药等，适用于各类人群。

所谓五味，是指酸、苦、辛、甘、咸五种味道。甘味药食具有补益、调和作用，如大枣、蜂蜜、饴糖、粳米、南瓜、肉类、动物内脏等，适于脾胃虚弱之人食用；酸味药食具有生津止渴、收敛固涩作用，如乌梅生津敛肺；苦味药食具有清热泻火作用，如苦瓜、蒲公英适于热性皮肤病患者食用；辛味药食具有发散解表、行气活血作用，如生姜、大葱、橘皮、砂仁；咸味药食具有软坚散结作用，可治疗结节性皮肤病，如海藻、海带治疗以囊肿为主的面部粉刺；淡味药食可渗湿利尿，常用于肥胖症患者的食疗，如茯苓、薏米、冬瓜等。

长期偏食某种食物或口味则易损伤内脏，导致疾病的发生，影响容貌。如长期嗜食肥甘厚味易造成皮肤粗糙、面生粉刺等。

总之，药膳美容是以中医理论为指导，以整体观念为核心，综合运用脏腑经络学说、气血津液学说、四气五味学说，遵循虚者补之、实者泻之、寒者热之、热者寒之等治疗原则，辨证施食，补益脏腑气血、协调阴阳寒热，达到美容保健的功效。

第一节　皮肤美容营养

皮肤是人体的重要组成部分，是体表美的重要标志。作为人体和外界接触的第一屏障，可使身体免受细菌、毒物及各种有害物质的侵犯，对人体起重要保护作用。人人都希望自己的皮肤滋润、细腻、柔嫩、富有弹性。皮肤的健康和美丽和许多因素有关，其中包括遗传、气候、年龄、饮食、污染、压力水平以及激素的分泌量，但其中起关键作用的有两个主要因素，一是人体内排毒器官的工作状态和毒素的累积状况，二是人体的营养状况。这两个方面都可以从日常饮食中得到改善和补充。

任何对身体有害的物质，或引起身体排异性反应、过敏症状的物质都是毒素。在现代社会，人们生活中不可避免地接触重金属、电磁辐射、香烟、清洁剂、化学杀虫剂、酒精、工业废气等会损伤并刺激人体的物质。皮肤作为人体重要的边界器官，首先直接接触这些有害物质，并发挥屏障作用，将部分水溶性物质隔离在体外，但却不能有效阻止脂溶性有害物质的透皮吸收。

人体内也会产生天然的毒素，人体天然的保护机制能够将体内自然产生的毒素变为较为安全的物质，并尽快排出体外，以保护机体的健康。这些毒素可以从粪便、黏液、胆汁、尿液、汗液和眼泪，甚至从毛发和指甲中排泄出来。如果人体天然的排毒机能受到损伤，或不足以应付环境中高浓度的毒素，就会导致体内毒素的累积，这些毒素的累积会首先从皮肤上表现出来，因此皮肤的健康状况是机体内健康状况的直接反映。同时，皮肤在排毒中也扮演着重要的角色。皮肤附属器官汗腺分泌的汗液中含有尿酸、尿素等新陈代谢的废物，其中有些只能通过皮肤排泄。所以皮肤的美容首先是在有效排出毒素的基础上实现的，而辅助排毒的途径之一就是营养的平衡，补充相应的食物和营养素。

皮肤的粗糙往往是因血液酸性偏高造成的。日常饮食中所吃的鱼、肉、禽、蛋、粮食类等均为生理酸性食物。生理酸性食物会使体内和血液中的乳酸、尿酸含量增高。有机酸不能及时排出体外时，就会侵蚀敏感的表皮细胞，使皮肤失去细腻和弹性。而新鲜蔬菜和水果中的碱性无机盐如钙、钠、镁、钾等含量较高，经常吃新鲜蔬菜能使体内碱性物质充足。体内的酸性物质被迅速中和成无毒的化合物排出体外，使血液维持在比较理想的弱碱性状态中，保持皮肤的光滑滋润。因此，主张荤食与素食合理搭配，根据不同年龄阶段调整荤素食物的比例。一般成年后饮食应偏素，尽可能地多从植物蛋白中获得能防止皮肤粗糙的胱氨酸和色氨酸等，让皮肤的含水量维持在10%左右，延缓皮肤的衰老，改变皮肤的粗糙状况。多摄入生理性碱性食物，使皮肤光洁秀美。

然而有些人的皮肤却不尽如人意，显得粗糙，缺乏光泽。分析其原因，一方面与遗传因素和疾病的影响有关，另一方面与后天的营养和保养有关。饮食是人类赖以生存的重要条件，皮肤作为人体最大的器官，是容颜美的基础，需要从食物中摄取营养物质，才能维持正常的生理功能和新陈代谢，同时利用某些食物的特殊作用，有针对性地美化皮肤。因此，皮肤的美容和饮食有着不可分割的关系。

第二节 驻颜美容营养食疗

驻颜是通过延缓人整体的衰老，达到使颜面肌肤保持红润细腻而有弹性的过程。衰老是指随着时间的推移所有个体都将发生的功能性和器质性衰退的渐进过程，因此容颜的衰老实质上是整体衰老的一部分。

一、皮肤衰老的原因

（一）皮肤衰老原因的现代论述

衰老是指随着时间的推移所有个体都将发生的功能性和器质性衰退的渐进过

程。这种退行性变化可归因于内源性（基因调控）和个体反复暴露于环境中各种有害因素的综合作用结果。皮肤可为研究衰老提供良好的场所，因为它暴露于体表，在老化中表现得最为明显，有利于在分子和细胞水平上研究机体的衰老。衰老皮肤大体表现为皮肤变薄、松弛、皱纹等，在组织学上表皮、真皮及附属器都产生结构和功能的改变。

皮肤衰老主要有自然衰老和光老化两种形式。

1. 自然衰老（intrinsic aging）

自然衰老是由于机体内在因素的作用引起的，见于暴露和非暴露部位，明显特征为皱纹的出现和皮肤的松弛，关于其发生机制主要有遗传基因改变学说、自由基对细胞的损伤学说以及机体代谢紊乱学说。

2. 光老化（photoaging）

光老化是皮肤衰老过程中紫外线损害的积累，是自然老化和紫外线辐射共同作用的结果，表现为皮肤暴露部位粗糙、皱纹加深加粗、结构异常、不规则性色素沉着、血管扩张、表皮角化不良、出现异常增殖、真皮弹性纤维变性及降解产物蓄积等。

（二）中医对皮肤衰老原因的论述

中医认为人身以心、肝、脾、肺、肾五脏为本，气、血、津液为物质基础，故人体衰老与五脏衰弱、气血失和均有关系。

1. 肾精虚衰

肾主藏精，为先天之本，生命之根，五脏阴阳之主，并主生长发育。人之生长壮老皆与肾精有关。人到老年，肾脏所藏的精气减少，阴阳失调，精神不振，乃至体弱多病。

2. 脾胃虚损

脾胃为后天之本。脾胃不足则后天生化乏源，导致全身的气血不足，人体不能正常生长发育而易衰老，出现面色不荣、肌肤松弛等颜衰状态。

再者，脾胃虚弱，运化无权，水湿内聚，生痰成饮，成为导致衰老的主要"实邪"，突出表现为血液黏稠度增高及脑血流量减少，进而影响人体健康，加速衰老。

3. 心肺不足

心主血脉，能推动血液在脉管中运行，润养皮肤；肺主皮毛，通过宣发、肃降，把气血精微输送到全身肌肤毛窍。心肺不足则肌肤失养而衰老。

4. 气虚血瘀

气血是维持人体生命的基本物质。气血盛则肌肤光滑；气血衰则肌肤枯槁。

中医抗衰老理论研究中发现气虚血瘀与衰老密切相关。据调查，老年人中属血瘀证者占 74.47%，显示衰老多伴有血瘀。

二、驻颜食疗应用

历代医药学家常用的抗衰驻颜药食大多从补肾精、健脾胃、益气血、调阴阳着手。

（一）驻颜药食

常用食物：五谷杂粮，新鲜的水果及蔬菜（如芦笋、菠菜、黑木耳和香菇等），乌鸡、猪蹄、动物筋腱和猪皮等，鱼类（如沙丁鱼、鲑鱼）、海藻类及贝类，核桃、松子、栗子、芝麻等干果类。

常用驻颜中药：何首乌、阿胶、熟地黄、紫河车、女贞子、桑椹、枸杞子、白术、山药、茯苓、龙眼肉、生姜、人参、黄芪、当归、黄精、肉苁蓉、杜仲等。

（二）食疗方举例

1. 补肾益精方

（1）栗子粥（《本草纲目》）

原料：板栗 10～15 个，粳米 60g。

用法：二味同煮成粥，早晚适量服食。

功用：壮腰膝，抗衰老。板栗性味甘平，可补肾强筋。本方应用时可加适量枸杞，或以板栗 10 数个烧猪肾佐餐，可补肾壮腰抗衰。

（2）首乌菊花春酒（《民间验方》）

原料：制首乌 200g，白菊花 150g，生地 100g，糯米 100g，当归 50g，枸杞 50g，酒曲适量。

用法：上药共入锅中水煎，取药液蒸煮糯米成较干的米饭，待糯米饭晾至微温时拌入酒曲，冬季需适当保温，使之发酵成甜米酒，每日 2 次，取适量食用。

功用：明目黑发，补肾延寿。方中主药首乌补肝益肾、养血祛风，是常用的抗衰延寿之品。菊花疏风解毒，临床报道菊花能防治心血管疾病，故有助于延年增寿。

2. 补脾益胃方

（1）期颐饼（《医学衷中参西录》）

原料：生芡实 180g，生鸡内金 30g，白面粉 250g，白糖适量。

制作：芡实水淘洗去浮皮，烘干碾细；鸡内金烘干碾细，再用温开水浸泡半日。以上各味同用水和均匀，做成薄饼煎食。

功效：健脾强身，尤其适宜于身体过于消瘦者。方中芡实味甘性平，有益精强志作用。方名"期颐饼"，指老年人可望活到期颐之年，寿至百岁。

（2）金髓煎（《饮膳正要》）

原料：枸杞不以多少，采红熟者。

制作：用无灰酒浸之，冬六日，夏三日，于沙盆内研令烂细，然后以布袋绞取汁，与前浸酒一同慢火熬成膏，于净瓷器内封贮，重汤煮之。每服一匙头，酥油少许调下。

功效：延年益寿，填精补髓，久服发白变黑，返老还童。

3. 滋阴补血方

（1）天冬饼（《太平圣惠方》）

原料：天冬 1000g，白蜜 60g，芝麻 12g，黑黄豆 500g。

用法：将天冬加水浓煎，取汁 300ml，加蜂蜜熬炼，再入芝麻、黑黄豆粉，共和为饼，每日 3 次佐餐食用。

功用：抗齿早脱、发早白之早衰之象。方中天冬长于滋润，黑黄豆亦能润燥，故有抗早衰作用。

（2）雌鸡粥（《寿亲养老新书》）

原料：黄雌鸡一只，肉苁蓉一两，生薯蓣一两，阿魏少许（炼过），粳米二合。

制作：鸡去毛、内脏，肉苁蓉酒浸一宿，刮去皱皮，生薯蓣切片。先将鸡煮烂，劈骨，取汁下米及鸡肉、苁蓉等，煮粥，入五味。空心食之。

功效：益下元，壮气海。

第三节　去皱防皱营养食疗

皮肤皱纹的产生是人体衰老的最初征兆。20 岁以后皮肤厚度呈线性减少。真皮纤维细胞数量逐渐减少，胶原总含量每年减少 1%，胶原纤维变粗，密度增大，且变为不可溶性，不易被胶原酶所分解。由于胶原纤维的这些改变，使胶原应力传导减弱，一旦受过分拉伸就容易发生撕裂伤。

真皮网状层弹性纤维排列改变，导致皮肤拉伸后弹性回复力减弱，这种弹性纤维的退化导致皮肤松弛，形成细小皱纹。

25 岁以后皮肤就开始逐渐衰老。30 岁左右眼角容易形成小皱纹，因为眼角四周浸有皮脂腺，血液循环不良，40 岁后额头开始产生皱纹，到了 50 岁以后，整个面颊、颈部都会刻画出人生的年轮。

一、皮肤过早产生皱纹的原因

身体衰弱、久病重病、贫血、营养不良、失眠、神经衰弱、精神抑郁等内在原因，以及日下曝晒、皮肤不清洁、滥用化妆品等外在因素，都是导致皮肤过早出现皱纹的诱因。此外，中医认为皮肤皱纹的产生还与以下因素有关：

1. 机体衰老

皮肤是机体组织的一部分，当机体衰老时，皮肤也不可避免地老化，从而出现皱纹。

2. 脾胃虚弱，运化失健

饮食不节，或思虑太过，或劳逸失调，均可导致脾胃虚弱，运化失健，水谷精微不能化生气血，则面部肌肤失养而出现皱纹。

3. 饮食不节，五味偏嗜

五味与五脏各有其亲和性，长期偏嗜某种食物会使该脏功能偏盛，久之则受损，发生病变，可损伤面部肌肤，诱发皱纹。如《素问·五脏生成篇》中说："多食咸，则脉凝泣"，即气血运行不畅，可导致面部肌肤失养；"多食苦，则皮槁"、"多食酸则肉胝皱而唇揭"，均致皮肤枯槁多皱。

4. 情志不畅，肝失疏泄

肝喜条达而恶抑郁，情志不遂，肝失疏泄，导致气滞血瘀，面部肌肤失养而生皱纹。

二、去皱的营养食疗应用

（一）饮食原则

皱纹的防治除了改善不良生活习惯，保持乐观开朗，及早治疗各种慢性病，合理使用化妆品，坚持面部按摩外，饮食疗法可起到较好的防皱、消皱的作用。因为某些食物成分能延缓皮肤的衰老过程，改善弹力纤维和胶原蛋白含量，因而有助于增加皮肤弹性，消减皱纹。营养学认为多食以下食物有助于改善和消除皱纹：

1. 富含硫酸软骨素的食物：如猪蹄、猪皮、鸡皮、鱼翅、鱼皮、鲑鱼头、鲨鱼软骨等。

2. 富含核酸的食物：海参、鱼类、虾类、牡蛎、龟肉、动物肝脏、山药、花粉、蜂蜜、黑木耳、蘑菇、燕窝、酵母及谷类、豆类的胚芽部分等。

3. 富含多种维生素和无机盐的新鲜蔬菜和水果。

（二）食疗应用举例

1. 精亏血少型

（1）胡椒海参汤（《中华临床药膳食疗学》）

原料：水发海参750g，鸡汤750g，香菜20g，酱油、精盐、味精、胡椒粉、香油各少许，料酒15g，葱20g，姜末6g，猪油25g。

制作及用法：海参去肚黑膜，洗净。切大抹刀片，开水氽透，捞出控去水分；葱切丝；香菜洗净切寸段；猪油入锅烧热，放葱丝、胡椒粉稍煸，烹入料酒，加鸡汤、调料；海参片放入汤内，汤开撇去浮沫，调好口味，淋香油，撒入葱丝和香菜段即成。不拘时服用。

功效：补肾益精，养血润燥，润肤美颜防皱。

（2）桑椹葡萄粥（《养颜药膳方》）

原料：桑椹子、白糖各30g，葡萄干10g，薏苡仁20g，粳米50g。

制作及用法：将桑椹子、薏苡仁洗净，用冷水浸泡数小时。淘洗净粳米，置铁锅中，加桑椹子、薏苡仁及浸泡水，加葡萄干，先用旺火煮开，再改用小火煨粥，粥成时加入白糖，拌匀。每日1剂，早、晚各1次。

功效：滋阴补肾，健脾利湿，丰肌泽肤。

2. 脾胃虚弱型

薏苡仁山药粥（《中华药膳宝典》）

原料：薏苡仁、淮山药各30g，大枣12枚，小米100g，白糖20g。

制作及用法：大枣洗净去核，切细条；淮山药研成细末；小米洗净置于砂锅中，加大枣、薏苡仁、淮山药末及适量清水，文火煨粥，粥成时加入白糖拌匀即可。

功效：健脾和胃，益气悦肤，清利湿热。适用于脾胃功能虚弱的中老年人。

3. 心脾两虚型

（1）大枣百合粥（《中国食疗大全》）

原料：大枣12枚，小麦仁60g，甘草（干品）、百合（干品）各10g，红糖30g。

制作及用法：甘草、百合洗净，共煎汁；大枣、小麦仁洗净；将大枣、小麦仁、药汁及红糖同煮成粥。趁热食用，每日1~2次。

功效：具有益气健脾、宁心安神、除烦润肤功效。久用可改善不良情绪，增进食欲，并使皮肤红润细白，还可防止皮肤衰老，减少皮肤皱纹。

（2）薏苡仁莲子百合粥（《中华药膳宝典》）

原料：薏苡仁20g，百合5g，莲子6g，枸杞子、冬瓜仁、甜杏仁粉各10g，大米 100g。

制作及用法：将薏苡仁、莲子放碗内，加水适量置蒸锅蒸熟，再与洗净的百合、枸杞子、大米同煮粥，粥熟后调入冬瓜仁、杏仁粉再煮片刻即可。每日服 2 次，早、晚空腹食用。

功效：美肤祛皱、光泽皮肤、美肤驻颜。

第四节　润肤泽面营养食疗

健美的肌肤应该是细腻而润泽的。有一些人的皮肤则呈现粗糙和干燥状态，皮肤内水分不足，新陈代谢缓慢，皮脂腺功能减退，皮肤表面干燥，表皮角质细胞容易脱落，皮肤缺乏弹性。

一、皮肤干燥粗糙的原因

皮肤的健康和美丽和许多因素有关，其中包括遗传、气候、年龄、饮食、污染、压力水平以及激素的分泌量。但其中起关键作用的有两个主要因素，一是人体内排毒器官的工作状态和毒素的累积状况，二是人体的营养状况。这两个方面都可以从日常饮食中得到改善和补充。此外，中医认为皮肤干燥粗糙与以下原因有关：

1. 气血津液亏虚

面部肌肤的润泽赖气血津液的濡养。具体地说，阳气盛衰决定着肌肤的光泽，阳气盛使皮肤明亮；阴液滋润使皮肤柔润。故欲使肌肤明亮当温养阳气，欲使肌肤柔润当滋补阴液。

2. 太阴气衰

太阴指手太阴肺和足太阴脾。肺脾二脏在气的生成和津液的输布代谢方面发挥着重要作用。肺所吸入的清气和脾胃所运化的水谷精气是组成气的主要物质基础；津液的输布代谢主要是由肺的宣发肃降、通调水道和脾的运化水液、输布津液功能来完成。故肺脾气虚时，气及津液的生成及敷布均受影响，则肌肤失养而枯槁不泽。此外，黄为脾之主色，当脾气虚时面色则表现为萎黄。

3. 肾虚衰老

肌肤润泽与年龄关系密切，随着年龄增长，肾精渐亏，脏腑、经络、气血津液失调，故致肌肤失养，枯燥无泽。

4. 血瘀痰阻

各种原因引起的瘀血或痰饮内停均可影响气血津液的正常生成和输布，使面色枯槁晦暗。

二、营养食疗应用

中医认为润肤泽面应以内调为主，宜多食具有滋阴润肺、健脾益肾、活血化瘀作用的食物和中药。

（一）润肤泽面药食及饮食原则

1. 补充适量的蛋白质，宜多食豆类，如牛奶、黑豆、黄豆、绿豆、赤豆、豌豆、豆腐，以及骨头汤、猪蹄汤、燕窝等。

2. 多食新鲜的蔬菜、水果及海藻类食物，如芹菜、竹笋、胡萝卜、土豆、海带、西瓜、柿子、苹果、桃、葡萄、猕猴桃、草莓、柠檬、橘子、香蕉、蜂蜜、菠萝等。

3. 少食温热辛燥的食物，如狗肉、鱼、贝、虾、蟹等。

4. 常用中药如桃花、桃仁、当归、莲花、玫瑰花、枸杞、天冬、麦冬、玉竹、女贞子、旱莲草、山药、百合、莲子、桑椹等。

（二）食疗应用举例

1. 阴血不足型

症状：皮肤干燥粗糙，面色苍白无华，伴头晕心悸，失眠健忘，口渴喜饮，色淡红少津，脉细弱或细数无力。

治则：滋阴补血，润燥养颜。

药膳举例：

（1）红枣莲子汤（《中华食物疗法大全》）

原料：红枣100g，莲子60g，冰糖适量。

制法：将红枣洗净，用开水泡胀莲子，剥去外衣，置砂锅内炖煮，莲子煮至八成熟时放入红枣、冰糖，再用文火煮30分钟即成。经常随意饮用。

功效：补血养颜，最宜妇人美肤服食。

（2）骨髓养颜膏（《补养篇》）

原料：骨髓500g（牛、羊、猪均可），炒米粉适量。

制作及用法：骨髓洗净，焙干，磨粉，加入炒米粉拌匀。每次用鲜热牛奶冲调1汤匙食服，每日1次。此饮可滋阴补髓、悦泽面容、减皱。

2. 肺气虚型

症状：皮肤干燥，面色萎黄，形体消瘦，少气懒言，食少纳呆，大便溏薄，脉细弱或濡。

治则：健脾益肺，润肤泽颜。

药膳举例：

（1）天门冬包子（《养颜与减肥自然疗法》）

原料：天门冬 12g，猪肉 250g，冬笋 1 个，鸡蛋 2 个，大葱 60g，白菜或萝卜 250g，清油 30g，盐、酱油、香油适量，面粉 500g，碱适量。

制作：天门冬洗净水泡软，切成碎末。猪肉剁碎成馅，冬笋、白菜或萝卜切成碎末。把鸡蛋打在锅内，炒熟切碎。锅内放入清油（植物油），加水少许，顺时针方向搅拌，然后倒入酱油、香油、盐及其他馅末拌匀。把面粉和好发酵，加碱揉成面团。用拌好的馅包成包子，入蒸笼内蒸 15～20 分钟即可。

（2）地仙煎（《饮膳正要》）

原料：山药一斤，杏仁一升，生牛奶子二升。

制作：杏仁用汤泡去皮尖，研细，入牛奶子、山药，拌绞取汁，用新瓷瓶密封，汤煮 1 日。每日空心酒调一匙头。

功效：令人颜色悦泽，骨髓坚固，行及奔马。

3. 肾精亏虚型

症状：皮肤干燥，面暗无华，发枯稀少，头晕目眩，腰膝酸软，性欲冷淡，舌淡少津，尺脉无力。

治则：补肾填精，护肤美容。

药膳举例：

清蒸枸杞鸽（《中华药膳大宝典》）

原料：枸杞子 50g，白鸽 1 只，料酒 10ml。

制作及用法：用清水洗净枸杞子，滤干；宰杀活白鸽，去毛、血、内脏，洗净；将枸杞子装入鸽子的腹腔内，淋上料酒，加少量清水，用干净棉线将鸽子身扎牢；将全鸽纳入瓷盆内（鸽腹朝上），不加盖以让水蒸汽进入，用旺火隔水蒸 190 分钟，离火即成。喝汤，吃肉，嚼食枸杞子，1 天内吃完。

4. 血瘀痰阻型

症状：皮肤干燥皲裂，晦暗无华，舌暗淡，或有瘀点瘀斑，脉涩不利。

治则：化痰活血，润肤泽面。

药膳举例：

桃仁酒（《太平圣惠方》）

原料：桃仁 1200 枚，清酒 3 斗。

制作：先捣桃仁令碎，纳砂盆中细研，以绍酒绞取汁，再研再绞，使桃仁尽即止。都纳入小瓷瓮中，置于釜内，以重汤煮，看色黄如稀如饴，便出。

服法：每服一中盏，日二服。

功效：令人光悦，益颜色。

第五节　美白营养食疗

一、皮肤的正常颜色及影响因素

人的正常皮肤颜色由以下几方面的因素决定：

1．皮肤中黑色素的含量

黑色素是在黑色素细胞内酪氨酸经过酪氨酸酶的催化，逐步氧化生成的。首先，酪氨酸氧化成多巴，再变为多巴醌。然后，多巴醌重新排列聚合，最后和蛋白质结合生成黑色素蛋白。因此，黑色素是一种和蛋白质紧密结合的高分子聚合物。人的表皮基底层约有 10～20 亿个黑色素细胞，对称分布于体表，但分布密度却因部位而不同。一般头面部、皱襞部较多，腹背部较少。这种分布密度的特点相当恒定，无种族和性别差异。皮肤颜色的不同及变化主要决定于黑色素细胞产生黑色素的能力，也决定于角质形成细胞中黑素体的数量、大小、转运程度和聚集方式。黑素体是黑色素细胞胞浆中的一种特殊的细胞器，黑色素就是在黑素体中合成的。成熟的黑素体可通过树突将合成的黑色素转运到周围的角质形成细胞中。每个黑色素细胞和周围的 20～36 个角质形成细胞构成一个结构和功能单位，称为表皮黑色素单位，黑色素的合成、运输和降解都是在黑色素单位中完成的。

2．皮肤血流的颜色

影响肤色的因素除了黑色素之外，还有皮肤的血液循环情况。穿行于皮肤及皮下的毛细血管相当丰富。血流丰富则皮肤白里透红，颜色亮丽；贫血时皮肤则苍白、缺少血色。

3．皮肤组织学上的差异

主要是皮肤的厚薄，尤其是角质层和颗粒层的厚薄。颗粒层厚，透光性差，则肤色发黄。采用美容嫩肤术可使角质层和颗粒层变薄，产生皮肤美容的效果。

4．皮肤中胡萝卜素的含量

皮肤固有的颜色为黄色，主要是由于皮肤中含有该色素。

中医学认为人颜面色与脏腑气血的盛衰和精神情志有关。五脏调和、气血旺盛、身体健康之人肌肤必定红润光泽。

二、肤色的美容营养食疗

（一）饮食原则及常用药食

1. 增加富含谷胱甘肽食物的摄入，如洋葱、大蒜、西红柿、鱼、虾、羊肉、辣椒等，以抑制酪氨酸酶的活性，减少黑色素的合成，增白皮肤。

2. 多吃含维生素 C 丰富的食物，如青椒、西红柿、柑橘、柚子、柠檬、山楂、鲜枣等，可抑制酪氨酸酶的活性，减少黑色素合成。

3. 控制食物中胡萝卜素的摄入，避免胡萝卜素在皮肤内的积累和色素的显现。

4. 补气养血，促进皮肤血液循环，使肤色红润有光泽，常选中药如当归、熟地、阿胶、黄芪、桃仁、枸杞、龙眼肉、黄精、桑椹、沙苑子、百合、乌梅、桃花、玫瑰花等。

（二）食疗方举例

1. 奶香西红柿（《360°绝对粉嫩美白餐》）

功效主治：生津润燥，令肌肤嫩白。

原料：西红柿 2 个，鲜牛奶 200g，鸡蛋 3 个，淀粉、精盐、胡椒粉、香菜、花生油适量，白糖少许。

制法：西红柿去蒂，洗净后切成月牙状；牛奶用淀粉调成汁；鸡蛋煎成荷包蛋；炒锅中放少许花生油加热，将切好的西红柿入锅，翻炒几下，放盐；将调好的牛奶汁倒入锅内，搅拌均匀；再将荷包蛋入锅；放少许糖、胡椒粉，文火炖 3 分钟，装盆；香菜洗净，切碎撒于盆上即可。

2. 桂圆莲子粥（《中华临床药膳食疗学》）

功效主治：气血双补，乌发荣颜。

原料：桂圆肉 10g，莲子 16g，大枣 10 枚，粳米 50g。

制作：四物共煮成粥。

服法：每日服 2 次，连服 15～30 日。

第六节 痤疮的营养食疗

痤疮是毛囊皮脂腺单位的慢性炎症性疾病，俗称粉刺、青春痘，是青春期常见的皮肤病。其特点是颜面、胸、背等处生丘疹如刺，针尖或米粒大小，或见黑头，能挤出白色米渣样粉汁。多见于青年男女。中医又称"肺风粉刺"、"面疱"、"面粉渣"、"酒刺"等。

一、痤疮的病因

（一）西医学论述

现代研究发现很多因素都可以引起痤疮，多见如下原因：

1. 卫生因素

面部清洁不彻底，油垢堆积，堵塞毛孔。

2. 饮食因素

大量食用高脂、高糖和酸性食品，而纤维素、维生素的摄入过少，造成体内酸度过大，造成皮肤粗糙、毛孔堵塞，甚至不同程度的痤疮。

3. 精神因素

紧张焦虑、烦躁忧虑以及失眠、长期睡眠不足会引起体内新陈代谢失调，也会引起痤疮。

4. 内分泌因素

青春期和青春期后的内分泌失调造成体内激素水平异常，会严重地影响皮肤的状况，是引起痤疮爆发的一个主要因素。

5. 遗传因素

遗传因素也被认为是发生痤疮的重要原因。

以上这些因素最终导致体内雄激素水平升高，雄激素水平过高又会引起皮脂腺发育旺盛，皮脂分泌增加；另外还有毛囊皮脂腺导管角化异常，皮脂淤积。这两方面因素可能单独存在，也可能同时存在。继而发生毛囊内微生物感染及炎症反应，导致痤疮的发病。

（二）中医有关痤疮病因病机的论述

1. 血热偏盛

青年人素体阳盛，营血偏热，血热导致气血郁滞不散，因而发病。

2. 肺经风热

肺主皮毛，风热之邪熏蒸皮毛，蕴阻肌肤，诱发本病。

3. 肠胃湿热

饮食不节或思虑过度，劳伤脾胃，运化失常，水湿内停，日久成痰，湿郁化热；或平素嗜食辛辣油腻之品，湿热内生，结于肠胃，足阳明胃经起于颜面而下行过胸，肠胃湿热循经上熏，阻于胸、面肌肤而发病。

4. 肝郁化火

情志抑郁，五志不遂，导致肝气郁结，郁而化火，肝经支脉"从目系下颊里，环唇内"，肝热循经上蒸，导致本病。

5. 血瘀痰结

病情旷日持久不愈，使气血郁滞，经脉失畅，或肺胃积热，久蕴不解，化湿生痰，痰血瘀结，可致粟疹日渐扩大，或局部出现结节，累累相连。

总之，素体血热偏盛是本病发病的根本；饮食不节、情志失调、外邪侵袭是发病的条件；血瘀痰结则使病情复杂深重。

二、痤疮的营养食疗

青春期痤疮轻者一般不需要特殊治疗，随着年龄的增长会逐渐减轻乃至消除，但要注意自我调理。首先要避免不必要的焦虑和紧张，保持乐观愉快的情绪。同时要注意保持皮肤清洁，经常用温水洗脸，避免用碱性大的肥皂，更不能用多油脂和刺激性强的化妆品包括"洗面奶"，以免皮脂排出受阻。粉刺不论程度轻重，切忌用手挤压搔抓，以免造成皮肤破损、感染化脓，使愈后留下难以消退的瘢痕或色素沉着，有碍美容。

（一）饮食营养注意事项

注意补充维生素 A、维生素 B_2、维生素 B_6、锌等；同时控制食用脂肪和糖类。

1. 宜食食物

①多吃新鲜蔬菜，如胡萝卜、菠菜、芹菜、苦瓜、黄瓜、冬瓜、茭白、绿豆芽、莲藕、韭菜，以及香菇、金针菜、蘑菇、银耳、黑木耳、黄豆、豆腐等。

②多食新鲜水果，如西瓜、梨、苹果、山楂等。

③动物类食品宜选用牛奶、动物肝脏、肾脏、蛋类、鱼类、猪瘦肉、兔肉、鸭肉、牡蛎等。

2. 忌食食品

少吃肥肉、动物脑、奶油蛋糕、雪糕、巧克力等含油脂和糖较多的食品；少食姜、蒜、辣椒及浓茶、咖啡等辛辣刺激性食物和饮料；不吸烟、不酗酒；韭菜、狗肉、羊肉、龙眼肉等性温热的食物也应少食。

另外，还应保持大便通畅。

（二）食疗应用举例

中医食疗学多按肺经风热型、血热蕴毒型、肝郁化火型、脾胃湿热型和痰凝血瘀型五型进行辨证施治。

1．肺经风热型

症状：皮损以炎症丘疹为主，颜面、胸背部散在红色粟米样丘疹，颜色鲜明，伴口干口臭、大便秘结；舌质红，苔薄黄，脉浮数。

治则：疏风、清肺、散热。

常用中药：桑白皮、枇杷叶、黄芩、黄连、栀子、双花、连翘等。

药膳举例：

枇杷薏米粥（《中国药膳大全》）

原料：薏米100g，鲜枇杷（去皮核）60g，枇杷叶10g。

制法：先将枇杷叶洗净切碎，煮沸10～15分钟，捞去渣后纳入薏米煮粥，粥熟后将切碎的枇杷果肉放入其中搅匀即可。

2．血热蕴毒型

症状：皮损以脓疱、炎症型丘疹为主，脓疱多发生于丘疹上部，破溃后流出脓液，脓疱聚集，有时可见病灶周围红肿；舌质紫，脉洪大。

治则：清热、凉血、化瘀。

常用中药：石膏、丹参、丹皮、赤芍、紫草、当归、川芎、益母草、栀子、槐花等。

药膳举例：

（1）解毒丝瓜汤（《常见病的饮食防治》）

马齿苋、鱼腥草各30g，丝瓜200g（不去皮），洗净后煎汤服食。

（2）百合绿豆汤（验方）

绿豆、百合各150g，加水2000ml，煮开后加入冰糖少许，煮汤服食之，每日2次，每次一小碗。有清肺解热除湿之功，对丘疹性痤疮有良效。

3．肝郁化火型

症状：皮损以结节为主，大小不等，亦可伴有炎症性丘疹存在，皮疹淡红或紫红色，伴有口苦咽干、闷闷不乐或急躁易怒；舌苔薄白，脉弦。

治则：疏肝解郁，清热解毒。

常用中药：柴胡、香附、白芍、薄荷、栀子、槐花、玫瑰花、月季花等。

药膳举例：

痤疮饮（验方）

金银花、生槐花、玫瑰花、月季花各10g，生石膏30g，煎汤加少许蜂蜜饮用。

4．脾胃湿热型

症状：皮损以丘疹为主，藏于表皮与真皮之间，皮疹红肿疼痛，或有脓疱，病位深，不易消退，伴有潮热、多汗、口臭、便秘、尿黄；舌红，苔黄腻，脉滑数。

治则：清热利湿通腑。

常用中药：薏米、生扁豆、茯苓、白术、草薢、枳壳、黄连、黄柏等。

药膳举例：

凉拌三苋（《中华临床药膳食疗学》）

原料：鲜苋菜100g，鲜冬苋菜100g，鲜马齿苋100g，调料适量。

将三物分别用开水焯至八成熟，捞出后浸入冷水中5～10分钟，取出控去水，切段，入调料后拌匀即可。

5. 痰凝血瘀型

症状：皮损以炎性结节、囊肿、瘢痕疙瘩为主，着色深，或有纳呆，便溏，月经不调；舌下有瘀络、紫斑，脉涩。

治则：消痰软坚，活血化瘀。

常用中药：当归、海藻、玄参、贝母、夏枯草、大黄等。

药膳举例：

（1）桃仁山楂粥（《养颜与减肥自然疗法》）

原料：桃仁9g，山楂9g，贝母9g，荷叶半张，粳米60g。

制法：先把前四味药煎汁去渣，再入粳米煮粥。每日1剂，日服3次，共服30天。

（2）黑豆坤草粥（《常见病的饮食防治》）

原料：黑豆150g，坤草30g，桃仁10g，苏木15g，粳米250g，红糖适量。

制法：将坤草、苏木、桃仁水煎30分钟，滤汁去渣，再将黑豆加药汁和水煮至八成熟，下粳米煮粥，粥烂加糖即可食用。早、晚各服用一小碗。

第七节 黄褐斑的营养食疗

黄褐斑是常发生于面部的色素增加性皮肤病，是影响面容的常见病之一，多见于女性。初起通常是对称地分布于颧突和前额，大小不一，形状也不规则，边界较清楚，呈黄褐或淡黑色，平摊于皮肤上，抚之不碍手，没有任何自觉症状。久之延伸到鼻部、口唇周围，颜色加深，形成褐色蝴蝶状斑块，春夏季往往加重，入冬以后颜色减淡。中医又称为"面尘"、"黧黑斑"等。

一、病因病机

（一）西医病因病理

西医学认为目前本病病因不清，但可能与以下因素有关：

1. 妊娠或口服避孕药等导致雌激素增加，结果导致大量黑色素沉着于表皮细胞，引起黄褐斑。

2. 某些慢性病，特别是妇科疾病，如月经失调、痛经、子宫附件炎、不孕症等的患者中也常发生本病，可能与卵巢、垂体、甲状腺等内分泌失调有关。

3. 日晒是一个重要因素。紫外线能激活酪氨酸酶活性，使照射部位黑色素细胞增殖，从而使黑色素生成增加。

4. 化妆品可引发黄褐斑。这可能与化妆品中某些成分，如氧化亚油酸、枸橼酸、水杨酸盐、重金属、防腐剂、香料等有关。尤以劣质化妆品更为有害。

5. 空气污染、烟雾、汽车尾气、灰尘、计算机、手机、电视机的电磁辐射可导致皮肤抵抗力下降。另外，臭氧层破坏使皮肤接受过强的紫外线，也使黑色素分泌增加。

（二）中医病因病机

中医认为"此症由忧思抑郁，血弱不华，火燥精滞而成。"即认为本病的发生与肝、脾、肾三脏有关，尤与肝脏关系密切。主要病机为气血不能上荣于面。

1. 情志不遂

肝藏血，主疏泄条达，若情志失调，肝郁不舒，或暴怒伤肝，则气机不畅，气滞血瘀，颜面失于荣养，则生褐斑。

2. 脾虚失运

饮食不节、偏嗜五味，或忧思伤脾、劳倦过度，均可使脾失健运，气血生化乏源；或土虚不能制水，痰饮内停，阻涩脉道，均致气血不能上荣于面，变生褐斑。

3. 肾精亏损

房室过度，或年老体衰，肾精亏耗，颜面不得荣润，或水亏不能制火，虚火上炎，火燥结成褐斑。

二、营养食疗

在治疗本病时，除了去除诱因和治疗原发病外，饮食是一个重要疗法。

（一）饮食原则

1. 经常食用富含维生素 C 的食物，如柑橘类水果、柠檬、猕猴桃、鲜枣、山楂、西红柿、青椒及新鲜的绿色蔬菜等。

2. 忌吃辛辣油煎食物，如酒、浓茶、咖啡等。

3. 有选择地运用药膳来进行防治。

（二）食疗应用举例

中医将黄褐斑分为四型进行辨证施治。

1. 肝气郁结型

症状：颜面出现黄褐色斑片，平素急躁易怒，胸胁胀痛，月经不调；舌质暗苔薄白，脉沉细。

治则：疏肝解郁，理气养血。

药膳举例：

（1）牛肝粥

原料：牛肝 500g，白菊花 9g，白僵蚕 9g，白芍 9g，白茯苓 12g，茵陈 12g，生甘草 3g，丝瓜 30g，大米 100g。

制作和用法：将白僵蚕、白芍、白茯苓、茵陈、生甘草、丝瓜装入纱布包内，然后和牛肝、白菊花、大米一起熬粥，熟后捞出药包，吃肝喝粥，每日早、晚各 1 次。以上剂量可服 2 日。每疗程 10 天，中间间隔 1 周，连服 3 个疗程。

（2）槟榔露酒

原料：槟榔 20g，橘皮 20g，青皮 10g，砂仁 5g，玫瑰花 10g，黄酒 1500ml。

制作和用法：将诸药碾成粗末，装入纱袋内，浸入黄酒中，文火煮 30 分钟，加入少量冰糖，取出药袋，酒装瓶贮存，每服 20ml，每日 2 次，孕妇禁止服用。

2. 气滞血瘀型

症状：颜面黄褐色斑片日久，颜色较深，情志抑郁，胸胁胀痛或刺痛，月经不调，色黯有血块；舌质暗或有瘀点、瘀斑，脉沉细涩。

治则：理气活血、化瘀消斑。

药膳举例：

厚朴煨肘

原料：猪肘 700g，厚朴 15g，香附 10g，枳壳 10g，当归 10g，川芎 6g。

制作和用法：将诸药压碎，装入纱布袋，与猪肘共入锅内，加入清水，置武火上烧沸，撇尽浮沫，移至文火，炖至八成熟时加入各种调料，如绍酒、生姜、精盐、酱油、味精、红糖等。待汁浓肘烂，去除药包，装盘即可食用。

3．脾虚血少型

症状：颜面出现黄褐色斑片，伴形体消瘦，面色无华，食少纳呆，心悸失眠，月经量少色淡；舌淡苔白，脉细弱。

治则：健脾益胃，养血安神。

药膳举例：

（1）五白糕（《面相与医疗美容》）

原料：白扁豆50g，白莲子50g，白茯苓50g，白菊花15g，山药50g，面粉200g，白糖100g。

制作和用法：将前五味中药磨成细粉，与面粉调匀，加水和面。或可加鲜酵母令其发酵，发好后揉入白糖，上笼武火蒸30分钟，出笼后切成块状即可食用。

（2）八宝祛斑粥

原料：生薏苡仁10g，芡实10g，莲子15g，生山药30g，白扁豆10g，赤小豆15g，大枣10枚，粳米200g。

制作和用法：将上药除粳米外加水适量，煎煮40分钟，再放粳米同煮，煮粥至熟后加适量冰糖调味，早、晚各吃一小碗，久服效果甚佳。

4．肝肾阴虚型

症状：颜面出现黄褐斑，色褐黑，伴腰膝酸软，倦怠无力，身体羸瘦；舌红，苔少，脉沉细。

治则：滋阴补肾。

药膳举例：

（1）地黄蒸鸭（《中华药膳宝典》）

原料：生地黄100g，怀山药200g，枸杞子30g，白鸭1只（约500g），葱、姜、胡椒粉、黄酒、清汤、盐、味精等调味品适量。

制作和用法：白鸭收拾干净，去骨，用盐、胡椒粉、黄酒涂抹在鸭体内外，加入葱、姜腌1小时左右。生地黄切片装入纱布袋，垫在一大碗底，把腌好的鸭肉切成1cm见方的丁。山药去皮切片，与枸杞子一同放在生地布袋上，加入清汤，上笼蒸约2小时，至肉熟烂翻扣盘中，去除药袋，即可食用。

（2）桑椹蜜膏（《面相与医疗美容》）

原料：桑椹100g，黑芝麻50g，制何首乌30g，当归20g，麦冬20g，生地20g。

制作和用法：诸药加水适量，煎煮30分钟滤汁，反复3次。三次药汁合并，小火煎熬浓缩至稠黏如膏状，加蜂蜜一倍，拌匀后再次煮沸，停火置冷，装满贮藏。饮服时每次1匙，用沸水冲化，每日早、晚分服。

附：雀斑

雀斑是一种发生在皮肤日晒部位的针尖至芝麻大小的黑褐色点状色素沉着，因皮损外观似雀卵上的斑点，故称雀斑。多有家族病史，始发于学龄前儿童，少数为青春期发病，女性多于男性。

本病为染色体显性遗传病。是由于皮肤黑素细胞内的酪氨酸酶活性增加，在日光、X 线、紫外线照射后产生大量黑色素，因而形成雀斑。有人提出雀斑是小的自限性的突变的黑素细胞株所致，这种突变与日晒有关。

（一）饮食原则

1. 经常食用富含维生素 A、B_2、C 及维生素 E 的食物，如牛奶、酸奶、黄豆、豌豆、芒果、刺梨、鲜枣、柑橘、油菜、香菜、青椒、芹菜、香菜、芥菜、白萝卜等。

2. 少食不易消化、辛辣刺激性食物，以及含色素的饮料，如浓茶、浓咖啡等。

（二）食疗应用举例

中医认为本病的发生与肾阴亏虚和火郁孙络、风邪外搏有关。

1. 肾阴虚型

症状：多有家族病史，自幼发病，皮损色泽淡黑，以鼻为中心，对称分布于颜面，互不融合，夏季增重，冬季减轻，无自觉症状；舌脉亦如常人。

治则：滋阴补肾。

药膳举例：

猪肾祛斑粥（《养颜与减肥自然疗法》）

原料：猪肾一对，粳米 200g，山药 100g，薏苡仁 50g。

制作及用法：猪肾去筋膜、臊腺，洗净切碎，山药去皮切碎待用，然后把切碎的猪肾焯去血水后，与山药、薏苡米、粳米加水适量，以小火煨烂成粥，加入适量盐及味精调味，分顿食用。

2. 火郁孙络，风邪外搏

症状：皮损呈针尖、粟粒大小的黄褐色或咖啡色斑点，以颜面、前臂、手背等暴露部位为多见，夏季或日晒后加剧，无自觉症状；舌脉如常。

治则：凉血，活血，散风。

药膳举例：

清暑美容饮（《中华临床药膳食疗学》）

原料：珍珠母250g，西瓜皮1000g，白木耳（银耳）30g，白糖500g。

制作：白木耳加水煮烂，取汁1000ml备用。珍珠母加水1000ml，煎1小时，再加入洗净、切成条的西瓜皮，煮半小时（可适量加水），滤出药汁1000ml。再将白木耳汁与珍珠母、西瓜皮药汁和匀，一同倒入不锈钢锅中煮沸，加糖500g，溶化后使之冷却即可。

第八节　白癜风的营养食疗

白癜风是由于皮肤色素代谢紊乱引起的皮肤色素脱失而呈白色或乳白色斑的疾病。以青年人多见，男性稍多。可单见或泛发，呈对称或不对称发病，形状不定，大小不等，日晒后可减轻。中医又称"白驳风"、"斑白"、"斑驳"、"白癜"等。

一、病因及发病机理

西医学认为本病病因不明，目前关于其发病机理有自身免疫学说，黑素细胞自身破坏学说，神经化学因子学说，遗传学说，铜、锌等微量元素变化学说，黑素细胞生长因子缺乏学说，以及自由基损伤学说等。

中医认为本病发生与以下因素有关：

1．七情内伤，气血失和

凡七情内伤，情志不遂，均可使气血失和，运行不畅，肌肤失其濡养，风邪乘虚侵袭肌表，阻滞经脉，酿为白斑。

2．肝肾阴亏

久病失养，累及肝肾，肝肾阴虚，皮毛腠理失养，复感风邪，导致本病。

3．瘀血阻滞

跌仆损伤，积而为瘀；或郁怒伤肝而气滞血瘀，络脉阻滞不通则新血不生；或久病失治，致络脉瘀阻，体肤失养，酿成白斑。

二、营养食疗

白癜风患者除到医院进行治疗外，还应在饮食上进行调治。

（一）饮食原则

1. 增加富含酪氨酸食物的摄入，如动物肝脏、瘦肉、蛋类、豆类和新鲜蔬菜等。

2. 减少富含谷胱甘肽食物的摄入，如洋葱、大蒜、西红柿、鱼、虾、羊肉、辣椒等，尤其不宜喝酒，否则会使病情加重。可选食胡萝卜、芹菜、茄子、油菜及核桃、芝麻等坚果类食品。

3. 少吃含维生素 C 丰富的食物，如青椒、西红柿、柑橘、柚子、柠檬、山楂、鲜枣等。

4. 尽可能多吃些含铜丰富的食物，如田螺、河蚌、杏干、杏脯、南瓜脯、花生、葵花子、西瓜子等。

5. 中医常从气滞血瘀和肝肾阴虚论治，药理研究亦证实鸡血藤、丹参、桃仁、当归、黄芩、枸杞子、山楂、夏枯草、菟丝子、女贞子、骨碎补、旱莲草、首乌等活血化瘀、补肝益肾类中药具有激活酪氨酸酶、促进黑色素合成的作用。

（二）食疗应用举例

1. 气滞血瘀型

症状：皮肤白斑，境界可模糊不清，伴情志抑郁，或心烦不安，善叹息；舌淡或有瘀斑，苔薄白，脉弦细涩。

治则：疏肝解郁，活血通络。

药膳举例：

白酒芝麻油（《千金要方》）

用白酒 10~15ml，送饮 10~15ml 黑芝麻油，每日 2 次，连用 2 个月以上。"忌食生冷、猪、鸡、鱼、蒜百日"。

2. 肝肾阴虚型

症状：皮肤白斑，境界清楚整齐，伴有头晕眼花，倦怠乏力，腰膝酸软，或五心烦热；舌红，少苔，脉沉细。

治则：滋补肝肾，养血祛风。

药膳举例：

昆仑追风粥（《冉氏家藏方》）

原料：白茄子（带蒂）500g，何首乌 15g，绿豆粉 50g，黑豆皮 50g。

制法：先将白茄子、何首乌加水同煮，待茄烂熟后加入黑豆皮、绿豆粉，充分搅匀成糊。每日服食数次，不拘食量，百日为期。

第九节　扁平疣的营养食疗

扁平疣是发生在皮肤浅表的良性赘生物，皮损为粟米至豆粒大、扁平稍高起皮面的扁平丘疹，表面呈乳头状，浅褐色或正常肤色，小圆形、椭圆形或多角形，境界清楚，无特别感觉。好发于颜面及手背。多见于青少年，尤以青春期前后的少女为多见。俗称"瘊子"、"扁瘊"。当丘疹数量较多且颜色较深时，可使面部失去原有的光滑和平整，对容貌影响较明显。另外，疣体通过传播可逐渐增多，给病人造成心理压力。

一、病因病机

西医学认为本病的致病原为人类乳头瘤病毒，属 DNA 病毒，球形，直径 45 ～55nm，小而无包膜，人是它的唯一宿主。本病多通过直接接触而传染，发病则与人体的免疫功能特别是细胞免疫功能低下有关。

中医认为本病的发生是由于气血失和，运行失畅，气滞血瘀；或郁怒伤肝，肝旺血燥，筋气不荣；或血枯生燥，筋气不和而外发，更兼腠理不密，风热毒邪乘虚内侵，搏于肌肤，凝聚成结所致。

二、食疗应用举例

临床根据症状常分为以下几型：

1. 湿热蕴结型

症状：皮疹淡红，数目较多，伴口干不欲饮，身热不扬，大便不畅，尿黄。舌质红，苔白腻，脉滑数。

治则：清热、利湿、解毒。

常用中药：板蓝根、夏枯草、连翘、野菊花、马齿苋、生薏米等。

药膳举例：

地肤子饮（《美容护肤药膳与食疗》）

配方：地肤子、白鲜皮、当归各20g，生地、蒲公英各50g，丹参25g，三棱、莪术、僵蚕、百部、干蟾皮各15g，苦参30g，白糖适量。

制作及用法：上药洗净，加水适量，武火烧沸后改文火煎煮25分钟，停火，过滤，留汁液，加入白糖搅匀即成。每日2次，每次饮150g。

2. 肝旺血燥型

症状：皮疹黄褐或正常肤色，伴急躁易怒，胸胁胀痛，目涩昏花，口渴咽干，舌淡红少津，脉弦细涩。

治则：养血柔肝，理气散郁。

常用中药：当归、黄芪、桃仁、木贼、香附、柴胡、青皮、蝉衣等。

药膳举例：

木贼香附饮（《面相与医疗美容》）

配方：木贼30g，香附子30g，大青叶18g，桃仁10g，红花5g，红糖30g。

制作及用法：以上药物洗净，放入瓦锅内，加水适量。瓦锅置武火上烧沸，再用文火煎煮25分钟，停火，过滤留汁液，加入白糖搅匀即成。每日2次，每次吃150g。

3．热蕴络瘀

症状：病程较长，皮疹黄褐或暗红，可有烦热。舌暗红，苔薄白，脉沉缓。

治则：活血化瘀、清热解毒。

常用中药：红花、桃仁、莪术、赤芍、薏米等。

药膳举例：

（1）红花茶（《花卉食疗》）

红花6g，沸水冲泡代茶饮，每日1剂，连服10天为1个疗程。

（2）苡仁米汤（《冉氏家藏方》）

原料：生苡仁100g，紫草10g，板蓝根10g，木贼草10g。

制作及用法：紫草、板蓝根、木贼煎汁去渣，再入苡仁同煮为粥。早、晚分服。可用药渣洗局部约20分钟。7天为1个疗程。

第十六章

形体美容营养食疗

一般所谓的美女需要具有标准的三围尺寸和优美动人的曲线。因此肥胖和瘦弱，都属于不美体型。

第一节 轻身减肥营养食疗

轻身减肥是指通过减少人体脂肪来减轻体重，从而获得苗条的体形和健美的身姿。

一、诊断标准

肥胖是指进食热量多于人体消耗量，导致体内脂肪积聚过多和分布异常，体重增加而造成的一种代谢性疾病。有关肥胖的诊断标准参照公共营养相关章节。

二、病因病机

现代研究认为，肥胖是因为摄食过量，活动过少，引起热量过剩而转化为脂肪堆积的结果。其发病机制多与遗传、中枢神经系统异常、内分泌功能紊乱、代谢因素和营养因素不平衡等多因素有关。

中医认为肥胖主要与脾、肾功能失调有关。

1. 饮食失节，痰湿阻滞

患者平时嗜食肥甘厚味，损伤脾胃，导致脾胃运化功能失常，水谷精微不化精血，聚湿生痰，痰浊膏脂内聚，导致肥胖。

2. 脾肾阳虚、水湿内盛

脾主运化，脾虚运化失司，水谷精微变生膏脂痰湿，蓄于肌肤，发为肥胖；肾主水，肾阳虚则水液代谢功能减退，湿浊内停，加重肥胖。

3. 肝失疏泄，痰瘀阻络

肝失疏泄，气机不畅，影响脾胃运化功能和胆汁的分泌排泄功能，不能净浊化脂，导致痰浊内聚，发为肥胖。

4. 脾胃实热，燥热内结

脾胃实热，导致腐熟水谷功能亢进，消谷善饥，多饮多食，食积不化，气血有余而化为膏脂，发为肥胖。

三、营养食疗

肥胖的治疗有很多方法，饮食控制和运动疗法是最基本和最主要的方法。单纯性肥胖的主要原因是能量的摄入超过消耗，最终以脂肪的形式积聚。所以治疗的关键在于减少能量摄入，增加其消耗。控制饮食减肥是逐渐减少体重，但不减少其他营养素，不会引起其他营养素的不足。其减肥的关键是建立良好的饮食习惯，可持续减肥，巩固减肥疗效。控制饮食减肥应合理地减少能量的摄入，但不能影响机体正常的新陈代谢和营养需求。

（一）饮食原则和减肥食品

1. 饮食原则

摄入脂肪或糖分过多、便秘、新陈代谢缓慢是肥胖发生的主要原因。针对这三大原因，减肥者应遵循以下饮食原则：

（1）减少膳食中总热量的摄入，以低脂、低糖、高纤维素食物为宜。

（2）保证蛋白质的充分摄入，提高蛋白质的质量，其中优质蛋白质应占1/2，多吃豆制品。

（3）保证供应足量的蔬菜、水果，在水果、蔬菜不能满足需要时，可多摄入粗粮及海带、海藻等海洋蔬菜。

（4）一日三餐，定时定量，晚餐宜少，少吃零食。

（5）控制进食速度。

2. 常用减肥食品。

（1）蔬菜：蔬菜中的绿豆芽、黄豆芽、冬瓜、黄瓜、苦瓜、丝瓜等含水分较多，食后产热少，不易形成脂肪堆积，其中黄瓜所含的丙醇二酸可抑制体内脂肪的合成，因而常食可减肥。韭菜、芹菜、竹笋及海草、蘑菇、木耳等含大量粗纤维，能促进肠蠕动，增加排泄，减少吸收。白萝卜、山楂能消积化滞，促进脂肪的分解，同样利于减肥。

（2）谷类：谷物中以玉米减肥效果最佳，利于营养过剩型肥胖者食用；此外，魔芋作为一种低热能、低蛋白质、低维生素、高膳食纤维的食品，是目前发现的最优良的可溶性膳食纤维，是当今比较理想的减肥食物。

（3）水果：可选食苹果、梅子、番木瓜等。

（4）水产品：虾、海蜇、章鱼、蛏子、海参等小水产品蛋白质含量高，而脂肪含量极低，很少有脂肪超过1%的。

（5）其他：荷叶、玉米须、茶叶、食醋、大蒜及甲壳素等。

（二）食疗应用举例

中医将肥胖症分为以下四型：

1. 脾虚湿盛型

症状：肥胖，头晕目眩，少气懒言，易疲劳，自汗，盗汗，心悸，浮肿，嗜睡。舌淡苔薄白或苔滑厚腻，脉沉细或濡缓。

治则：健脾利湿，祛痰化浊。

常用中药：人参、黄芪、茯苓、山药、薏苡仁等。

药膳举例：

（1）茯苓饼（《中华临床药膳食疗学》）

原料：茯苓粉、米粉各等份，白糖适量。

制作及用法：将二粉及白糖加水适量，调成糊状，置微火平锅内煎烙成薄饼，经常食之。

功效：补气益胃，健脾消肥。

（2）冬瓜粥（《中华临床药膳食疗学》）

原料：新鲜连皮冬瓜 80～100g，粳米 100g。

制作及用法：将冬瓜用刀刮去皮后洗净，煮粥，常食。

功效：利尿消肿，清热止渴，治肥胖。

2. 脾胃实热型

症状：体肥健壮，消谷善饥，面色红润，怕热汗多，口渴喜饮，大便秘结，舌红苔黄，脉滑或数。

治则：清胃通腑，减肥降脂。

常用中药：赤芍、大黄、枳实、山楂、陈皮、泽泻等。

药膳举例：

健美茶（《中华临床药膳食疗学》）

原料：大黄、枳实、白术、甘草、茶叶各20g。

制作及用法：上药研细末，分7份，每日1份代茶饮。

功效：消积通便，降脂减肥。

3. 脾肾阳虚型

症状：形体肥胖，颜面虚浮，劳倦嗜卧，动则喘气，腰膝酸软，下肢浮肿，夜尿频数，舌淡，苔薄白而滑，脉濡缓而弱。

治则：温肾健脾，利水化湿。

常用中药：山茱萸、何首乌、枸杞子、桑寄生、山药、茯苓、薏苡仁等。

药膳举例：

麻辣羊肉炒葱头（《中华临床药膳食疗学》）

原料：羊肉丝200g，姜丝10g，葱头100g，素油50g，花椒、辣椒少许。

制法：素油炒热，加花椒、辣椒少许，炸焦后捞出，放入羊肉丝、姜丝、葱丝煸炒，加盐、味精、醋、黄酒适量，熟透收汁即可。

功效：温阳化湿，祛痰利水。

4. 肝郁气滞型

症状：形体肥胖，头胀眩晕，急躁易怒，胸胁胀满，妇女月经不调，乳房胀痛，舌黯红，或有瘀斑，苔薄白或黄，脉弦细。

治则：疏肝理气，祛瘀减肥。

常用中药：柴胡、香附、丹参、赤芍、益母草、三七、当归、川芎、山楂、玫瑰花、代代花等。

药膳举例：

三花减肥茶（《养颜与减肥自然疗法》）

功效主治：宽胸利气，祛痰逐饮，利水消肿，活血养胃，降脂提神。

原料：玫瑰花、代代花、茉莉花、川芎、荷叶。

制作及用法：捣细备用。

服法：每服取5g，放置茶杯内，用80℃~100℃水冲泡，饮2~3次，一般在晚上服。

第二节　丰乳营养食疗

　　女子胸部健美包括胸肌的发达和乳房的丰满。前者与胸肌的锻炼有关，而后者与日常饮食有很密切的关系。一般来说，乳房的大小和体态胖瘦基本相称。胖人的乳房中脂肪积聚较多，所以乳房大些；体瘦的人乳房中脂肪积聚也相应减少，故乳房小些。

一、产生扁平胸及小乳房的主要原因

（一）西医病因病理

西医学认为与以下因素有关：乳房先天性双侧或单侧发育不良；哺乳后乳房

萎缩；双侧乳房轻度松垂导致不对称；乳腺肿瘤行保留乳头乳晕皮下乳腺切除术后；体重急剧减轻，体形骤然消瘦；乳腺癌术后。

（二）中医病因病机

中医认为，乳房的发育生长及其病变与五脏六腑之气血津液对乳房的滋养作用密切相关，其中以肾、脾、肝对乳房的生理病理影响最大。

1. 肾气虚衰

女子二七肾气盛，天癸至，月事以时下，两乳逐渐丰满，孕育后乳汁充盈。肾气虚衰则天癸竭，乳房衰萎。

2. 脾胃不足

脾胃为气血生化之源，乳汁由脾胃水谷之精华所化生，故乳房属胃。脾胃运化正常，气血充盈，则乳房丰满，反之则乳房下垂或发育不良。若脾失健运，痰浊内生，蕴结于乳房胃络，则可对乳房外形产生影响，甚至形成肿块。

3. 肝血不足或肝气不舒

肝经布胸胁，绕乳头而行，故乳头属肝。肝主藏血，肝血不足则产妇乳少；肝主疏泄，肝气不舒则乳房胀痛，甚至形成肿块。

二、营养食疗应用

（一）饮食原则及常用药食

1. 补充富含维生素 E 的食物，如卷心菜、花菜、葵花籽、玉米油和菜籽油等。

2. 补充富含维生素 B 族的食物。维生素 B 族是体内合成雌激素不可缺少的成分，它存在于粗粮、豆类、牛乳、瘦肉、猪肝、蘑菇等食物中。

3. 多吃一些热量高的食物，如蛋类、瘦肉、花生、核桃、芝麻、豆类、鱼类、植物油类等，使瘦弱的形体变得丰满，同时乳房也由于脂肪的积蓄而变得丰满而富有弹性。

4. 丰乳药膳常用补益气血、健脾益肾及疏肝解郁中药，如当归、黄芪、党参、山药、白术、大枣、枸杞、熟地、黄精、紫河车、淫羊藿、肉苁蓉、陈皮、通草、玫瑰花等。

（二）食疗应用举例

1. 豆浆炖羊肉（《中国食疗大全》）

原料：淮山 150g，羊肉 55g，豆浆 500g，油、盐、姜少许。

制法：以上药食加入油、盐、姜少许，一起炖 2 小时。

功效：每周服 2 次，可助乳房发育。

2. 海带炖鲤鱼（《中国食疗大全》）

原料：海带 200g，猪脚 1 只，花生 150g，鲤鱼 500g，干豆腐 2 块，葱、姜、油、盐、酒各少许。

制法：干豆腐切丝，先用油、盐分别爆香海带、猪蹄、豆腐丝，然后将海带、猪蹄、豆腐丝、花生一起加盐、糖、酒炖 1 小时，最后将姜、葱、煎好的鲤鱼放入炖半小时。

功效：坚持服食可助乳房发育。

3. 荔枝粥（《泉州本草》）

原料：荔枝干 15 枚，莲子、淮山药各 150g，瘦肉 250g，粳米 100g。

制法：荔枝干去壳取肉，与莲子、淮山药、瘦肉、粳米同煮粥。

功效：每周吃 2 次，可助乳房发育。

4. 虾仁归芪粥（《食疗粥谱》）

原料：虾仁 10g，当归 15g，黄芪 30g，桔梗 6g，粳米 50g。

制法：将当归、黄芪、桔梗布包，先煎煮 20 分钟，再入虾仁、粳米熬制成粥即可。顿食，每日 1 次。

功效：调补气血，健胸丰乳。适用于气血虚弱所致之乳房干瘪。

第三节　增重营养食疗

身体过于消瘦者往往肌肉萎缩，皮肤粗糙，骨骼显露，同样影响形体美。增重就是使形体过于消瘦者增加体重、体态丰满。

一、消瘦的原因

造成身体消瘦的原因除少数人患有慢性消耗性疾病、器质性疾病外，多数为后天失调所致，如长期失眠、饮食摄入量不足、多愁善感、劳累过度或不爱运动等。

人体的胖瘦主要取决于摄入食物热量是多于或少于新陈代谢所消耗的热量。多者剩余热量转化为脂肪积累于皮下、腹部等处，造成肥胖；少者则常因"入不敷出"而使人消瘦。故瘦弱者多为体内热量不足，缺乏耐力，肠胃功能较差，消化、吸收不良。

中医认为形体瘦弱之人多与先天禀赋不足、后天脾胃虚弱有关。

1. 先天禀赋不足

父母身体虚弱，遗传后代，或孕妇失于调摄，导致胎儿先天不足，肾精亏虚，影响后天机体的生长发育，故而消瘦。

2. 后天脾胃虚弱

饮食不节，劳欲过度，或思虑太过，情志抑郁，均可损伤脾胃，脾胃虚弱则运化失司，气血生化乏源，导致五脏六腑、四肢百骸、皮肤肌肉失养，逐渐身体消瘦。

3. 精血阴液亏虚

"瘦人多火"，消瘦者往往有精血阴液不足，虚火上炎，更伤阴液。

二、增重营养食疗

消瘦者宜采用药疗、体疗、食疗等方法进行综合调理。

(一) 饮食原则

1. 保证供给充足的热能、蛋白质和维生素，以及适量的脂肪、糖类、矿物质等。食物中动物蛋白质和豆类要占蛋白质总量的 1/3 ~ 1/2。食物要多样化，注意合理搭配，粗细搭配。

2. 夜间是人体内胰岛素分泌最多、血中胰岛素含量最高的时间。因此，体瘦者应注重晚餐，适当多摄入高热量、高蛋白、高脂肪和高糖食物，在胰岛素的作用下，合成脂肪贮聚于皮下，且糖和蛋白质转化为脂肪的比例最高。

3. 宜食食品有禽肉、畜肉、蛋类、奶类、鱼类、豆制品、赤豆、薏苡仁、百合、蔬菜和瓜果等；黑木耳、白木耳、蘑菇、苦瓜、芹菜、花生、核桃、芝麻、绿豆、甲鱼、鳗鱼、泥鳅、兔肉、鸭肉、西瓜、梨等食物性味偏凉，可根据个人口味适量选食。

4. 因瘦人多虚火，故瘦人应少食燥热及辛辣食品，如辣椒、姜、蒜、葱及虾、蟹等助火散气的食物。此外，生冷食物也应少吃，如冷饮、雪糕、生菜等。

5. 瘦弱者还要注意调整脾胃功能，以促进食欲和消化吸收功能。对脾胃功能较弱者，除应注意少食多餐、不偏食、不暴饮暴食，不边吃饭边喝水外，还应适量多吃些具有补脾健胃功能的食物，如莲子、山药、扁豆、紫米、薏苡仁、红枣、蜂蜜、鲫鱼、猪肚等。

(二) 食疗应用举例

中医认为消瘦临床可分为脾胃虚弱型、精血阴液亏虚型、脾肾阳虚型。

1. 脾胃虚弱型

症状：全身消瘦，面色萎黄，四肢倦怠，少气懒言，食少纳呆，大便溏薄，舌苔白，舌质淡，边有齿痕，脉细弱。

治则：健脾益胃，补气长肌。

常用中药：西洋参、党参、黄芪、白术、山药、茯苓、白扁豆、莲子、砂仁、鸡内金、生姜等。

宜食食物：牛奶、牛肉、羊肉、鸡肉、猪肚、粳米、糯米、香菇、南瓜、甘蓝、番薯、核桃仁、荔枝、无花果等。

药膳举例：

（1）羊肉索饼（《圣济总录》）

原料：白面150g，鸡蛋2个，羊肉150g，生姜汁适量。

制法：羊肉切碎炒熟，鸡蛋清、生姜汁和面作饼，蒸熟，入羊肉馅调和。

功效：此饼适于脾胃气弱而见食呕逆、瘦劣者常食。

（2）参苓粥（《中国药膳大全》）

原料：人参3~5g（或党参15~20g），白茯苓15~20g，生姜3~5g，粳米60g。

制法：先将人参和生姜切成薄片，再把茯苓捣碎，浸泡半小时，煎取药汁，分早、晚两次同粳米煮粥，温热空腹服食。

功效：健脾养胃，益气补虚。适于因脾胃虚弱而饮食减少、消瘦乏力者。

2. 精血阴液亏虚型

症状：全身消瘦，食欲不振，心悸健忘，五心烦热，颧红盗汗，口干咽燥，视力减退，大便秘结，腰膝酸软，或有心烦易怒。舌质红少苔，脉细数。

治则：补血填精，滋阴养液。虚火上炎者宜滋阴降火。

注意：忌食辛辣和燥热之物。

常用中药：枸杞、百合、沙参、天门冬、麦门冬、石斛、生地、女贞子、桑椹、龟板、鳖甲、地骨皮、旱莲草等。

宜食食物：牛奶、鸭肉、兔肉、龟肉、乌鸡、猪骨、蜂蜜、芝麻、黑豆、蘑菇、紫菜、海带、黄花菜、菠菜、香蕉、椰子、小麦、冰糖等。

药膳举例：

（1）胎盘膏（验方）

原料：胎盘1~2具。

制法：胎盘漂洗干净，切碎，加水熬成膏。调入蜂蜜，再熬成膏，贮用。每次取一汤匙，温开水调服，每日2~3次。

功效：此方是体虚消瘦者的补益佳品。

（2）生地蒸乌鸡（《滋补药膳大全》）

原料：雌乌鸡1只，干地黄250g，饴糖250g。

制法：乌鸡宰杀去内脏，将切成细条的生地黄与饴糖混合拌匀，纳入鸡腹内，缚紧放入盆中，置蒸笼中蒸熟。食肉饮汁，服时勿噘盐。

功效：此方适于因积劳虚损、血虚阴亏、中气不足而引起食减神疲、四肢倦怠、心烦内热、肌肉消瘦的人。

3. 脾肾阳虚型

症状：形体消瘦，面色发白，形寒肢冷，神倦嗜卧，不思饮食，大便溏泻或五更泻。舌质淡有齿痕，苔薄白，脉弱或沉迟。

治则：温补肾阳，运脾增肥。

常用中药：鹿茸、冬虫夏草、海马、肉苁蓉、杜仲、补骨脂、骨碎补、菟丝子等。

宜食食物：羊肉、狗肉、鸡肉、虾仁、海参、鱼肚、猪肝、韭菜、南瓜、刀豆、洋葱、豌豆、樱桃、荔枝、红枣、桂圆、红糖等。

药膳举例：

（1）杜仲爆羊腰（《箧中方》）

原料：杜仲15g，五味子6g，羊腰500g，豆粉、调料各适量。

制法：杜仲、五味子煎汁浓缩，用药液调好豆粉。将羊腰洗净，去筋膜腺，切成小块腰花，先以豆粉汁裹匀，再以熟菜油爆炒至嫩熟，烹以酱油、食盐、葱、生姜等即成。

功效：适于肾虚之体虚羸瘦者。

（2）人参羊肉汤（《圣济总录》）

原料：人参40g，枸杞白皮120g，肉苁蓉2g，羊肉350g，羊肚1具，葱白2根，豆豉适量。

制法：将三味药碾碎煎汁，葱白切细后和羊肉、豆豉一起于药汁中和匀，放入羊肚内，锅内煮熟，食时细切，食之至饱。

功效：适于脾肾阳虚之体虚羸瘦者。

第十七章
头发美容营养食疗

　　头发秀美是人体美的一部分，美丽的头发茂密乌黑，润泽柔软而有弹性。要使头发秀美，一个重要的方面是合理补充有助于头发健美的营养食物。

第一节　头发的分类及特点

　　头发是一种从头皮上生长出来的纤维组织，是由细胞再生而形成的一种硬角质的排列。头发是由发根和发杆两部分组成的。

一、头发的分类

　　头发一般可分为钢发、绵发、油发、沙发、卷发五种。

1. **钢发**　比较粗硬，生长稠密，含水量也较多，有弹性，弹力也稳固。
2. **绵发**　比较细软的头发，缺少硬度，弹性较差
3. **油发**　这种头发油质较多，弹性较强，抵抗力强，弹性不稳定。
4. **沙发**　缺乏油脂，含水量少。
5. **卷发**　弯曲丛生，软如羊毛。

　　由于人体健康状态、分泌状态和保养状态的不同，又可将头发分为健康的中性发、干性发、油性发、混合性发和受损发。

1. 中性头发

　　此型头发柔滑光亮，不油腻，也不干枯，容易吹梳整理。这是健康正常的头发。

2. 干性头发

　　此型头发皮脂分泌少，没有油腻感，头发表现为粗糙、僵硬、无弹性、暗淡无光，发杆往往卷曲，发梢分裂或缠结成团，易断裂、分叉和折断。

　　日光曝晒、狂风久吹、空气干燥、使用强碱性肥皂等均可吸收破坏头发上的油脂并使水分丧失。含氯过多的游泳池水以及海水均可漂白头发，导致头发干燥

受损。

3. 油性头发

油性头发的人头部皮脂腺较丰富且分泌较旺盛。此型头发皮脂供过于求，头发好像搽了油，油腻发光，发杆细小而显得脆弱。

4. 混合性头发

此型头发干燥而头皮多油，或为同一根发杆上兼有干燥和油腻的头发，常伴有较多的头皮屑。此型头发多见于行经年龄的女性。

5. 受损发质

此种头发主要由于烫、染不当造成，摸起来有粗糙感，发尾分叉、干焦、松散不易梳理。据调查，受损发质由于洗发精选择不当造成者约占25%。

二、头发的特点

（一）头发的生长周期

人的头发的生长有一定的规律性，这就是头发的生长周期。

1. 生长期

也称 K 型活动期，生长期可持续 4 ~ 6 年，甚至更长时间。毛发呈活跃增生状态，毛球下部细胞分裂加快，毛球上部细胞分化出皮质，毛乳头增大，细胞分裂加快，数目增多。黑色素细胞长出树枝状突，开始形成色素。

2. 退行期

也称萎缩期或退化期，为期 2 ~ 3 周。毛发积极增生停止，毛球变平，毛乳头逐渐缩小，细胞数目减少。黑色素细胞失去树枝状突，又呈圆形而无活性。

3. 休止期

又称静止期或休息期，为期约 3 个月。在此阶段，毛囊渐渐萎缩，在已经衰老的毛囊附近重新形成一个生长期毛球，最后旧发脱落，但同时又有新发长出，再进入生长期及重复周期。

正常总数约 10 万根头发中生长期头发约占 85% ~ 90%，退行期头发占 1%，休止期头发占 9% ~ 14%。处于休止期的头发在洗头、梳头或搔头皮时将随之而脱落。正常人平均每天约脱落 50 ~ 100 根头发，因此人们不必担心头发会长过自己的身体。

不过，也有极少数人的头发长得很长，甚至超过自己的身体。这是由于他（她）的头发生长周期达到 15 ~ 20 年，超过一般人头发生长周期的 3 ~ 4 倍。蓄长发达 2 米以上的人，其头发生长周期长达 25 年，这是较罕见的现象。

（二）头发的颜色

人类头发的天然颜色因地域、种族、遗传、饮食习惯的不同，差别较明显。一般说来，白种人的头发多数是棕色或淡黄色；黑种人的头发多数是深褐色；黄种人黑色发较多，但还有深浅的不同，黑色浅至极则成为白发。

人类头发的颜色如同身高、体重、肤色、瞳孔颜色一样，存在个体差异。头发颜色的形成和变化主要是头发构成成分起作用。它受所含色素的多少、有无气泡、表皮层构造等因素的影响。

人的毛发以皮质为主，内贯少许髓质，故毛发黑色的深浅主要取决于皮质层中的黑色素的量及其细胞外存在的气泡。皮质层中的黑色素越多，细胞之间气泡越少，头发颜色就越黑；反之，黑色素量少、气泡多，由于气泡产生光的反射，使毛发的颜色变淡，甚至成白发。

科学研究已证实，头发的颜色同头发组织中所含金属元素的量也有一定的关系。含有等量的铜、铁和黑色素的头发呈黑色；含镍量过多的头发变灰白色；含钛量大的头发呈金黄色；含铅多的头发呈赤褐色；含铜和钴多的头发呈红棕色；含铜过多的头发呈绿色；含过多的铁或严重缺乏蛋白质的头发呈红色。可见，头发的颜色除与种族遗传因素有关外，还与人体素质及饮食营养有密切关系。

（三）头发的形状

与头发的颜色一样，人类头发的天然形状因地域、种族、遗传、饮食等的不同，差别也较明显。白种人多数是波状发，黑种人多数是卷曲发，黄种人多数为直发。

一般说来，发杆形状与发杆断面形状有一定联系，波状发断面为椭圆形，卷曲发断面为扁圆形，直发断面为圆形。当然这种分类仅是一般而言，黑种人也有波状发，白种人也有直发，黄种人也有波状发、卷曲发。

第二节 润发泽毛营养食疗

润发泽毛是指改善毛发干燥枯黄无光泽、易折断、脆性大等状况，使其润泽、柔软而富有弹性。

一、毛发枯黄的原因

（一）西医病因病理

西医学认为，头发枯黄的主要病因有：甲状腺功能低下；高度营养不良；重度缺铁性贫血和大病初愈等。以上病因导致机体内黑色素减少，使乌黑头发的基本物质缺乏，黑发逐渐变为黄褐色或淡黄色。另外，经常烫发、用碱水或洗衣粉洗发也会使头发受损发黄。

1. **营养不良性黄发** 主要是高度营养不良引起的。

2. **酸性体质黄发** 由于血液中酸性毒素增多引起，除与体力消耗过大和精神过度紧张有关外，还由于长年过食甜食和脂肪类食物，使体内代谢过程中产生的乳酸、丙酮酸、碳酸等酸性物质滞留，从而产生酸毒素。

3. **缺铜性黄发** 在头发生成黑色素过程中缺乏酪氨酸酶可使头发变黄，它是一种含铜需氧酶，体内铜缺乏会影响这种酶的活性。

4. **辐射性黄发** 长期受射线辐射，如从事电脑、雷达以及 X 光等工作者可出现头发发黄。

5. **功能性黄发** 主要原因是精神创伤、劳累、季节性内分泌失调、药物和化学物品刺激等导致机体内黑色素原和黑色素细胞生成障碍。

6. **病原性黄发** 因患有某些疾病，如甲状腺功能低下、缺铁性贫血和大病初愈，都能使头发由黑变黄。

（二）中医病因病机

1. 血气亏虚

中医认为"发为血之余"，毛发生长有赖血气之濡养，"血气盛则悦泽，血气衰则枯槁"（《圣济总录》）。不论何种原因导致的血气亏虚，均可使毛发失润、干枯。

2. 肾精亏虚

肾藏精，"其华在发"，毛发的润泽依赖于肾中精气之充养。肾中精气不足，髓海空虚，则毛发生长发育异常，表现为枯萎。

二、润发泽毛营养食疗

（一）饮食原则

要使头发秀美，重要的是合理补充有助于头发健美的营养食物。头发主要是由角蛋白组成，其中的胱氨酸使头发富有弹力，所以摄入充足的蛋白质是头发健美的基础。头发的保养还需要全面营养。同时应针对不同病因所致的头发枯黄采取不同的饮食疗法。

1. 营养不良性黄发

应注意调配饮食，改善机体的营养状态。宜多食鸡蛋、瘦肉、大豆、花生、核桃、黑芝麻等食品。其中除含有大量的动物蛋白和植物蛋白外，还含有构成头发主要成分的胱氨酸及半胱氨酸，是养发护发的最佳食品。

2. 酸性体质黄发

宜控制动物蛋白、甜食和脂肪的摄入量，多食海带、鱼、鲜奶、豆类、蘑菇等。此外，多食用新鲜蔬菜、水果，如芹菜、油菜、菠菜、小白菜、柑橘等有利于中和体内酸性毒素，改善发黄状态。

3. 缺铜性黄发

在头发生成黑色素过程中缺乏酪氨酸酶可导致黄发，它是一种含铜需氧酶，体内铜缺乏会影响这种酶的活性。宜多选用含铜丰富的食品，如口蘑、海米、红茶、花茶、砖茶、榛子、葵花子、芝麻酱、西瓜子、绿茶、核桃、黑胡椒、可可、动物肝脏等。

4. 辐射性黄发

长期受电磁辐射，如从事电脑、雷达以及 X 光等工作者可出现头发变黄。应注意补充富含维生素 A 的食物，如猪肝、蛋黄、奶类、胡萝卜等；宜多吃能抗辐射的食品，如紫菜、高蛋白食品以及绿茶等。

5. 功能性黄发

主要原因是精神创伤、劳累、内分泌失调、药物和化学物品刺激等导致机体内黑色素原和黑色素细胞生成障碍。宜多食海鱼、黑芝麻、苜蓿菜等。

6. 病原性黄发

因患有某些疾病如缺铁性贫血和大病初愈都能使头发由黑变黄。除积极治疗原发病外，宜多吃黑豆、核桃仁、小茴香等食物。

7. 可配合选用补肾健脑、益精养血类中药

如熟地、枸杞、淮山药、何首乌、桑椹、黄精、肉苁蓉、女贞子、芡实、动物肾脏等。

8. 忌食食品

避免过多食用盐和不健康的食品，少喝咖啡。

（二）美发食疗举例

1. 海带芝麻粉（《中华民间秘方大全》）

原料：黑芝麻 500g，海带粉末 250g，蜂蜜少许。

制作及用法：将黑芝麻炒香，同海带粉末调和，加蜂蜜适量。每日服1~2茶匙。可常食用。

功效：滋补肝肾，使头发滋润发亮。

2. 苁蓉羊肾粥（《圣济总录》）

原料：肉苁蓉45g，羊肾1具，羚羊角屑60g，磁石90g，薏苡仁90g。

制法：磁石炮赤，用醋淬，捣末。分为三服，每服肉苁蓉、羚羊角屑各1/3，用水2000ml煎至1300ml，去渣，下磁石、苡仁及羊肾，煮粥。空腹任意食用。

功效：补益脾肾，可治脾肾两虚导致的面色黄黑、鬓发干焦。

第三节　生发固发营养食疗

生发固发是指增加和巩固头发，使头发浓密、牢固，不易脱落。

一、脱发的原因

从生理的角度来看，头发的脱落是一种正常的现象，但是头发过多地脱落将会影响美容。

（一）西医病因病理

西医学认为头发的生长与脱落主要受头发本身的生长期的控制，但也受其他因素如种族、遗传、内分泌、疾病、精神状况、性别、年龄、季节等因素的影响。

1. 种族

不同种族的人，不仅头发的颜色不同，头发的多少和生长情况也有差别。秃头在白种人中十分常见，在黄种人中较少见，而在印第安人中则更为罕见。

2. 遗传

在同一个家族中，头发的生长状况往往大体一致。男性型秃头与遗传有密切关系。

3. 内分泌

雄性激素可直接作用于头发的毛囊，导致男性型秃头。缺少雄性激素刺激的人就不会发生这种现象。另外，甲状腺激素不足时头发稀少，肾上腺功能低下时毛发减少，脑垂体前叶功能减退可致毛发全秃。

4. 精神状况

紧张、恐惧、忧虑等可使头发脱落明显增多。

5. 维生素

长期缺乏维生素 A 可致头发稀少；缺乏维生素 B_2 可出现皮脂溢出增多，头发易脱落；维生素 B_6 缺乏可引起皮脂分泌异常，口服避孕药可加快新陈代谢，消耗更多的维生素 B_6，有些女性弥漫性脱发可能与此有关。此外，维生素 B_6 能影响色素代谢过程，缺乏时毛发可变灰、生长不良；缺乏泛酸（又称维生素 B_3）可使头发变白、生长不良；肌醇属于维生素 B 族，能防止头发脱落；生物素（又称维生素 H_3）缺乏可使毛发脱落；对氨基苯甲酸也属于 B 族维生素，它能保护头发色泽，维持头发的正常生长。

6. 微量元素

有学者观察了头发中微量元素锌、铁、钼、铅、镁、锰及硒值的变化，发现脱发患者铜、铁、锰值显著降低，钙、镁、硒值显著增高，不典型脱发者各元素值无显著差异。缺铜会影响铁的吸收和利用，铁代谢不良会出现贫血、精神激动等症状，后者可成为斑秃的促发因素，缺铜还会影响毛发的角化过程，从而影响头发生长。锰与头发色泽有很大关系，头发变白是一个衰老标志，黑发含锰充足，而灰白发含锰较少，白发含锰量最低。钙通过与调钙蛋白结合而发挥作用，钙浓度高可能改变中枢神经免疫调节控制功能，从而导致脱发。硒的过量可因自身免疫性反应以及头皮脂溢增加而导致脱发。

7. 疾病

某些全身性疾病，如发热性疾病、贫血、营养不良、肝病和严重的慢性消耗性疾病，往往可导致头发稀疏。

8. 性别和年龄

女性头发生长比男性快，但这种差别不是很大。年轻人头发生长比老年人快，随着年龄的增长，头部毛囊数量的减少比较显著。据统计，按每平方厘米的毛囊数计算，20～30 岁为 615 个，30～50 岁为 485 个，80～90 岁为 435 个。

9. 其他因素

头发在夏天生长得比冬天略快。X 射线可引起暂时性脱发。紫外线、药物、创伤、慢性炎症、皮肤病、局部按摩刺激等对头发的生长与脱落也有一定的影响。

（二）中医病因病机

1. 阴血亏虚

阴血亏虚是临床常见的脱发原因。或因脾胃虚弱，生血乏源；或因思虑过度，暗耗心血；或因月经过多，产后出血及吐血、衄血，皆可导致阴血不足。血液具有滋润营养毛发的作用，一旦不足则可致毛发失养脱落。

2. 血热熏蒸

血热生风，化燥伤营，耗伤阴血，毛发失养，发根枯涸，导致发焦脱落。

血热常见于以下几种情况：①青壮年血气方刚，阳旺多热；②五志过极，化火入营；③过服或滥用温补药；④热病后邪恋营分导致血热。

3. 脾胃湿热

嗜食肥甘厚味，损伤脾胃，导致湿热内生，上蒸巅顶，侵蚀发根，引起头发脱落。

4. 瘀血阻络

情志内伤，气滞血瘀，或跌打损伤，瘀血阻络，或久病入络，血络干涸，导致气血不能达于发根，毛发失养而脱落。

5. 肾精亏虚

肾，其华在发，先天肾精不足或年老肾亏，或房事竭精，或久病及肾，导致肾精亏虚则毛发不生。临床以中老年患者为多。

6. 感受外邪

六淫外邪侵犯皮毛，如劳汗当风，风邪入侵，阻于头皮，或化燥生热，使毛发脱落；或外感热邪，邪入营分，致血热脱发。

二、脱发患者的营养食疗

（一）饮食原则

1. 补充充足的蛋白质。宜多食牛奶、鸡蛋、瘦肉、鱼类、豆类及豆制品、芝麻等食物。

2. 注意补充钙、铁、锌、硫等微量元素以及维生素 A 和 B 族维生素。宜食食物有黄豆、黑大豆、黑芝麻、松仁、菠菜、鸭肉、鸡蛋、奶、带鱼、青虾、熟花生、鲤鱼、香蕉、胡萝卜、马铃薯等。

3. 对于头皮屑多、头皮奇痒者，应忌食油腻性大的食品及发酵食品、乳类制品，淀粉食品也不宜过食。宜食苹果、李子、韭菜、大葱、红萝卜等新鲜蔬菜和水果，以及海带、紫菜、海鱼等含碘丰富的食物。

（二）脱发营养食疗举例

1. 阴血亏虚型

症状：头发细软稀少，均匀脱落，伴头晕眼花，面色无华，心悸失眠，健忘，舌淡少津，脉细。

治则：滋阴养血，润燥生发。

药膳举例：

黑豆莲藕鸡汤（《中国食疗大全》）

原料：黑豆150g，莲藕500g，老母鸡1只，红枣4枚，生姜、精盐适量。

制法：先将黑豆放入铁锅中干炒至豆衣裂开，再用清水洗净，晾干备用；老母鸡宰杀去毛、内脏及肥油，洗净备用，莲藕、红枣、生姜分别洗净，莲藕切块，红枣去核，生姜切片备用。取汤锅上火，加清水适量，用旺火烧沸，下入黑豆、莲藕、老母鸡、红枣和生姜，改用中火继续炖约3小时，加入精盐适量即成。

2．血热风燥型

症状：头发干燥，略有焦黄，稀疏脱落，搔之则有白屑叠飞，落之又生，自觉头部烘热，头皮瘙痒。舌红，苔薄黄微燥，脉浮数。

治则：凉血消风生发。

药膳举例：

绿云散（《冉氏家藏方》）

原料：侧柏叶500g，当归身250g。

制作及用法：不犯铁器为末，过120目箩，瓷罐贮放。早、晚空腹各服1次，每次6g，淡盐水送下。

3．脾胃湿热型

症状：平素嗜食肥甘厚味，头发潮湿油腻，甚则数根头发彼此粘连一起，鳞屑油腻呈橘黄色，固着很紧，难以涤除。舌红苔黄腻，脉滑数。

治则：健脾祛湿，生发护发。

药膳举例：

生发黑豆（验方）

原料：黑豆500g，水1000ml（夏季各用1/4量）。

制作及用法：将黑豆洗净，放入砂锅中，加入水，以文火熬煮，至水浸豆粒饱胀为度。然后取出黑豆，撒细盐少许，贮于瓷瓶内。每次6g，每日2次，饭后食用，温开水送下。

4．肾精不足型

症状：头顶额角头发稀疏，伴头晕耳鸣，视力下降，记忆力减退，腰膝酸软，舌红少津，脉细数。

治则：补肾填精，美发生发。

药膳举例：

（1）菟丝子粥（《中华临床药膳食疗学》）

原料：菟丝子15g，茯苓15g，莲子肉10g，黑芝麻15g，紫珠米100g，食盐适量。

制作及用法：将药物洗干净，加适量水与紫珠米同煮，旺火煮开后用微火煮成粥，加少许食盐食之。日 1 ~ 2 次，连服 10 ~ 15 日。

（2）熟地枸杞沉香酒

原料：熟地 60g，枸杞子 60g，沉香 6g，白酒 1000g。

制作及用法：先将熟地加工使碎，与枸杞子、沉香一同置于容器中，加入白酒，密封。每天振摇数下，浸泡 10 天后开封去渣即成。每次 10g，日服 3 次。

5. 痰瘀阻络型

症状：病程日久，头皮弹力减低，萎缩变薄，头顶裸露，或仅残存小纤毛。

治则：化痰软坚，祛瘀生新。

常用中药：当归配半夏、升麻伍牛膝、琥珀配僵蚕、赤芍配地龙、鸡血藤等。并酌情选用桑椹、冬虫夏草、旱莲草、枸杞、川芎、白芷、丹皮、藁本等。

第十八章

眼睛美容营养食疗

眼睛是心灵的窗口，这不仅是因为眼睛与人的容貌神韵有关，还因为它是人类观察世界的重要器官，也是人类沟通外部世界的渠道。因此，每个人都希望自己有一双黑亮、水灵的眼睛。

第一节　目昏暗的营养食疗

目昏暗，即视物不清，包括老视、近视、远视、散光等。明目是指加强眼睛的视力和明亮程度，使双目睛白瞳黑、晶莹明亮而有神。

一、目昏暗的原因

中医认为目与骨、精、筋、血、肉关系密切，但其营养来源于五脏六腑之精气。故目疾与五脏皆有关，尤以肝、肾关系最为密切，根本原因是精、气、血不足，不能濡养于目。

1. 肝血不足

肝开窍于目，肝受血而能视；若肝血不足则目失濡养，故视物昏暗、昏花。

2. 肾精虚衰

肾主骨，其色黑，故瞳仁属肾。先天禀赋不足，或年老久病，肾精渐衰，不能上濡于目，则渐觉眼暗。

3. 劳心伤脾

思虑过度，劳伤心脾；或用眼过度，劳心伤神，损血耗气，导致气血不足，目失所养。

二、目昏暗患者的营养食疗

（一）饮食原则

为了保护眼睛，日常饮食中应注意选择健眼食物，以保证眼睛的营养供给。

1. 多选食富含维生素 A 的食物，如动物肝脏、肾脏、牛奶、蛋黄，以及能转换成维生素 A 的绿叶菜、胡萝卜、各种新鲜水果。

2. 多选食含维生素 B_1 的食物，如动物肝、肾、猪瘦肉、蛋黄、粗米、粗面、黄豆、芝麻、大麦、小麦、牛奶、黄鳝、荞麦、谷胚、麦芽、栗子、豌豆、绿色叶菜等。

3. 多选食清肝明目的清凉食物，如鸭肉、鸭蛋、田螺、黑鱼、蚌肉、绿豆、藕、荸荠、冬瓜、茭白、黄瓜、丝瓜、枸杞子、枸杞叶、薄荷、生菜、苦瓜、海藻、竹叶、莼菜、香蕉、梨、柿子、柑、桑椹等。

4. 不食或尽量少食辛辣刺激性食物，如辣椒、大蒜、胡椒、咖喱、浓茶、白酒、香烟、油煎炸食物。

（二）食疗方举例

中医常将目昏暗分为以下几型：

1. 肝血不足型

症状：两目干涩，昏花羞明，伴肢体麻木，屈伸不利，爪甲枯薄易断，脉弦细。

治则：清肝，养血，明目。

药膳举例：

（1）胡萝卜炒猪肝（验方）

原料：鲜胡萝卜150g，鲜猪肝100g，调料适量。

制作及用法：胡萝卜、猪肝洗净，分别切成薄片，炒锅加花生油烧热后放入胡萝卜、猪肝炒熟，加盐适量即成。每日吃 1 次。

（2）双决明粥（《养生食疗菜谱》）

原料：石决明25g，草决明10g，白菊花15g，粳米100g，冰糖6g。

制作及用法：将石决明入锅内炒至出香味时起锅，然后将白菊花、石决明入砂锅煎汁，取汁去沉渣，粳米淘洗干净，与药汁煮成稀粥，加冰糖食用。3～5天为 1 个疗程。

注意：此粥适于夏季服用。大便溏泻者不宜。

2. 肾精不足型

症状：视物昏蒙，伴眩晕，智力减退，两足痿弱，或性功能障碍，两尺脉无力。

治则：滋补肝肾，填精明目。

药膳举例：

（1）首乌肝片（《中华临床药膳食疗学》）

原料：首乌液 20ml，鲜猪肝 250g，水发木耳 25g，青菜叶少许，调料适量。

制法：首乌用提取法制成 1∶1 的药液，从中取出 20ml 备用。猪肝切片，倒上首乌汁和盐，加湿淀粉拌匀，另将首乌汁、调料、湿淀粉和汤兑成滋汁。炒锅烧热入油，烧至七八成热，入拌好的肝片滑透，沥去余油，锅内加油、蒜片、姜末略煸后下入肝片、木耳，同时将青菜叶下入锅内翻炒几下，倒如滋汁炒匀，淋明油少许，下葱丝，起锅即成。

（2）韭菜炒羊肝（《中华临床药膳食疗学》）

原料：韭菜 150g，羊肝 200g，调料适量。

制法：韭菜洗净切段，羊肝洗净，切成薄片。急火爆炒羊肝至色变，下韭菜、葱段、姜片、食盐，再翻炒片刻，下味精起锅即成。

3. 心脾两虚型

症状：两目昏花，记忆力减退，心悸失眠，气短乏力，口淡无味，纳差食少，大便溏。

治则：补益心脾，养血明目。

药膳举例：

归圆酒（《寿世编》）

原料：菊花、当归各 125g，枸杞子 250g，龙眼肉 750g，烧酒 7500g。

制作及用法：上药泡酒中 21 日后饮。

功效：此酒可补脾养胃，祛风明目。

4. 外感风热型

症状：眼目昏暗，目赤多翳，红肿赤痛，羞明多泪，口渴喜饮，舌红，苔薄黄，脉浮数。

治则：疏风散热，清肝明目。

药膳举例：

桑菊薄竹饮（《中华临床药膳食疗学》）

原料：桑叶 5g，菊花 5g，苦竹叶 30g，白茅根 30g，薄荷 3g，白糖适量。

制作及用法：诸药共用沸水浸泡，再加适量白糖调味。当饮料频饮。

第二节 黑眼圈的营养食疗

黑眼圈是指眼无其他病，仅胞睑周围皮肤呈黯黑色的眼症，中医称"睑黡"，又称"目胞黑"，俗称为黑眼圈。

一、病因病机

1. 肝肾阴亏

肝开窍于目，其色青。肝经"连目系"，若肝阴血不足，目失所养，则肝之本色露于目周；肾藏精，其色黑，眼轮晦暗灰黑多提示肾虚。

2. 痰饮阻络

肺主通调水道，脾主运化水湿。肺脾气虚则津液输布失常，痰浊内停，蓄于胞睑，阻滞络脉而致目周青黑。

3. 瘀血内停

肝气郁滞，血行不畅，或久病入络，致瘀血内停，胞睑滞血不散，则出现青黑之象。

二、黑眼圈的营养食疗

1. 肝肾阴虚型

症状：胞睑周围青黑，伴头晕目眩，急躁易怒，咽干口燥，腰膝酸软，舌红少苔，脉细数。

治则：滋养肝肾。

药膳举例：

人参枸杞酒（《中国药膳大全》）

原料：人参2g，枸杞子35g，熟地黄10g，冰糖40g，白酒1000g。

制法：人参切片，枸杞洗净去杂质，冰糖入锅内，用适量水加热溶化至沸，微炼至黄色时，趁热用纱布过滤去渣。将酒装入瓶内，人参、枸杞入酒中，密封，每日翻动、摇动1次，浸泡10～15天，加入冰糖摇匀，再置静过滤、澄清，即可饮用。

2. 痰饮阻络型

症状：胞睑周围皮肤黯黑，伴形体肥胖，头晕心悸，胸痞多痰，食少纳呆，大便溏。舌淡苔腻，脉滑。

治则：健脾渗湿，温化痰湿。

药膳举例：

黄芪茯苓粥（《中国保健中药》）

原料：黄芪20g，茯苓粉30g，橘红10g，粳米30g，大枣（去核）7枚。

制法：黄芪、橘红煎汁去渣，入粳米、大枣，煮至粥成，入茯苓粉，搅和均匀，随时服用。

3. 瘀血内蓄型

症状：面黄消瘦，目胞色青如被杖，或有烦躁、胁胀，肌肤甲错。舌有瘀点或瘀斑，脉涩或弦细。

治则：祛瘀消滞。

药膳举例：

消斑食疗汤（《中华临床药膳食疗学》）

原料：丝瓜络、僵蚕、白茯苓、白菊花各 10g，珍珠母 20g，玫瑰花 3 朵，红枣 10 枚。

制法：将上药（玫瑰花除外）全部放入砂锅内，加水 500ml 煎煮成浓汁。反复煎 2 次，在撤火前 5 分钟加入玫瑰花即成。每日 1 剂。

第十九章

香口美齿营养食疗

第一节　洁齿固齿营养食疗

洁齿固齿是指对牙齿的清洁和稳固，使牙齿洁白，富有光泽，牢固不缺，或使已松动的牙齿重新稳固。

一、牙黑脱落的原因

（一）牙齿龋病与营养的关系

1. 牙齿钙化不全

在婴儿乳牙的生长发育阶段和儿童恒牙的生长发育期内，营养不足就会直接影响到牙齿的发育和健康，具体可以影响到牙齿的结构、形态和长出时间，以及牙齿对龋病的抵抗能力。其中钙是组成牙釉质的最主要成分，牙齿发育和钙化的良好与否对牙病的发生有直接影响。如果母体在怀孕期、哺乳期间或婴儿在出生以后缺乏钙质，就会影响牙齿硬组织的钙化程度，对细菌和酸性环境缺乏抵抗力。另外，维生素 D 可以帮助钙质在身体里吸收，促使牙齿的发育和钙化，减少牙病发生的机会；还有研究表明，妊娠期、哺乳期及婴幼儿蛋白质缺乏可导致牙齿变小，萌牙期推迟，提高龋齿的易感性。

2. 缺氟

氟是人体不可缺少的微量元素，一定量的氟可以增加牙齿对龋病的防御能力，使牙齿健康美观。同时，氟又是一种必需但敏感的元素，缺氟会引起龋齿和骨质疏松，而过高的氟又会造成氟骨症和黄斑牙。

3. 食糖量增多

食糖量增多会导致患龋率增加已得到人们的公认，而且患龋率增加还与糖类在口腔中停留时间、食糖次数多少及糖的种类密切相关。Stephar 1966 年通过实验证实，各种糖类食物对龋齿发生的影响不同，其中以蔗糖的致龋力最强（见表 19 - 1）。

表 19 - 1	各种食物的致龋力
食　物	致龋力
对照组	0
苏打饼干	0.3
洋芋泥	1.6
白面包加花生酱	5.2
白面包加草莓酱	10.2
蜂蜜，饼干	19.2
葡萄糖	30.6
10% 蔗糖水	32.2
巧克力奶糖	34.1
蔗糖	62.1

4. 其他营养素

镁、二氧化硅也对牙齿健康起着关键作用；含纤维素较多的食物有清洁牙齿的功能，从而能提高牙齿的自洁和抗龋能力；牙齿萌出后增加食物中脂肪的含量可降低患龋率，可能是由于脂肪在牙釉质表面形成了一层脂肪膜，可防止牙釉质脱落或隔绝了糖类与细菌的接触。另外，维生素 C 是维护牙龈健康的重要营养素，缺乏维生素 C 会导致牙龈脆弱，容易罹患牙周疾病，出现牙龈肿胀、流血、牙齿松动或脱落等症状，不利于牙齿的健康和美观。

（二）中医对牙黑易脱的认识

1. 肾气虚弱

肾主骨，齿为骨之余。若年老体弱，或久病及肾导致肾气虚弱时，则根本不固，牙齿易松动、脱落，并且齿无光泽、枯槁。

2. 热盛津伤

津液充足则牙齿晶莹明亮；若热伤津液则齿槁。

3. 邪入阳明

手阳明大肠经入下齿龈，足阳明胃经入上齿龈。若邪入二经，经脉气血受阻，则可致齿黄黑或动摇。

4. 齿龈疾病

牙宣、风疳等齿龈疾病皆可导致龈肉宣露，牙齿动摇。

二、牙齿美容营养食疗

（一）饮食原则

要想有一副健美的牙齿，必须注意牙齿的保健，日常饮食中应注意以下原则：

1. 多吃含钙丰富的食物，如牛奶、黄豆、胡萝卜、芹菜叶、骨头汤、虾皮、海带、鱼松、无花果等。同时注意补充维生素D，如鱼肝油等。

2. 食入一定量的氟。人体所需的氟主要来源于饮水。一般情况下，每日从饮水中摄取约65%的氟，从食物中摄取约5.35%的氟。进入人体的氟不能完全吸收，饮水中的氟吸收率约为90%，食物中氟的吸收率只有20%。很多国家规定了饮水中含氟量标准，如日本为0.8mg/L，美国为0.8~1.7mg/L，最高不超过1.6~3.4mg/L。我国规定饮水中含氟量最多不得超过1.5mg/L。含氟量较高的食物有含氟饮料、鱼类（如沙丁鱼、大马哈鱼等）、各种软体动物（如贝类、乌贼、海蜇等）、蔬菜、葡萄酒和茶叶等。

3. 多吃能促进咀嚼的蔬菜，特别是在婴幼儿时期，如芹菜、卷心菜、菠菜、韭菜、海带等，有利于促进下颌的发达和牙齿的整齐。常吃蔬菜还能使牙齿中的钼元素含量增加，增强牙齿的硬度和坚固度，预防龋齿。

4. 多吃些较硬的食物，如玉米、高粱、牛肉、狗肉及瓜子、核桃、榛子等坚果类。

5. 减少糖类尤其是蔗糖的摄入量，改变餐间吃甜食的习惯，尤其是睡前吃糖或甜点的习惯，适当用其他甜味剂代替蔗糖，如山梨醇、木糖醇、环乙烷胺磺酸钠等。

6. 洋葱里的硫化合物是强有力的抗菌成分，在试管实验中发现，洋葱能杀死多种细菌，其中包括造成蛀牙的变形链球菌，而且以新鲜的生洋葱效果最好。香菇里所含的香菇多糖（lentinan）可以抑制口中的细菌制造牙菌斑，保证牙齿洁白美观。

（二）食疗举例

洁齿固齿食疗方的配制可参考以下几型：

1. 肝肾阴亏型

枸杞麦冬饮（《中华临床药膳食疗学》）

原料：枸杞子15g，麦冬10g，白糖适量。

制作及用法：二药水煎沸15分钟，取汁加糖频频饮之。

功效：此饮可滋补肾阴、清热生津，适于肝肾阴虚之齿动摇。

2. 脾肾阳虚型

补骨脂大枣粥（《中华临床药膳食疗学》）

原料：补骨脂20g，大枣6枚，粳米100g。

制作及用法：补骨脂煎15分钟，去渣取汁，加米、枣煮粥，趁热食用。

功效：此粥可温补脾肾，适于脾肾阳虚之牙齿松动者。

3. 阴阳两虚型

秘传二仙糕（《扶寿精方》）

原料：人参、山药、白茯苓、芡实仁、莲肉各半斤，糯米一升半，粳米三升半，蜜半斤，白糖十斤。

制作及用法：上药为细末，和匀将蜜糖溶化，小木笼炊蒸之，上放米一撮，成饭则药成矣。取出切作棋子块，慢火上烘干做点心，或为末贮瓷器。每早服一大匙；若为末，以白汤调下。

第二节 香口除臭营养食疗

香口除臭是指消除口中的臭秽之气或使口气芳香。口腔发出异味为社交场合所忌，故古今中外莫不对消除口臭予以关注。我国早在2000多年前即有口含兰草的风俗，以使说话时香气芬芳。

一、口臭的病因病机

（一）西医病因病理

1. 口腔疾病

患有龋齿、牙周炎、口腔黏膜炎等口腔疾病的人，其口腔内容易滋生细菌，尤其是厌氧菌，其分解产生硫化物，发出腐败的味道而产生口臭。

2. 胃肠道疾病

如消化性溃疡、慢性胃炎、消化不良等，都可能伴有口臭。

3. 其他疾病

有些口臭是由于身体其他部位的疾病，尤其是鼻咽部及鼻腔疾病引起，如化脓性上颌窦炎、萎缩性鼻炎、化脓性支气管炎、肺脓肿等。

4. 食物性原因

吃生蒜、生葱、韭菜、羊肉等食物后，常发生食物性口臭，特别是吃生蒜引起的口臭更为明显。

5. 不良嗜好

长期吸烟、喝酒的人一张口就散发出烟酒的臭味。这种纯属嗜好所致者，只要戒除烟酒，口臭就自然消失。

（二）中医病因病机

1. 食滞胃脘

饮食不节，暴饮暴食，脾胃损伤，或素体脾虚，运化失司，致饮食停滞，胃失和降，胃中腐败物夹腐浊之气随胃气上泛而致口臭。如《圣济总录》曰："蕴积于胃，变为腐臊之气，府聚不散，随气上出，熏发于口，故令臭也"。

2. 脾胃蕴热

偏嗜辛辣燥热，或过食肥甘厚味，或食滞日久，郁而化热，均可致脾胃蕴热，胃失和降，腐臭之气随胃气上逆而致口臭。

3. 肝胃不和

情志不遂，肝气郁结，横逆犯胃，或气郁化火，湿热蕴胃，均致胃气失和，秽气上逆而产生口臭。

4. 阴虚胃热

胃热日久，消耗阴液，水亏火旺，阴阳失调，胃肠失于传导糟粕之权而致口臭。

5. 风热犯肺

咽喉为肺气之通道，口鼻为肺之门户，风热犯肺，肺失宣降，化生痰浊之气，随肺气上逆，可致口臭。

6. 口腔不洁

二、香口除臭营养食疗应用

口臭的防治除了积极治疗原发病之外，注意口腔卫生是关键，每天晨起、睡前和饭后应认真地刷牙漱口，必要时用牙刷或洁净的毛巾轻柔地刷除舌苔。此外，还可以通过饮食进行调理。

（一）饮食原则

1. 饮食要相对清淡，避免吃生冷、刺激性及不易消化的、油腻的（高蛋白、高脂肪）食物。

2. 戒烟，戒酒，多喝水，多食蔬菜、水果及豆类。

3. 进食时要细嚼慢咽。

4. 宜食食物有生蔬菜和苹果，可保护齿龈；姜、肉桂、芥末和辣根可预防鼻窦炎；全谷类和水可预防便秘；食胡萝卜、花茎甘蓝、菠菜和柑橘类水果可摄取 β-胡萝卜素和维生素 C。

5. 少食糖、甜食、甜饮料、蛋糕和饼干，可保护牙齿和齿龈，并减少牙斑；避免吃大蒜、葱、洋葱、韭菜、臭豆腐、咖喱等有臭味食物；戒烟、戒酒。

（二）食疗方举例

1. 食滞胃脘型

症状：口气馊腐酸臭，伴口黏脘痞，不思饮食，大便通而不爽，舌苔厚腻，脉滑。

治则：健脾消食，辟秽除臭。

药膳举例：

保和茶（《丹溪心法》）

原料：山楂18g，六曲6g，制半夏、茯苓各9g，橘皮、连翘、莱菔子各3g。

制作及用法：上药共研粗末，沸水冲泡，盖闷20分钟。频频饮用，1日内服完，每日1剂。

2. 脾胃蕴热型

症状：口气馊腐酸臭，伴口黏脘痞，恶心呕吐，心烦口渴，舌红，苔黄腻，脉滑数。

治则：消食化滞，清火降逆。

药膳举例：

香茶饼（《古今医鉴》）

原料：孩儿茶120g，桂花30g，南薄荷叶30g，硼砂15g。

制作及用法：上药为末，用甘草煮汁，熬膏做饼，嚼化咽下。

3. 肝胃不和型

症状：口臭，伴嗳腐吞酸，急躁易怒，腹胀胁痛，舌红苔薄白或薄黄，脉弦细。

治则：疏肝和胃。

药膳举例：

香橙饼（《随息居饮食谱》）

原料：橙皮1000g（切片），白砂糖200g，乌梅肉200g。

制作及用法：同研烂，入甘草末一两、檀香末五钱，捣成小饼，收干藏之。每嚼口中。亦可煎汤代茶。

4. 风热犯肺型

症状：口臭口渴，伴咽痛喉痒，身热恶风，舌红苔薄黄，脉浮数。

治则：疏散风热。

药膳举例：

（1）双花茶（《古今健美方汇粹》）

原料：金银花、藿香叶各6g，甘草2g。

制作及用法：上药以开水冲泡，代茶饮。

（2）薄荷粥（《医余录》）

原料：鲜薄荷叶30g（干品15g），粳米50g。

制作及用法：将鲜薄荷叶30g（干品15g）洗净，加水煎汁，弃渣待用。粳米淘净，加适量水煮至米熟，再倾入薄荷叶汁，煮一二沸即可食用。

5. 阴虚胃热型

症状：口臭，形体消瘦，面色萎黄，身倦肢乏，纳谷不香，心烦口干，舌红少苔，脉细数。

治则：养阴益胃。

药膳举例：

麦门冬粥（《南阳活人书》）

原料：麦门冬20～30g，粳米50～100g，冰糖适量。

制法：将麦门冬洗净，入锅加水煎汁，弃渣待用。粳米淘净后加水适量，再将麦门冬汁和冰糖适量同入锅内，置武火上烧沸，用文火煮熟即成。

第三节 美唇护唇营养食疗

在人类美容中，口唇占重要地位，曲线柔美、富有弹性、丰满红润的嘴唇蕴含着青春的美感。干燥、皲裂甚至溃烂可损伤唇的质地美，而唇色的暗红或苍白则破坏了唇的色彩美。

一、影响口唇美的因素

（一）西医病因

1. 物理性因素　如风吹、日晒、气候干燥，尤其是夏季长时间的曝晒。

2. 化学性因素　如唇膏、口红、牙膏、漱口水等的刺激。

3. 不良习惯　如舔唇、咬唇等。

4. 饮食习惯 缺乏 B 族维生素，烟酒过度，以及嗜食辛辣刺激性食物等。

（二）中医病因病机

口唇为肌肉之本，脾之外候，脾之华在唇。从经络循行看，胃经夹口环唇；大肠经夹口交人中；肝络环唇内；任脉至承浆；督脉上颐环唇。故口唇的荣枯色泽不仅反映气血津液的盛衰，还有赖于脾、胃、肝、肾等脏腑的功能状态。一般认为唇干枯燥裂多责之于津液不足或脾胃湿热；唇淡或唇白多责之于气血亏虚；口唇青紫反映体内血瘀或寒凝。

二、美唇护唇营养食疗应用

1. 热盛津亏型
蜜酿白梨

原料：大白梨 1 只，蜂蜜 50g。

制作及用法：取大白梨 1 只去核，放入蜂蜜 50g，蒸熟食。顿服，日 2 次，连服数日。

功效：适用于口唇干裂，咽干渴，手足心热，干咳，久咳，痰少。

2. 气血不足型
八宝鸡汤（《中国食膳大全》）

原料：党参 10g，茯苓 10g，炒白术 10g，炙甘草 6g，熟地黄 15g，白芍 10g，当归 15g，川芎 7.5g，肥母鸡肉 500g，猪肉 1500g，杂骨 1500g，调料适量。

制作及用法：将八味中药用纱布袋装好扎口。将洗净的猪肉、鸡肉、杂骨和药袋一起放入锅中，加水适量，用文火烧开，撇去浮沫，加入生姜、葱，文火炖至鸡肉烂熟。药物、生姜、葱捞出不用，再捞出鸡肉、猪肉，鸡肉剁成方形块，猪肉切成条，按量装碗中，掺入药汤，加少许食盐调味即成。

3. 脾胃湿热型
山药炖鸭肉（《美容药膳食疗方》）

原料：白鸭肉 250g，山药 50g。

制作及用法：将白鸭肉、山药洗净切块，按常法煮熟，调味服食。随量佐餐。

第二十章

指（趾）甲的美容营养食疗

一、影响指甲生长的因素

指甲的生长与很多生理因素有关，如年龄、季节、优势手、心情等。

（一）人体的健康状况

指甲是反映人体健康状况的窗口。健康人的指甲是粉红色的，平滑并具光泽。指甲表面的异常变化都是身体内部某一方面失衡的表现。

1. 营养素缺乏

一般表现为指甲变薄脆、断裂、坚硬增厚，指甲层脱落，生长缓慢，指甲苍白，表面有白色斑点、纵向或横向突起、倒刺、真菌感染等。

2. 老年人

指甲表面有时会出现纵向沟纹或波痕。

3. 皮肤病患者

指甲生长缓慢。

4. 内科疾病

如心血管及血液病患者指甲常呈青色；肝病患者指甲呈黄色；慢性肺炎、肺气肿、支气管扩张等可使指甲变厚，像手表玻璃盖样呈圆形，且中间部分凸出呈弓形，也称杵状指；末梢神经及其他神经系统疾病患者的指甲变小，且厚薄、轮廓、颜色和形状也会发生变异。

此外，指甲的生长和健康状况还取决于个人的年龄、卫生、睡眠、精神、血液循环情况和体内矿物质含量等因素。

（二）导致常见异常指甲生长的营养因素

指甲容易受到多种外界因素的影响，其中起关键作用的是饮食。因为指甲基本上是由蛋白质组成，在其结构中1/5是液体，1/5是脂肪，为了维持骨骼样坚实的外观，指甲必须不断从皮肤血管中吸取必要的营养，所以科学的饮食营养是指甲健康美观的根本保障。

1．凹甲或凸甲

指甲出现凹凸现象主要是人身体缺乏维生素 A、钙质所致，平时应该吃一定量的胡萝卜、蛋黄等食物。一些人因为害怕摄入过量的胆固醇而不吃蛋黄，这是错误的认识，因为适量吃蛋黄对人体不会构成伤害。而长期缺少维生素 A、钙质等物质，人体会提前老化。

2．顶针甲

出现顶针甲是人体缺少必要微量元素和钙质的突出表现之一，与此同时，可能还伴随出现有脱发、口唇皮肤干燥等。所以，这样的人应该注意补充钙和微量元素，特别是进入更年期以后，在这方面更应该注意。一旦出现顶针甲现象，就很容易被真菌感染，从而出现继发性灰指甲病。

3．匙样或扁平状指甲

长期缺乏蛋白质或铁质不足，可造成匙样或扁平状指甲。

4．波浪样指甲

缺乏蛋白质、维生素 A 或 B 及矿物质可造成波浪样或无光泽的指甲。

5．线状隆起样指甲

缺乏维生素 B_6 及锌元素可造成线状隆起样指甲。

（三）中医的认识

中医认为肝血养筋，爪为筋之余，故肝血的盛衰可影响爪甲的荣枯。即指甲健康与否还取决于肝的功能和肝血是否充足。如果肝的功能正常，肝血充足，指甲就会坚韧明亮，红润而有光泽。

二、指甲美容的营养食疗

（一）饮食原则和美甲膳食

1．增加蛋白质的摄入量。富含蛋白质和钙的食物是保持指甲健康亮泽的基本要素，每天至少需要摄入 60g 蛋白质。鸡蛋、牛奶、酸奶是蛋白质的良好来源；另外，燕麦片、种子、谷物、豆制品都富含植物蛋白。食用海洋产品中的螺旋藻、微型蓝绿海藻也是补充蛋白质的有效途径。

2．适当补充钙、镁、铁、锌、碘、硅及 B 族维生素、维生素 C、D 等营养素，多饮用新鲜的果蔬汁，如芦荟汁、甜菜根汁、黄瓜汁、胡萝卜汁和苹果汁等。

3．养血柔肝，提高肝的功能。减少脂肪类食品的摄入量，避免饮酒。

（二）食疗举例

当归红枣鸡蛋（《中华药膳集锦》）

原料：红枣（去核）20 粒，鸡蛋（煮熟去壳）2 只，当归25g。

制法：鸡蛋煮熟去壳待用；4 碗水加红枣、当归，用小火煲，待出味后再放入鸡蛋煲15 分钟，即可饮汤吃蛋。

注意：阴虚火旺、湿重腹胀腹泻及食欲不振者不宜食用。

第二十一章

内分泌和代谢性疾病的营养与美容保健

第一节　糖尿病

糖尿病 (diabetes mellitus, DM) 是由于胰岛素分泌绝对或相对不足或作用缺陷而引起的碳水化合物、脂肪、蛋白质代谢紊乱。在临床上可分为 1 型糖尿病、2 型糖尿病、妊娠糖尿病和继发型糖尿病四种类型。此病为一全身性、终身性疾病，并发症多，病残、病死率仅次于癌症和心血管疾病，为危害人类身心健康的主要顽症之一。

一、病　因

流行病学调查证实糖尿病有明显的遗传倾向，父母患糖尿病，其子女发病率可增加 4~5 倍，1 型糖尿病 85%~90% 有家族史。除遗传因素外，环境因素也起着很大作用，饮食结构的变化，体力活动的减少，病毒感染，超重和肥胖，精神因素以及某些化学性药物都可能引起糖耐量异常，导致发生糖尿病；一些疾病如急、慢性胰腺炎、胰腺手术及垂体瘤、库兴综合征等也可引起继发型糖尿病。

二、对形体容貌的影响及主要临床表现

（一）影响形体与容貌的表现

损容性表现一般取决于患者的临床分型和病情的严重程度，1 型糖尿病患儿身材瘦小，面色苍白，生长发育迟缓；2 型糖尿病患者多肥胖和超重，久病易伴发各种皮肤感染，以疖、痈多见，严重者可形成溃疡，经久不愈，其大血管病变合并神经病变时可导致下肢坏疽或发生糖尿病足，局部组织出现缺血、坏死和糜烂，是非创伤性截肢的主要原因；外科术后的糖尿病患者多合并有伤口的化脓性

感染和创面长期不愈合，或遗留明显瘢痕，严重影响形体和容貌。

（二）其他器官系统的表现

糖尿病的典型临床症状是"三多一少"，即多饮、多食、多尿，但体重减少。其全身症状可有四肢酸痛、手足蚁行感、皮肤瘙痒或顽固性的外阴瘙痒，性欲减退，女性月经不调和闭经，男性阳痿等，儿童出现夜间遗尿；重者可并发心血管、肾脏、眼部、神经系统等重要脏器组织的慢性进行性病变，如高血压、冠心病、脑卒中、糖尿病肾病、糖尿病视网膜病变等等，最终导致脏器功能缺陷或衰竭，甚至危及生命，患者的生命质量大大下降。

三、营养治疗

目前，糖尿病的病因和发病机制尚不十分清楚，因此仍不能根治糖尿病。临床上强调早期治疗、综合治疗和治疗措施个体化。具体包括：①营养治疗；②运动治疗；③药物治疗；④糖尿病自我监测；⑤教育及心理疗法。其中营养治疗是最基本的措施，无论1型、2型，无论是用胰岛素还是口服降糖药，都可以通过合理的饮食控制来减轻胰岛负担，改善临床症状，从而使糖尿病病情得到很好的控制。

（一）营养治疗目的

1. 尽可能维持正常的血糖水平，即餐前血糖控制在 5.0~7.2mmol/L，餐后血糖高峰小于 10.0mmol/L，糖基化血红蛋白 HbAlc 小于 7%。

2. 达到适宜的血脂水平，即使患者的血脂控制在 LDL－C 小于 2.5mmol/L，TG 小于 1.5mmol/L，HDL－C 大于 1.1mmol/L。

3. 维持成人的合理体重与儿童、青少年的正常生长发育。

4. 控制病情，防止或延缓糖尿病并发症的发生和发展，主要指心血管疾病和肾病。

5. 摄取合理的平衡膳食，以维持健康和从事正常活动，提高生活质量。

（二）营养治疗原则

1. 合理控制能量

合理控制能量是糖尿病营养治疗的首要原则，能量摄入以维持或略低于理想体重为宜。具体供给应根据患者的年龄、性别、身高、体重、临床症状、血糖尿糖水平、活动量大小以及有无并发症来确定。

儿童、孕妇、乳母、营养不良及消瘦者能量摄入量应适当增加 10%~20%，以适应患者的生理需要和适当增加体重；肥胖者应适当减少能量的摄入，使体重逐渐下降至与正常标准值相差±5%范围内，以配合治疗。

成人理想体重计算参照第十一章，儿童理想体重可通过以下公式计算：理想体重（kg）＝［身高（m）］^{3}×13.2

如果患者的实际体重超过理想体重的20%则为肥胖，低于理想体重的20%则为消瘦。根据患者的体型和理想体重，以及所从事工作的劳动强度，估计每日能量供给量（参见表21-1），确切的计算应参照能量需要量计算方法。

1型糖尿病患者多为儿童，因其正处于生长发育阶段，每日所需的能量不应与成人相同，可按以下公式计算：全日能量需要（kcal）＝1000＋（年龄-1）×100，能量略低于正常儿童，不必要限制太严。

表21-1　　　　　　　**成人糖尿病患者每日能量供给量**（kcal/kg）

劳动强度	举例	消瘦	正常	超重
卧床	各类患者	20～25	15～20	15
轻	办公室职员、教师、售货员、钟表修理工	35	30	20～25
中	学生、司机、电工、外科医生	40	35	30
重	农民、建筑工、搬运工、伐木工、舞蹈演员	45～50	40	35

2. 保证碳水化合物摄入

碳水化合物是人体能量的主要来源，如果供给充足，可以减少体内脂肪和蛋白质的分解，预防酮症酸中毒；但过多则会使血糖升高，加重胰岛负担。因此，每日碳水化合物供给量应占总热能的55%～65%为宜，一般成年患者每日碳水化合物摄入量约为200～350g，相当于主食250～400g，肥胖者主食量可限制在150～250g。

食物中碳水化合物的组成不同，升血糖作用也不同，其影响程度可用血糖生成指数（glycemic index, GI）来衡量。一般来说，GI值越低的食物升血糖作用越小，如粗杂粮的GI值低于精制米面，多糖类的GI值低于单、双糖，故对糖尿病患者来说，每日应粗细粮搭配食用，尽量选择玉米、燕麦、高粱米、小米等粗杂粮，少用精制的米面；多选用谷类，少用富含单、双糖的纯糖及其制品，以避免餐后高血糖。

3. 适量的蛋白质

蛋白质供给量应占总能量的10%～14%，其中动物蛋白应占蛋白总量的40%～50%。对处于生长发育期的儿童或有特殊需要或存在高消耗的患者可适当增加蛋白质供应量，按1.5～2.0g/kg·d供给；对合并有糖尿病肾病、脂肪肝的患者，应根据肝、肾功能损害情况而定，一般可按0.3～0.8g/kg·d给予。

4. 限制脂肪和胆固醇摄入

糖尿病患者因胰岛素分泌不足，体内脂质代谢紊乱，若膳食脂肪摄入不当，易引发和加重高脂血症。因此应适当限制膳食脂肪，尤其是饱和脂肪酸的摄取，一般脂肪供热应占总热能的 20% ~25%，其中饱和脂肪酸、多不饱和脂肪酸和单不饱和脂肪酸的比例应为 1:1:1。富含饱和脂肪酸的食物主要是动物油，如猪油、牛油、羊油、奶油，但鱼油除外；富含不饱和脂肪酸的食物主要是植物油，其中橄榄油、花生油、各种坚果油（核桃油除外）富含单不饱和脂肪酸，豆油、玉米油、葵花籽油富含多不饱和脂肪酸。

糖尿病患者容易并发心血管疾病，目前主张要限制食物中胆固醇的摄入，每日小于 300mg 为宜，相当于 1 个鸡蛋黄中胆固醇的含量，对于已患有高胆固醇血症的患者，每日以小于 200mg 为宜，尽量少用或不用高胆固醇食物。

5. 丰富的膳食纤维

膳食纤维是一类不能被人体消化酶消化的植物性物质，它能有效地改善糖代谢，降低餐后血糖，降血压、降血脂，增加饱腹感和防止便秘，但摄入过多不仅会引起胃肠道反应，也会影响其他营养素的吸收。建议糖尿病患者膳食纤维摄入量以每日 30 ~60g 左右或 15 ~25g/1000kcal 为宜。

富含膳食纤维的食物包括豆类、粗粮、硬果和蔬菜等，将其与富含碳水化合物的食物一起食用，效果更好。

6. 充足的维生素和矿物质

维生素和矿物质是调节生理功能不可缺少的营养素，糖尿病患者体内各种物质代谢异常会造成许多维生素和矿物质缺乏，尤其是维生素 C、维生素 E、β - 胡萝卜素和硒等抗氧化营养素的缺乏。

补充维生素 C 可防止因缺乏而引起的微血管病变，缓解糖尿病患者早期视网膜病变，新鲜蔬菜是维生素 C 的良好来源。补充 B 族维生素（包括维生素 B_{12}）可改善神经症状，粗粮、干豆类、蛋类和蔬菜中含 B 族维生素较多。补充维生素 E 可预防心、脑血管并发症。植物油、麦胚等是维生素 E 的较好食物来源。

长期缺钙易导致骨质疏松症，糖尿病患者体内大多存在负钙平衡，为此，钙的摄入量要提高，豆类、乳类、海带、紫菜、虾皮等是钙的良好来源；钠盐摄入过多容易引起高血压和糖尿病肾病，应限制钠盐的摄入，每日食盐摄入量控制在 5 ~6g；铬与糖尿病的关系也十分密切，三价铬离子是葡萄糖耐量因子的组成成分，含活性铬的食物有酵母、牛肉、肝、蘑菇、啤酒等；锌元素能协助葡萄糖在细胞膜上的转运，动物性食品是锌的主要来源。

7. 合理的餐次

为了减轻胰岛的负担，使之合理分泌胰岛素，糖尿病患者每日应至少保证 3~4餐，且要定时、定量，可按早、午、晚各占 1/3 或 1/5、2/5、2/5 的比例分配能量。注射胰岛素或容易发生低血糖的患者可在三次正餐之间加 2~3 次副餐，加餐量应从正餐的总量中扣除，做到加餐不加量。三餐饮食内容要搭配均匀，餐餐有碳水化合物、脂肪和蛋白质，这样可减缓葡萄糖的吸收，增加胰岛素的释放。

四、食物选择和美容保健

（一）宜用食物

1. 粗杂粮　如玉米、小米、黑米、高粱米、荞麦、燕麦等，其富含维生素、矿物质和膳食纤维，有助于改善糖耐量。

2. 大豆及其制品　富含蛋白质和多不饱和脂肪酸，有降脂作用。

3. 各种新鲜蔬菜　富含维生素、矿物质和膳食纤维，对糖尿病患者有利。

4. 其他　香菇、木耳、大蒜、海带、紫菜、摩芋等具有食疗作用。

（二）忌（少）用食物

1. 纯糖及其制品　红糖、白糖、蜂蜜、蜜饯、果酱、冰淇淋、甜糕点、饮料等（当出现低血糖时除外）。

2. 高淀粉类食物　马铃薯、山芋、藕、粉丝、山药等，若食用应减掉部分主食（如食用 100g 马铃薯应减掉米饭 25g）。

3. 高脂肪食物　猪油、牛油、羊油、奶油等。

4. 高胆固醇食物　动物内脏、鱼子、虾子、蟹黄、蛋黄、火腿肠、松花蛋、肥肉等。

5. 甜的水果　水果富含果糖和葡萄糖，对于血糖、尿糖控制不好者最好暂时不用，病情稳定者可限量食用，但应减掉部分主食，如吃 200g 苹果或梨则应在主餐中减掉主食 25g。吃水果的时间也要讲求科学性，最好安排在两餐之间或饥饿时，这样对血糖的影响最小。

6. 咸食　如腌肉、腊肉、咸蛋、咸鱼、酱菜、面酱、奶酪、色拉酱及快餐品等。

7. 酒　酒是一种纯热能食品，1g 酒精可产生 7kcal 热能，而且长期饮酒会损害肝脏，易引起高甘油三酯血症，故应少喝或不喝，尤其不能空腹饮酒。

（三）食疗美容验方

食疗对于改善糖尿病患者的临床症状、恢复容颜、延缓并发症发生发展有一定帮助，下面举几个民间食疗验方，以供参考：

1. 牛奶 100ml，生藕汁 100ml，烧沸温服，两餐之间用。适用于口渴多饮的糖尿病患者。

2. 西瓜皮、黄瓜皮、冬瓜皮各 200g，在开水中焯一下，冷却后切成条状加调料拌匀，经常食用，具有清热利湿、减轻体重的作用。适用于 2 型糖尿病患者。

3. 家鸽 1 只，宰杀后切成大片，加水适量及盐、酒少许，烧汤食用。适用于糖尿病上消饮水无度者。

4. 黄豆 1 碗、水 8 碗，煮黄豆汤食用，适用于各类型糖尿病患者。

5. 青橄榄 8 枚，西洋参 9g，加清水少许炖后服食。适用于各类型糖尿病患者。

6. 活鲫鱼 1 条（去肠杂），陈年绿茶 6g，纱布包好塞入鱼膛中，然后将鱼放入碗中，加油、盐、酒调味，清蒸食用。适用于糖尿病合并皮肤感染者。

7. 雉鸡 1 只，太白粉 4 小匙，麻油适量，黄酒、豆豉、盐各适量，煮后食用。有补气、消渴作用。

8. 绞股蓝茶叶 4~8g，加开水泡茶饮用。

9. 胡萝卜或无花果肉若干，捣烂敷于患处，包扎好。适用于糖尿病伴发糖尿病足者。

第二节　甲状腺功能亢进症

甲状腺功能亢进症（hyperthyroidism）简称甲亢，是由多种病因导致甲状腺功能增强，体内甲状腺激素分泌过多所导致的一种临床综合征，多见于女性，男女发病之比为 1:4~1:6，各年龄段均可发病，其中以 20~40 岁者最多见。甲亢的病因复杂，其中以毒性弥漫性甲状腺肿（Graves 病）最常见，多数起病缓慢，少数患者可在精神创伤、感染等应激后急性起病，可引起颈部粗大、消瘦、震颤、突眼等一系列损容性表现。

一、病　因

1. 遗传因素

本病有明显的家族性倾向，但遗传方式不完全清楚，可能为多基因遗传。

2．免疫功能异常

本病为器官特异性自身免疫性甲状腺病（ATD）的一种。

3．感染因素

细菌或病毒感染机体后可能产生一种类促甲状腺激素（TSH）样物质，诱发 ATD。

4．精神因素

精神创伤时可能通过中枢神经系统作用于免疫系统，引起甲亢的急性发作。

二、对形体容貌的影响及主要临床表现

（一）影响形体容貌的表现

1．颈部增粗

甲状腺呈弥漫性、对称性肿大，峡部也肿大呈蝶形；质软，久病者质较韧，也可不对称或有结节。

2．突眼

通常为双侧对称性，有时一侧先于另一侧。突眼可表现为良性和恶性两种情况。恶性突眼多见于成年患者，突眼度大于18mm，较少见，可伴有角膜溃疡、失明等情况，严重影响容貌。

3．神经症状

神经过敏、焦虑不安、急躁易怒，伴思想不集中，记忆力减退，有时有幻觉，甚至躁狂，似精神分裂症表现，不少病人有手、足甚至全身颤抖。

4．皮肤、肌肉、骨骼损害

少数患者有典型的对称性黏液性皮肤损害，表现为胫前局部皮肤增厚、变硬，早期发红，以后呈皮革或橘皮样，伴褐色色素沉着和多毛，此种病变也可见于踝关节、足背、手、面部甚至头部。有些患者会出现乏力及肌萎缩，表现为甲亢肌病、骨质疏松，严重者可发生骨折。个别患者指端粗厚呈杵状，伴指（趾）甲边缘部分和甲床分离，亦是常见的损容性体征。

（二）其他器官系统的表现

甲亢可累及多器官系统，产生一系列的临床表现。患者怕热、多汗，特别是手掌、颈部、腋下皮肤明显多汗；累及心血管系统出现心动过速、胸闷、气短，严重者可发生甲亢性心脏病；累及消化系统出现多食善饥、消瘦乏力，部分患者由于肠蠕动增强而致大便次数增多，甚至腹泻；累及生殖、内分泌系统出现女性月经稀少或闭经，男性阳痿，偶有男子乳房发育。

三、营养治疗

(一) 营养治疗目的

甲亢时由于体内的甲状腺激素（T_3、T_4）分泌增多，交感神经兴奋性增强，患者的基础代谢和各种物质代谢异常增强，机体处于一种超高代谢状态，对于各种营养物质的需要量明显增加。因此，营养治疗的目的就是通过给予高热能、高蛋白、高维生素膳食来补偿代谢消耗，改善全身的营养状态，使各种损容性表现逐渐减轻和恢复。

(二) 营养治疗原则

1. 充足的热能

热能需要量应根据病情轻重，结合临床治疗剂量和患者进食量而定。一般较正常人增加50%～70%，即每人每天供给12540～14630kJ（3000～3500kcal）热能。避免一次性摄入过多，除保证一日三餐外应安排2～3次加餐，可选用淀粉类食物，如馒头、面包、马铃薯、山芋、粉丝、藕、南瓜及各种甜食和水果。

临床治疗开始时，要根据病情及时调整热能及其他营养素的供给量。

2. 高蛋白质

生理剂量的甲状腺素能刺激蛋白质的合成，但过多甲状腺素则会加速蛋白质的分解，导致负氮平衡。故甲亢时应增加蛋白质的供给，可按每天1.5～2.0g/kg给予，总量100g/d或更高。多选择优质蛋白食物，如豆类、鱼虾等海产品、瘦肉、鸡蛋等。但应注意，动物蛋白有刺激兴奋的作用，不宜摄入过多，应占蛋白总量的1/3左右。

3. 高碳水化合物

增加碳水化合物供给以满足能量的需要和节约蛋白质。碳水化合物通常占总能量的60%～70%。如果有葡萄糖耐量异常的现象，应控制精制糖的供给。

4. 高维生素

甲亢时能量代谢加速，大量消耗各种维生素，如维生素B族、维生素C和维生素A等，同时大量的甲状腺激素有利尿作用，使得水溶性维生素的排出增加，故容易发生各种维生素的不足或缺乏，应注意补充。多选用富含维生素A、维生素B_1、B_2和维生素C的食物，如动物内脏、粗米、粗面、豆类、奶类、新鲜绿叶蔬菜、水果等，必要时可补充维生素类制剂。

5. 适宜的矿物质

（1）甲状腺激素不仅有利尿作用，而且能促进电解质的排泄。甲亢时患者尿中钾的排泄比钠高，加之钾大量转入细胞内，常容易发生低钾血症，应注意选用豆类、橘子、香蕉、菠菜等富含钾的食物。

（2）甲状腺激素对破骨细胞和成骨细胞有兴奋作用，使钙、磷转运加速，导致骨质脱钙，引起骨质疏松，故应适当增加钙、磷、镁等的供给，多选用奶类、豆类、海米、虾皮、海带、紫菜等食物。

（3）甲亢时患者的肠蠕动增强，出现消化吸收不良症状，锌吸收减少，同时汗液中锌丢失增加而引起低锌。低锌与甲亢患者的脱发有关，并可引起月经周期延长甚至闭经。补锌可选用牛瘦肉、猪瘦肉、牛奶、蛋黄、豆制品等食物。

（4）碘是合成甲状腺素的重要成分，在一定剂量范围内，甲状腺素合成量随碘的摄入增加而升高，所以高碘饮食会诱发或加重甲亢。在甲亢治疗阶段或治疗疗程结束阶段都应忌碘，忌用含碘量高的食物，同时也应忌用强化碘的食盐、酱油和碘面包。

6. 限制膳食纤维的摄入

甲亢患者常有排便次数增多或腹泻的症状，所以应适当限制食物纤维多的食品，如芹菜、蒜薹、韭菜、魔芋、香蕉、苹果、硬果类等。

7. 其他

少吃辛辣刺激性食物和调味品，尤需戒烟酒，以免增加患者的神经兴奋性。

四、食物选择和美容保健

（一）宜用食物

1. 高蛋白食品

畜肉、禽肉、蛋类、各种鱼类、乳类、豆类，有助于缓解甲亢患者多疑、多虑症状，补偿代谢的高消耗。

2. 高钙食品

海米、虾皮、海带、紫菜等，有助于改善甲亢患者的神经过敏症状，预防骨质疏松。

3. 高维生素食物

各种谷类、薯类含有丰富的维生素 B_1 和维生素 B_2，各种新鲜蔬菜和水果中含有丰富的维生素 C，可防止维生素缺乏。

（二）忌（少）用食物

1. 碘含量丰富的食物如鲜海鱼、蚶、蛤、贝类、海参、龙虾、海带、紫菜等。
2. 刺激性强的浓茶、咖啡、酒等。

（三）食疗美容验方

在饮食方面可选择一些具有食疗作用的食品，以减少损容性表现。

1. 甲鱼 1 只，洗净后加枸杞子、女贞子各 10g，加适量调料清蒸服食。适用于甲亢阴虚证患者。

2. 豆腐 300g，鲫鱼 500g，加调料炖汤服用。适用于原发性甲亢患者。

3. 黄豆 500g，干炒后加冷水浸发至豆胀大，皮起皱时倒去水沥干，油炒，加少许调料，加水小火焖 1 小时，收干汁水食用。适用于甲状腺功能亢进症。

4. 川贝、丹参先煎汤后去渣，然后放入薏米、冬瓜、海带、红糖共煮粥，每天晨起空腹温服，连服 15～20 天。适用于甲状腺肿大、腹泻的患者。

此外，甲亢患者可常吃花生、白菜籽、苏子、白芥子等具有抑制甲状腺素合成作用的食物；针对有高代谢综合征的患者，可用西瓜、菜豆、金针菇等凉性食物，忌用辣椒、桂皮、生姜、羊肉等；脾虚者可用健脾止泻的食物，如山药、芡实、苹果、大枣、芥菜等。

第三节　甲状腺功能减退症

甲状腺功能减退症（hypothyroidism）简称甲减。是由不同原因引起甲状腺激素合成、分泌减少或生物效应不足所致的全身性内分泌疾病。根据病因分为原发性甲减和继发性甲减。本病在各年龄段均可发生，以女性居多，成年人的甲减也称黏液性水肿，在胚胎期起病者称克汀病或呆小病，亦称幼儿黏液水肿，本病对人的形体和容貌影响较大。

一、病　因

有许多原因可以引起甲减症，不同原因发生的甲减其临床症状可因地域、环境、饮食中碘含量、饮食中致甲状腺肿物质、遗传及年龄等的不同而有所差别。

（一）原发性甲减

多见，占甲减症的 96%，是由先天性或获得性的某些原因使甲状腺组织发育不良、破坏、萎缩或甲状腺激素（T_3/T_4）合成障碍引起。

（二）继发性甲减

较少见，主要是由于垂体疾病使促甲状腺激素（TSH）分泌减少，或下丘脑甲状腺促激素释放激素（TRH）缺乏引起。

二、对形体容貌的影响及主要临床表现

（一）影响形体与容貌的表现

患者可出现下列表现：抑郁、痴呆、少动、懒言；面色苍白，体重增加，面部及四肢肿胀；皮肤蜡黄，干燥粗厚，缺乏弹性，脱屑；毛发干燥、稀疏、无光泽，成年患者腋毛、阴毛、眉毛（外1/3）脱落；鼻唇厚，舌肥大，言语不清，声音嘶哑。幼年发病者呈发育不良表现，身材矮小，侏儒体型，智力低下呈痴呆状；青春期发病者生长缓慢，青春期延迟；呆小症婴儿除上述外，还表现为头颅较大，鼻梁塌陷，眼裂增宽，舌大常突出口外，口常张开而多流涎，手足指（趾）短粗呈铲形，颈短，腹部松弛、膨出或有脐疝，行走时蹒跚呈鸭步，对容姿的影响明显而严重。

（二）其他器官系统的表现

甲减还可影响到多个器官系统，累及心血管系统表现为脉搏缓慢，血压偏低，心界扩大，重者可有心包积液；累及消化系统表现为厌食、腹胀、便秘，严重者可出现麻痹性肠梗阻或黏液水肿性巨结肠；累及骨骼肌肉系统表现为肌力正常或减退，少数有肌僵硬；累及内分泌系统表现为女性月经不调，男性阳痿，性欲减退；严重甲减者可出现昏迷、各种反射消失。

三、营养治疗

（一）营养治疗目的

通过给予一定量的碘和忌用致甲状腺肿物质，保证蛋白质供给，以改善和纠正甲状腺功能，缓解临床症状。

（二）营养治疗原则

1. 补碘

人体的碘80% ~90%来自食物、食盐，10% ~20%来自水和空气。正常成人碘的平均日安全摄入量为150 μg，青少年因生长发育需要160~200 μg，孕产妇需要200~400 μg。碘是甲状腺素合成的原料，碘缺乏会使甲状腺激素合成不足，从而导致甲减的临床症状。

食用碘化食盐是防治甲减的较经济、简便的方法，国内现采用每2~10kg盐加

1g 碘化钾，可使甲减发病率明显降低。此外，一些含碘丰富的食物如海带、海藻、海参、贝类及一些强化碘的面包、酱油等对减轻甲减的损害性表现也大有帮助。

对生育期妇女更应注意碘的补充，防止因孕期缺碘而导致下一代患克汀病。但值得注意的是，有的甲减患者是因摄入过多碘造成的，故不能一概而论，一定要辨证施治。

2. 忌用或少用致甲状腺肿物质

某些蔬菜及药物中有致甲状腺肿的成分，如卷心菜、白菜、油菜、木薯、核桃等，会影响甲状腺激素的合成而引起暂时性甲减。当停用这些食物时，甲状腺功能可自行恢复。故甲减患者应避免食用上述食物。

3. 保证充足的蛋白质供给

在蛋白质营养不良的情况下，甲状腺功能有低下趋势。故应及时补充足够的蛋白质和热能以改善甲状腺功能，多选用蛋类、乳类、肉类和鱼类，并注意植物性蛋白与动物性蛋白的互补。

4. 限制脂肪和胆固醇摄入

甲减时血浆胆固醇排出减慢，血胆固醇的浓度较高，患者常伴有高脂血症，原发性甲减患者表现得更明显，故应限制高脂肪和高胆固醇食物的摄入，每天脂肪应占总热能的 20% 左右，胆固醇应少于 300mg。

5. 充足的维生素和铁剂

甲减时由于体内甲状腺激素不足而出现骨髓造血功能障碍和铁吸收障碍，患者常常合并贫血症状，应补充瘦肉、蛋黄、豆类、大枣等富含铁的食物，同时应补充丰富的维生素，尤其是维生素 B_{12}，必要时还应供给叶酸。

四、食物选择和美容保健

（一）宜用食物

1. 碘含量丰富的食物　碘盐、碘酱油，加碘面包，海带、紫菜、海参、黄鱼、带鱼、海蟹、蛤蜊、干贝等。

2. 高蛋白食物　鱼、肉类、蛋类、奶类、豆制品等。

3. 含铁丰富的食物　动物肝脏、蛋黄、瘦肉、豆类、大枣、桂圆及某些蔬菜。

4. 滋润皮肤的食物　桑椹、樱桃、柠檬、苹果、香菇、竹笋、荸荠、白木耳、藕、花生、核桃、腰果、玉米、芝麻等。

5. 补肾生发食物及黑色食物　核桃、枸杞、乌梅、黑米、黑芝麻、黑木耳、黑豆、黑枣、紫菜、乌鸡等。

6. 益智食品　硬果类、乳类、豆类、海产品类、木耳、胡萝卜、黄花菜、菠菜、橘子、菠萝、小米、龙眼、苹果、葡萄、香蕉等。

（二）忌（少）用食物

1. **致甲状腺肿的食物** 卷心菜、白菜、油菜、木薯、核桃等。
2. **高脂肪食物** 油煎炸食品、肥肉、黄油、奶酪、芝麻酱以及动、植物油等。
3. **高胆固醇食物** 动物内脏、鱼子、虾子、蟹黄、松花蛋、火腿肠等。
4. **刺激性食物和调味品** 辣椒、芥末、咖喱、白酒、咖啡、大蒜等。

（三）食疗美容验方

甲减的发生发展是一个长期的过程，往往有 10 年以上的病史，因而要立足于长期治疗，饮食中温补缓补，阴阳并调，而不应急火猛攻，可选用下列食疗验方配合治疗。

1. 紫菜 10g，虾皮 15g，加调料煮汤服。适用于甲减碘缺乏者。
2. 新鲜韭菜 500g，羊肝 100g，洗净后先入锅炒韭菜，后下羊肝急火炒熟后食用，适用于甲减伴腰膝酸软无力者。
3. 麻雀 10 只，猪瘦肉 500g，将麻雀拆骨留肉与猪肉一起剁碎成肉糜，加调料后做成肉饼，蒸熟后食用，可温补肾阳。
4. 海带 50g，水煮后当茶饮，并将海带蘸酱、麻油一起服用，每日 1 次，1 个月为 1 个疗程，适用于甲减碘缺乏者。
5. 何首乌、茯苓各 100g，当归、枸杞子、补骨脂、黑芝麻各 30g，加水浸泡，2 小时后入锅煮，武火煮 15 分钟后改为文火，熬至汁液黏稠，加蜂蜜调匀服用。每日 2 次，每次 1 勺。有益气养血、乌发润肤的功效。

第四节 痛 风

痛风是指因遗传性或获得性病因所导致的嘌呤代谢紊乱、血尿酸升高伴组织损伤的一组疾病，临床上以反复发作的急性关节炎、痛风石、尿路结石、肾脏损害为特征。根据导致血尿酸升高的原因，可分为原发性和继发性两大类。本病可发生于任何年龄，以肥胖的中老年男性和脑力劳动者为多见，也是造成形体和容貌损害的主要代谢性疾病之一。

一、病因

痛风多具有家族遗传性，亦可因酗酒、盛餐、疲劳、潮湿、感染及局部受伤等因素诱发。

（一）遗传因素

原发性痛风患者中约 10% ~ 25% 有痛风家族史，而痛风患者近亲中发现有 15% ~ 25% 患高尿酸血症。因此认为原发性痛风是一种遗传性疾病，其他很多种因素，如种族、年龄、性别、饮食等均可影响痛风遗传的表现形式。

（二）环境因素

凡是能够使嘌呤合成代谢或尿酸生成增加，或使尿酸排泄减少的缺陷、疾病或饮食、药物均可导致高尿酸血症，如高嘌呤、高蛋白饮食，饮酒，肥胖，高血压病，慢性肾衰和一些化学性药物等。近年来认为，激烈的肌肉运动、缺氧、外科手术和放化疗也可引起临床高尿酸血症。

二、对形体容貌的影响及主要临床表现

（一）影响形体与容貌的表现

痛风最常见于肥胖的中老年男性，急性痛风性关节炎是其主要的首发症状，表现为受累关节的红、肿、热、痛和活动受限，最常侵犯的是蹞趾关节，其次为踝、跟、膝、腕、指、肘等关节。症状消退时关节部位有脱屑，肤色变暗。

痛风石为一种黄白色赘生物，形态不规划，大而表浅。痛风石存在部位的皮肤菲薄，破溃后易形成溃疡或瘘管，有白色物质排出，长期不易愈合，是痛风的特征性病变。典型部位在耳廓，此外可发生在足趾、手指、腕、肘等关节。它们直接侵犯关节和肌腱时可造成关节僵硬、畸形和功能障碍。故对患者的形体和容貌均产生严重损害。

（二）其他表现

痛风患者除出现上述症状外，尚可出现慢性间质性肾炎，表现为高蛋白尿、血尿、等渗尿，进而发生高血压、氮质血症等肾功能不全综合征。约 25% 的患者发生尿酸性尿路结石，出现腰及上腹部间歇性疼痛和绞痛。痛风石若累及心脏，可使心肌硬化，心脏功能受损。疼痛发作时，患者可出现面色苍白、出冷汗、虚脱等症状。

三、营养治疗

（一）营养治疗目的

营养治疗的目的是要尽快终止急性症状，预防急性关节炎的复发，阻止或逆转并发症的发生和发展。因此，一方面要限制外源性嘌呤摄入，减少尿酸来源；另一方面要促进尿酸排泄，控制高尿酸血症。

（二）营养治疗原则

1. 限制嘌呤

患者应长期控制嘌呤摄入，根据病情限制膳食中嘌呤的摄入量。在急性期每日嘌呤摄入量应控制在150mg以下，可选择嘌呤含量低的食物（<25mg/100g）。在缓解期可限量选用中等嘌呤食物（25～150mg/100g），自由选用低嘌呤食物，禁用高嘌呤食物（>150mg/100g），其鱼、肉、禽用量每日应少于60～90g。食物中的嘌呤易溶于汤中，如各种肉汤的嘌呤含量很高，所以可将瘦肉、禽类少量经煮沸弃汤后再食用。

食物中嘌呤含量分类见表21-3。

表21-3　　　　　　　　　食物中嘌呤含量分类表

低嘌呤食物 （< 25mg/100g）	乳类及其制品、蛋类、猪血、海参、海蜇皮
	各种米、面等谷类
	根茎类：马铃薯、芋头等
	油脂类：各种动、植物油
	蔬菜类：白菜、苋菜、芹菜、韭菜、黄瓜、苦瓜、冬瓜、丝瓜、茄子、萝卜、青椒、胡萝卜
	各种水果
中等嘌呤食物 （25～150mg/100g）	豆类：绿豆、红豆、豆腐、豆浆等
	畜禽类：猪、牛、羊、鸡肉、鸡心、鸭肠、猪腰、猪肚
	海产品：黑鲳鱼、草鱼、鲤鱼、鳗鱼、乌贼、虾、螃蟹、鲍鱼、鳝鱼、旗鱼、鱼翅、鱼丸、海带等
	蔬菜类：菠菜、花椰菜、茼蒿、四季豆、豌豆、豇豆、笋干、金针菇、银耳等
	其他：花生、腰果、栗子、莲子、杏仁等
高嘌呤食物 （150～1000mg/100g）	豆类：黄豆、发芽豆类
	畜禽内脏：鸡肝、鸭肝、猪肝、牛肝等
	鱼贝类：白鲳鱼、带鱼、鲢鱼、白带鱼、鲨鱼、沙丁鱼、草虾、牡蛎、蛤蜊、干贝、小鱼干等
	其他：肉汁、浓肉汤、鸡精、酵母粉等

2. 限制热能

痛风患者多伴有超重或肥胖，故应控制能量摄入，使其体重恢复正常或最好能低于理想体重的 10% ~15% 。一般每日能量供给量平均为 105 ~126kJ（25 ~30kcal）/kg，全天 6276 ~8368kJ（1500 ~2000kcal）。

3. 限制蛋白质

高嘌呤食物多是高蛋白食物，适量限制蛋白质供给可减少嘌呤的摄入。一般可按每日 1.0g/kg 供给，急性痛风发作时可每日按 0.8g/kg 供给。以植物蛋白为主，动物蛋白可选用牛奶、奶酪和鸡蛋，但酸奶含乳酸较多，对痛风病人不利，故不宜饮用。尽量不食用肉、鱼、禽等，如一定要食用，可经煮沸弃汤后再食用少量。

4. 限制脂肪

脂肪过多可竞争性地抑制尿酸排泄，故应适当限制，给予低脂肪膳食，每日脂肪控制在 40 ~50g，约占总能量的 20% ~25% 。用植物油代替动物油，采用蒸、煮、氽、烩、炖等少油的烹调方法。

5. 适量的碳水化合物

碳水化合物应占总能量的 65% ~70% ，这样可以避免过多脂肪分解产生酮体，有利于尿酸盐的排出。但果糖（蜂蜜含果糖量较高）可通过 ATP 分解加速途径增加尿酸的生成，诱发痛风发作，故不宜食用。

6. 充足的维生素和矿物质

各种维生素，尤其是维生素 C 能促进尿酸盐溶解，应足量供给。各种碱性食物如蔬菜、水果、牛奶等有利于尿酸的溶解和排出，应鼓励病人多选。西瓜、冬瓜不但属于碱性食物，而且还具有明显的利尿作用，对痛风患者更为有利。

为防止痛风患者合并冠心病、高脂血症和肾病，应限制钠盐的摄入，以每日3 ~5g 为宜。

7. 多饮水和饮料

鼓励病人多饮用水、果汁、矿泉水等饮料，防止结石生成。心、肾功能好者每日可饮 2500 ~3000ml 水，同时多选用富含水分的食品。为防止夜尿浓缩，可在睡前或半夜适当饮水。

8. 限制刺激性食物和调味品

辣椒、芥末、葱、蒜、生姜等辛辣食物能兴奋植物神经，应尽量不用。

烟与酒能使血乳酸增加，抑制尿酸排泄，对神经系统有刺激作用。若在饮酒的同时进食高嘌呤、高蛋白、高脂肪食物，则更易引起痛风急性发作，所以应严格限制饮酒。

四、食物选择和美容保健

（一）宜用食物

低嘌呤食物（＜25mg/100g）。

（二）忌（少）用食物

缓解期限量选用中等嘌呤食物（25～150mg/100g），禁用高嘌呤食物（150～1000mg/100g）。

（三）食疗美容验方

饮食疗法对改善痛风患者的损容性表现、延缓并发症的发生发展有一定疗效，可采取下列方法：

1. 慈菇100g去蒂，用沸水洗烫干净，加水适量炖熟成汤，再加适量调料即可食用，具有降低尿酸的功效。

2. 鲜葡萄30g，大米50g，水750ml，同煮至粥熟后服食。适用于痛风急性发作。

3. 大白菜250g，加植物油20g炒食。适用于痛风缓解期。

4. 萝卜250g切丝，植物油20g，共炒熟后加水750ml、大米30g同煮至粥熟，稍入盐及味精，宜常服。

5. 芹菜连根须100g，洗净切碎与大米50g、水750ml同煮至粥熟，入少量盐及味精，宜常服。

6. 银花15g，白菊花15g，粳米100g，白糖适量。先将银花、菊花水煎去渣留浓汁，与粳米同煮粥，待粥稠熟时加入适量白糖。早、晚各食1碗，适用于急性关节炎期关节红肿者。

第五节　原发性慢性肾上腺皮质功能减退症

原发性肾上腺皮质功能减退症又称阿狄森（Addison）病，根据临床表现可分为慢性和急性两种，其中慢性肾上腺皮质功能减退症多见于中年人，老年和幼年者较少见，在临床上能导致明显的损容性表现。

一、病因

1. 自身免疫性肾上腺炎

为自身免疫性破坏或多腺体功能减退所致，近年发病率上升，成为 Addison 病的首要病因。

2. 腺结核

多由行播散所致，近年发病率下降。

3. 真菌感染

如球孢子菌病、隐球菌病和酵母菌病也可引起肾上腺皮质功能减退。

4. 性免疫缺陷综合征（AIDS）

AIDS 患者常伴内分泌功能和肾上腺皮质功能的异常。

5. 其他

恶性肿瘤、白血病、肾上腺手术、家族性糖皮质激素缺乏症、先天性肾上腺发育不全、全身性淀粉样变性，以及某些药物如利福平等均可造成肾上腺皮质功能减退。

二、对形体容貌的影响及主要临床表现

（一）影响形体与容貌的表现

皮肤黏膜色素沉着为本病的特征性损容表现，患者皮肤黏膜呈棕褐色至蓝黑色不同程度的色素沉着，有光泽，全身分布，以暴露部位、受压及易摩擦的部位，如面部、手部、掌纹、乳晕、甲床、足背、瘢痕和束腰带部位更明显；有色素沉着的皮肤间可有白斑（白癜风）；脸部色素沉着常不均匀，呈块状或斑片状，齿龈、舌表面和颊黏膜也常有明显的色素沉着；此外，患者还出现慢性脱水症状，明显消瘦，毛发稀疏、脱落，对形体和容貌产生很大的影响。

（二）其他器官系统的表现

该病可累及多器官系统，累及神经系统出现失眠、健忘、痉挛性截瘫和多神经病变；累及心血管系统出现头晕眼花、体位性低血压、心电图异常；累及消化系统出现恶心、呕吐、腹胀、腹痛等症状；累及生殖系统出现女性月经不调或闭经、男性阳痿等表现，青少年患者常表现为生长发育迟缓和青春期延迟。在某些应激情况下（感染、创伤、手术、分娩、大量出汗、呕吐、失水或突然中断治疗）可发生肾上腺皮质危象。

三、营养治疗

明显的 Addison 病多用皮质激素的替代补充疗法。在进行药物治疗的同时，如配合营养治疗可提高治疗效果。

（一）高碳水化合物

充足的碳水化合物是满足机体能量需要的基本保证，每日碳水化合物应占总热能的 60% ~ 70%，多选用谷薯类，少用精制的单、双糖类。

（二）高维生素

Addison 病主要症状为色素沉着，以致皮肤黏膜发黑。维生素 C 具有抗氧化、抑制黑色素生成的作用，故应选用富含维生素 C 的食物，如各种新鲜蔬菜和水果，必要时应补充维生素 C 制剂。但维生素 C 极易被破坏，烹调时需采用科学的方法，尽量减少与空气的接触。新鲜水果维生素 C 含量高，但其含钾量亦较高，如患者有高血钾时应慎用。

（三）丰富的钠盐

Addison 病患者体内盐皮质激素不足，导致肾小管重吸收钠不足，负钠平衡明显，应给予高钠饮食，每日至少需摄取 10g 食盐，多选用海米、榨菜、甜面酱、豆瓣酱等食品；如患者有大汗、腹泻等情况，应再酌情增加钠盐的摄入量。另外，肾上腺皮质功能减退时，肾脏排钾和氢离子的能力下降，可致血钾升高，未经治疗的患者表现更为明显，故应注意饮食中钾的摄取，少用或不用蘑菇、豆类、香蕉、橘子等高钾食物。

四、食物选择和美容保健

（一）宜用食物

1. 食盐或盐水溶液。
2. 高钠低钾类食物如豆瓣酱、咸虾米、甜面酱、雪里蕻等。
3. 富含维生素 C 的各种新鲜蔬菜和水果。富含维生素 C 的新鲜蔬菜有大白菜、小白菜、鲜柿子椒、辣椒、番茄、鲜藕、豆芽及新鲜豆类。富含维生素 C 的水果有沙棘、刺梨、猕猴桃、酸枣、山楂、橘子、橙子、柚子、柠檬、草莓等。
4. 因本病多与肾脏有关，服用羊肾或猪肾等补肾食物对患者有益。

5. 硒含量丰富的动物内脏、肉类及强化硒元素的面粉、大米等具有抗氧化作用，可减轻皮肤的色素沉着。

6. 补肾生发食物及黑色食物。

（二）忌（少）用食物

1. 酒精、咖啡因和烟草对肾上腺和其他腺体有很大毒性，应不用或少用。

2. 油煎、炸食品、高度加工的食物，熏肉、火腿、糖等。

（三）食疗美容验方

1. 猪肾切碎和米煮粥同食，能温补肾脏，使色素沉着减轻，体力恢复或改善。

2. 柠檬 1 个，去皮后与 50g 油菜、2 个雪梨一起放入搅汁，即可饮用，有润肺充肌、防皱美容的功效。

3. 豆浆 1 碗，红糖适量，每日饮用，适用于气血不足的 Addison 病患者。

第六节　皮质醇增多症

皮质醇增多症又称库欣综合征（Cushing's Syndrome），是肾上腺皮质功能亢进症中最常见的一种，由多种原因引起肾上腺皮质分泌过多皮质醇，临床出现向心性肥胖、痤疮、紫纹、多血质外貌和骨质疏松、高血压、继发性糖尿病等一系列损害容姿的表现。本病可发生于任何年龄，成人多于儿童，女性多于男性，男女比例约为 1:3 ~ 1:8。

一、病因

1. 垂体瘤或下丘脑－垂体功能紊乱

导致垂体前叶分泌过量促肾上腺皮质激素（ACTH），从而引起双侧肾上腺皮质增生，分泌过量的皮质醇。这是库欣综合征的主要原因，占 70% 左右。

2. 肾上腺皮质肿瘤、肾上腺结节或腺瘤样增生

此时肾上腺自主分泌过量皮质醇，导致高皮质醇血症。

3. 异位 ACTH 综合征

由垂体以外的肿瘤产生 ACTH，刺激肾上腺皮质增生，分泌过量的皮质醇。最常见的是肺癌，其次为胸腺癌和胰腺癌。

二、对形体容貌的影响及主要临床表现

1. 影响形体与容貌的表现

向心性肥胖是本病的特征，表现为满月脸、水牛背（颈项部脂肪隆起所致）、悬垂腹和锁骨上窝脂肪垫；全身肌肉萎缩，以四肢为重；多数患者皮肤菲薄，皮下毛细血管清晰可见，呈多血质外貌；因脂肪组织大量堆积，使皮肤弹力纤维断裂，形成对称性的、中段宽而两端较细的粗大弧形紫色皮纹即紫纹；毛细血管脆性增加，容易出现皮下青紫淤斑，伤口不易愈合；患者多合并有骨质疏松，可致脊椎、骨盆畸形，身材变矮；有些患者还表现为体毛增多、增粗，严重者表现为女性男性化；此外，皮肤感染也多见，出现甲癣、体癣、痤疮等，严重影响患者的形体和容貌。

2. 其他器官系统的表现

90%的患者有高血压，伴头晕、头痛、胸闷、心悸等症，久病可有心、脑、肾、内分泌等并发症表现；约半数患者出现精神神经障碍，重者可有类偏执狂、精神分裂症或抑郁症；少数患者出现消化性溃疡、消化道出血等症；患者性功能异常，女性可出现月经减少、不规则或闭经，男性可出现性欲减退或阳痿。

三、营养治疗和美容保健

1. 低盐饮食

每日食盐摄入量 3～5g，选择含钠量较低的食物，如主食、豆类及豆制品、蔬菜、水果等。

2. 进食含钾量高的食物

鲜香菇、黄瓜、柑橘、甜玉米、糯米、土豆、龙眼、葡萄、椰子、柿子、西瓜、芒果等。

3. 多食用碱性食品

如豆类、蔬菜、水果、奶类等。

4. 多食用高蛋白食品

如黄豆、蚕豆、豌豆、花生、牛肉、猪肉、鸡肉、鸭肉、动物内脏、鸡蛋、奶粉等，有利于机体康复。

5. 高维生素饮食

葡萄、凤梨、芒果、香瓜、樱桃、绿豆芽、四季豆、青椒、花菜、芥菜、苦瓜、木耳、毛豆、南瓜等含有丰富的维生素，应多选用。

6. 低胆固醇食物

米、麦、玉米、米粉、面包、蔬菜、水果、豆类、奶粉、花生等食物的胆固

醇含量低，宜选用；而肉类、蛋类、水产类食物胆固醇含量很高，宜少用。

7．低糖饮食

远离各种糖类食物，多食粗杂粮、根茎类、新鲜蔬菜等，这些食物转换成血糖的速度较慢。

8．降脂饮食

多食用元葱、大蒜、香菇、木耳、海生植物、绿茶等具有降脂作用的食物。

第二十二章

美容外科的营养与保健

美容外科学是整形外科学的一个分支，又是现代美容医学的重要组成部分，它是以医学美容理论为基础，运用医学审美、医学心理学与外科技术相结合的手段，对人体生理解剖正常范围内的缺陷加以修复和再塑，或对一些损容性疾病施以美容手术治疗，以增进其形态和功能上之美感为目的的医学分支学科。

美容外科手术与其他外科手术一样，作为对身体的一种创伤，可引起内分泌和代谢过程的改变。这些改变在某些方面虽有利于机体对创伤和打击的耐受，但总体上看它将导致机体内营养物质高度消耗，营养状况水平下降及免疫功能受损。同时由于创伤、失血、感染、麻醉、禁食等原因，机体丢失了大量体液，患者常发生各种代谢紊乱以及水、电解质平衡失调、贫血及营养不良等。这些变化能导致患者对手术的耐受能力下降，从而阻碍伤口愈合，对患者的预后产生直接影响，甚至会遗留终身的遗憾，这是美容外科所必须避免的。

患者手术后能否顺利康复，机体营养储备状况是重要因素之一。通常营养状态良好的健康人在受到较轻的外伤或接受一般的美容手术后，因其具有较充分的营养贮备，治疗能较顺利地进行；但如有明显的营养缺乏，特别是长期处于营养状况低下时，当受到诸如严重烧伤、创伤及休克时，常因机体抵抗力下降而导致创面感染和创口愈合延迟。据报道，在外科死亡病例中至少有10%～30%直接或间接死于营养不良。营养状态良好的胃溃疡病人术后死亡率仅为3.5%，但当其术前体重丢失达20%时，术后死亡率上升为30%。因此，合理的营养支持在美容外科中显得极其重要，术前有足够的营养贮备，术后及时合理地补充营养，改善患者的营养状况，是关系美容手术成败和术后效果的一个重要前提。

第一节 手术创伤对营养素代谢的影响

一、对能量代谢的影响

手术创伤后患者的代谢反应存在两个阶段：第一阶段称抑制期，是在手术后的 12～24 小时内，表现为低体温、低血压、低心排出量、低耗氧量；第二阶段称高涨期，即分解代谢期，表现为基础代谢率明显增高，体温增高，心排出量和尿排出量增加，蛋白质、脂肪、碳水化合物分解代谢增强，这种高代谢状态的程度与实施手术的大小、部位等因素有关。

二、对蛋白质代谢的影响

手术后，骨骼肌群和内脏的蛋白分解加速，尿氮排出量增加，机体常呈负氮平衡状态。蛋白质合成速度慢于分解速度或蛋白质合成障碍。机体每天可丢失氮 20～30g。总氮的丢失不仅与手术大小有关，而且与患者术前的营养状态及年龄、性别有关。

三、对碳水化合物代谢的影响

手术创伤能引起患者内分泌功能的改变，体内儿茶酚胺、糖皮质激素和胰高血糖素释放增加，出现胰岛素抵抗现象，使胰岛素作用降低，进而出现术后早期的高血糖。在这些激素的调节下，肝糖原分解加速，糖原异生增强，血中乳酸和丙酮酸浓度增高。此时患者虽然有高血糖，但细胞内仍处于饥饿状态。

四、对脂肪代谢的影响

机体碳水化合物储备所提供的能量是有限的，为维持手术创伤时的高代谢，脂肪组织分解氧化的速度明显加快，可达正常速度的 200%。此时，脂肪的过度分解容易引起必需脂肪酸缺乏，导致细胞膜通透性的病理性改变，机体细胞再生和组织修复能力下降。

五、对水、电解质代谢的影响

术后机体内抗利尿激素和盐皮质激素释放增加，对水、电解质代谢产生较大的影响，表现为：①水钠潴留，每日尿量和钠排出量明显减少；②钾排出量增加，术后第 1 天可达 70～90mmol，以后逐渐减少，在正氮平衡出现前可恢复；③尿氮增加时，磷、硫、锌、镁等的排出量也增加。

第二节　营养物质对术后伤口愈合的作用

创口愈合是组织生长、再生的一种特殊的生物学过程，是对各种有害刺激作用造成损伤的重要防御适应性的反应。临床上一般可分成三种类型：①一期愈合：经过缝合的伤口、创面对合严密，没有感染，伤口边缘保持在对合的情况下发生愈合；②二期愈合：伤口边缘分离，创面未能严密对合的开放性伤口所经历的愈合过程；③三期愈合：有些开放性伤口经过一定时间的愈合过程后，将创面与伤缘用缝合的方法予以对合，以缩短愈合所需时间的愈合。美容手术的伤口多属一期愈合，在这个愈合过程中，营养因素起着重要作用。

一、蛋白质对伤口愈合的作用

蛋白质不仅是维持组织生长、更新和修复所必需的成分，而且是保持血浆渗透压和维持人体正常代谢的重要物质，伤口要正常愈合，伤口的蛋白质合成必须有足够保证。

Thompson 等人的研究发现，慢性蛋白质耗竭的狗行剖腹术后其纤维组织形成明显受损，伤口裂开的发生率高达72%，这些狗术后出现明显的低蛋白血症和伤口水肿。Irvin 研究了营养不良和经肠高营养对大鼠皮肤切割伤口和结肠吻合伤口愈合的影响，发现无蛋白饲料喂养7周后大鼠体重进行性下降，伤口愈合明显延迟；如果在术前、术后7天内给予氨基酸制剂，则皮肤和结肠的伤口愈合得到了明显改善。

除上述影响外，蛋白质缺乏还能抑制体内的某些免疫反应，导致机体抵抗力下降，患者容易合并伤口感染，一旦感染则愈合延迟。

二、碳水化合物对伤口愈合的作用

碳水化合物代谢对伤口愈合有直接和间接作用。体内某些组织及创伤愈合所必需的成纤维细胞均以葡萄糖作为能量的主要来源，当碳水化合物和脂肪供给不足时，机体会氧化自身蛋白质和氨基酸，导致蛋白质缺乏，引起伤口愈合延迟。

三、脂肪对伤口愈合的作用

脂肪中的不饱和脂肪酸对伤口愈合也会产生影响。

Hulsey 等观察了必需脂肪酸缺乏对大鼠多种伤口，包括皮肤切口、筋膜切口、大小肠吻合术切口以及烧伤伤口的影响。发现必需脂肪酸缺乏可显著延迟大鼠的伤口愈合，其作用对皮肤伤口愈合的影响最大，对结肠吻合口愈合的影响最小。给予必需脂肪酸后可增强吻合的抗张力程度。

四、某些维生素对伤口愈合的作用

1．维生素 C

是形成结缔组织的重要物质，也是血管壁和新生组织的黏合剂。它与细胞间质内的酸性黏多糖和胶原纤维的形成有关。维生素 C 缺乏时皮肤伤口的愈合明显受抑，结缔组织胶原形成明显减少，伤口抗张力程度明显下降，甚至正在愈合的伤口重新裂开。

2．B 族维生素

是许多酶系统的重要辅助因子，它们的缺乏会造成蛋白质、脂肪和碳水化合物代谢紊乱，会降低机体对感染的抵抗能力。

3．维生素 A

维生素 A 在细胞分裂增殖、上皮细胞角化过程中起重要作用，它能促进组织的新生，加速伤口的愈合。

4．维生素 K

参与凝血酶原、凝血因子Ⅶ、Ⅸ和Ⅹ的合成，在骨代谢中具有重要作用。维生素 K 缺乏可影响伤口愈合，同时伤口出血增多，易诱发感染。

五、某些微量元素对伤口愈合的作用

1．锌

锌是体内多种酶（如 DNA 聚合酶、RNA 聚合酶和反转录酶）的基本辅助成分，参与蛋白质合成过程中多聚体的形成，是胶原纤维合成的必需物质，因此锌缺乏可影响 DNA 和蛋白质的合成，引起机体免疫功能障碍和伤口愈合障碍。若没有其他相关营养素缺乏，口服锌剂可恢复正常伤口愈合。但过多的锌可影响铜的代谢，因而影响伤口愈合。

2．铁

铁离子是赖氨酸及脯氨酸羟化时所必需的物质，当铁缺乏引起严重贫血时会对伤口的愈合产生继发影响。

3．铜

铜是许多与伤口愈合直接相关的酶的重要辅助因子，如赖氨酸氧化酶、胶原交联催化酶等，在胶原合成中起重要作用。

第三节　手术前后的营养支持和美容保健

一、术前的营养支持和美容保健

（一）营养支持目的

供给充足合理的营养，增强机体免疫功能，更好地耐受麻醉及手术创伤。

（二）营养支持原则

1．术前一般营养供给

（1）高能量、高蛋白、高碳水化合物

应增加热能贮备，弥补术后进食不足时的热能消耗；但亦不宜过多，以免引起肥胖，对手术和创口愈合产生不利影响。

一般住院患者如果仅在病床周边活动，每日能量只需比基础代谢增加 10% 即可，如果能进行室外活动，则需增加 20%～25%；发烧患者可按体温每升高 1℃增加基础代谢的 13% 计算；明显消瘦的患者术前应积极补充营养，在体重接近正常后再手术。

术前患者每日能量供给量可在 8368～10460kJ（2000～2500kcal）之间，其中 65% 左右应来源于碳水化合物，尤其是米、面等复合多糖；脂肪供给量一般应低于正常人，可占全天总能量的 15%～20%；蛋白质供给必须充足，可按 1.5～2.0/kg 供给，全天总量约 100～120g，其中 50% 以上应为优质蛋白质。

（2）高维生素

为避免术后因维生素缺乏而引起伤口愈合延迟，从手术前 7～10 天开始，每天都应补充足够的维生素。具体数量如下：维生素 C 100mg，胡萝卜素 3mg，维生素 B_1 5mg，维生素 PP 50mg，维生素 B_6 6mg；在有出血或凝血机制障碍时，需补充维生素 K 15mg。

2．术前特殊情况时的营养需求

营养支持过程中应注意对患者某些合并症的处理：

（1）患者有低蛋白血症、贫血和营养不良时，除临床药物治疗外，还应通过膳食补充足够的蛋白质和能量。

（2）对高血压患者，饮食上应给予低盐、低胆固醇膳食，待血压稳定在安全水平时再行手术，以防术中出血过多。

（3）糖尿病患者则必须按照糖尿病膳食要求来安排饮食，配合临床用药，使患者血糖接近或达到正常水平时再行手术，以避免术后出现伤口感染、愈合延迟或其他并发症。

（4）肥胖的外科患者宜给予低能量、低脂肪饮食，以降低体重，避免体脂过多而影响伤口愈合。

（5）有肝、肾功能障碍者，可依具体病情，给予适当的饮食调配。

二、术后的营养支持和美容保健

无论是何种手术，尽管手术操作很完善、顺利，对机体组织都会造成一定程度的损伤，都可能出现失血、发热、代谢紊乱、消化吸收不良等情况。其损伤程度与手术大小、手术部位的深浅以及患者的营养状态有关，为此必须制定合理的饮食原则，保证手术患者的营养供给，帮助机体康复。

（一）营养支持目的

尽快改善患者的营养状态，增强机体免疫功能，促进伤口愈合，减少术后并发症的发生。

（二）营养支持原则

1. 高能量

手术会造成机体能量的大量消耗，故供给必须充足。卧床休息的患者每日应提供 7352～8368kJ（1800～2000kcal）的能量，能经常下床活动者应提供 10879～12552kJ（2600～3000kcal）的能量。患者的全天能量需要量也可按下列公式计算：

全日能量需要量 = 基础能量消耗（BEE）×体温系数×活动系数×应激系数

活动系数：卧床1.2，下床少量活动1.25，正常活动1.3

体温系数：38℃取1.1，39℃取1.2，40℃取1.3，41℃取1.4

应激系数：外科小手术1.0～1.1，大手术1.1～1.3，用以补正不同疾病状态下的能量需要。

2. 高碳水化合物

给予充足的碳水化合物可节约蛋白质，加速机体向正氮平衡方向转化；同时能增加肝糖原储存，具有保护肝脏的作用。每天以300～400g为宜。

碳水化合物易于消化吸收，对术后消化功能欠佳者尤为适宜。

3. 适量脂肪

脂肪是含能量最丰富的营养素，适量脂肪可改善食物风味，且可促进维生素

A、D、E、K 等脂溶性维生素的吸收。每天以占总能量的 20% ~30% 为宜，对胃肠功能低下和肝、胆、胰疾病的患者，应适当限制脂肪摄入量。若患者长时间依赖肠外营养支持，应保证必需脂肪酸的供给。

4. 高蛋白

术后患者应供给高蛋白饮食，以纠正负氮平衡，每日供给量应达 100 ~150g，同时要注意蛋白质的质量。

5. 高维生素

对术前缺乏维生素者，术后应立即予以补充；对术前营养状况良好者，术后应大量给予水溶性维生素，但脂溶性维生素无需太多。有专家建议外科手术后每天可给予 1 ~2g 的维生素 C，正常供给量 5 ~10 倍的维生素 B，骨折患者可适当补充维生素 D，有利于骨折愈合。

6. 矿物质

应根据临床检验的结果及时合理地补充。

（三）食物选择

1. 宜用食物

术后肠道功能恢复前，须选用肠外营养。

早期可选用安素、能全素、瑞素、富力康等肠内营养制剂，逐渐添加果汁、菜汁、牛奶、蛋羹、馄饨、水饺等。由流食向普食过渡。

肠道功能逐渐恢复后，宜选用高优质蛋白食物，如瘦肉、蛋类、乳类及其制品、豆类及其制品等。

新鲜蔬菜和水果富含维生素、矿物质和膳食纤维，也应多多选用。

2. 忌（少）用食物

（1）辛辣刺激性的食物和调味品，如酒、葱、韭菜、大蒜、辣椒、芥末、咖喱等。

（2）鱼腥虾蟹、海鲜发物、油煎炸食物。

（四）食疗美容验方

1. 青蒿、鲜藿佩各 10g，银花 10g，加适量冰糖煎汤代茶，煮沸即可，有清热解毒、健脾胃之功效。

2. 野菊花、白菊花、银花各 10g，同煎加适量水和冰糖代茶饮，适用于局部红肿热痛者。

3. 乌鸡 1 只，栗子 30g，加水文火焖煮 1 小时以上，调味后饮汤吃鸡及栗子，适用于术后有贫血、浮肿者。

4. 红枣 10 枚，绿豆 50g，洗净放入锅中加水适量，煮到绿豆烂后加红糖调味、色，随意食之，适用于贫血、低热者。

5. 芋头 600g，加水煮熟，捞起剥皮切块后再入锅，加白糖，煮至糖溶化后加桂花搅匀即可，具有软坚散结、化痰散瘀的功效。

6. 薏米 12g，菱角 12g，瘦肉适量，共置煲中，加水煲至瘦肉烂，隔天食 1 次，可提供丰富的蛋白质。

第二十三章

营养缺乏病与美容保健

第一节 概 述

人体摄入适宜的营养素是机体正常生长发育和新陈代谢的基本保证，合理的营养能促进健康，减少疾病，反之则会导致营养不良或营养缺乏病的发生。

营养缺乏病是指机体由于长期缺乏一种或几种营养素而出现的一系列临床表现或病症，如地方性甲状腺肿、坏血病、贫血、干眼症等，它们分别由于碘、维生素 C、铁、维生素 A 等缺乏造成。

在发展中国家，营养缺乏病仍是威胁人民健康的主要原因之一，即使在发达国家，缺铁性贫血和其他微量元素缺乏所致疾病也较多。近年来，随着营养素检测方法的日臻完善，各种亚临床营养缺乏病已受到重视，基本能够做到早期诊断、早期治疗，但如果营养缺乏发生在幼年时期，并持续相当长的一段时间，则会对机体的骨骼结构和精神、心理状态造成不可逆的损害，重者还会出现较高的死亡率和残疾率，因此也是与美容密切相关的一类疾病。

一、营养缺乏病的病因

1. 食物供给不足
如人口增长、资金缺乏、天灾人祸等。

2. 食物中某些营养素缺乏
在食物供应量足够的情况下，因天然食物中某些营养物质的缺乏或不足，以及饮食方式的不科学（如长期偏食、挑食、厌食、过食高精制食品等）均可引起营养缺乏病。

3. 营养素吸收不良
如某些天然食物中存在干扰营养素吸收和利用的物质；某些药物和疾病可直接干扰营养素吸收；肠道寄生虫，如蛔虫、钩虫等可导致蛋白质－能量营养不良、缺铁性贫血的发生率增高和病情的加重。

4. 营养素利用减少

正常情况下，营养素吸收和消耗的数量保持着平衡，当肝脏发生病变时，可使营养素利用率下降而出现缺乏症状。

5. 营养素消耗和排泄增加

如铁消耗的增加可因外伤或身体其他部位的出血引起，低钠血症可由于出汗过多或多尿造成等等。哺乳也是营养丢失的一条途径。

6. 营养素需要量增加

人体在生长发育旺盛及妊娠、哺乳、生育过程中，对各种营养物质的需要量明显增加。

7. 营养素破坏增加

人体在胃酸缺乏或用碱性药物治疗时可造成维生素 C 的大量破坏。

二、营养保健

营养缺乏病表现各异，其共同的营养治疗原则是：

1. 针对主要病因进行治疗，为补充食物和营养素创造条件。

2. 剂量要适宜，不用过高治疗剂量。有毒副作用的营养素，如脂溶性维生素 A、D 和铜、铁、锌等，应根据临床症状和生化检测结果适量补充。

3. 营养不良时不能只考虑主要缺乏的营养素，而应全面地从营养素之间的相互关系来研究具体治疗方案。如蛋白质－能量营养不良，在补充蛋白质的同时应注重能量和维生素的补充，否则蛋白质不能被有效利用。

4. 重度营养缺乏时，机体胃肠道和其他器官的功能常处于萎缩和抑制状态，不能适应突然的超负荷营养支持，故需要循序渐进地增加营养素的供给。

5. 应充分利用自然食品，配制适应疾病特点的各种治疗饮食。当病人摄食困难或神志不清时，才考虑用匀浆膳或要素膳食；在经肠营养不能满足机体代谢需要时，才考虑用肠外营养。一旦病情好转，应及早恢复正常饮食。

第二节　蛋白质－能量营养不良

蛋白质－能量营养不良是指由于蛋白质和能量摄入不足所引起的一种营养缺乏病。依临床表现可分为五种类型：水肿型、消瘦型、混合型、营养性侏儒和低体重型，严重影响形体与智力发育。该病在成人和儿童中均可发生，但以婴幼儿最为敏感，目前已成为世界上许多发展中国家一个重要的公共卫生问题。

一、病　因

（一）长期低蛋白低热能膳食

婴幼儿因乳汁不足或断乳后饮食供给不合理，住院病人因长时间使用流食、软食或用葡萄糖作为唯一能量来源，可导致蛋白质－能量营养不良的发生。

（二）某些疾病或手术后

某些疾病或手术后患者对食物的消化吸收能力下降或体内营养物质消耗增加，容易出现营养不良。

（三）营养素丢失增加

如肠瘘、开放性创伤、慢性失血、溃疡渗出、大面积烧伤等情况下，蛋白质和其他营养素丢失增加，易造成营养不良。

（四）营养素需要量增加

如在妇女妊娠、哺乳、儿童生长发育等情况下，对蛋白质－热能的需要量增加，故易出现缺乏。

（五）其他原因

食物短缺或不良的饮食习惯易造成食物蛋白质和能量摄入过少，导致营养不良。

二、对形体容貌的影响及主要临床表现

（一）影响形体与容貌的表现

不同类型的蛋白质－能量营养不良患者临床表现不同。

1. 水肿型营养不良患者主要表现为水肿和痴呆。凹陷性水肿常见于腹部、腿部，也可遍布全身，包括面部，最明显的是下肢；患者表情冷漠，可发生类似帕金森病的震颤；有些患者还表现为头发稀少、变色（红色、金黄色、白色）、变脆、易脱落；皮肤出现色素沉着、皮肤红斑和鱼干样改变或剥脱，还可出现口角炎、唇炎、舌萎缩等。

2. 消瘦型营养不良主要表现为生长发育迟缓，甚至停止，皮肤黏膜干燥萎缩，皮下脂肪减少或无，呈"皮包骨"样改变。

3. 混合型营养不良的临床表现界于前两项之间。

4. 营养性侏儒表现为身高发育明显滞后，体重低于标准体重的60%。

（二）其他器官系统表现

蛋白质－能量营养不良患者机体抵抗力下降，特别容易合并其他感染，如腹泻、肺炎、贫血、低血压、低体温和心动过速等，严重时可危及生命。

三、营养治疗

营养治疗方案包括供给充足的蛋白质和能量，全面改善营养，防止并发症的发生和发展。

（一）蛋白质和能量

蛋白质－能量营养不良的患者每日摄入的蛋白质和能量应比正常人高，蛋白质应按 2.0～2.5g/kg 供给，能量应为 500～628kJ（120～150kcal）/kg。

在补充蛋白质和能量时应注意下列原则：

1. 循序渐进，逐步增加，并应少量多餐

儿童患者能量初时每日可按 335～500kJ（80～120kcal）/kg 供给，逐渐增加至 500～670kJ（120～160kcal）/kg；蛋白质初时可按 1.0g/kg 供给，逐渐增加至 3.0～4.0g/kg。

成人患者能量初时每日按 168～210kJ（40～50kcal）/kg 供给，逐渐增加至 500kJ（120kcal）/kg；蛋白质初时按 0.6g/kg 供给，逐渐增加至 1.5～2.0g/kg。

不要急于求成而一开始就用很大的量，因为这样身体不易接受，应多供给牛奶、酪蛋白、蛋类、鱼类等优质蛋白食物，较大儿童和成人应根据病情适量增加大豆蛋白，必要时可使用低容量的高蛋白、高能量浓缩补充剂，如血浆蛋白、白蛋白、氨基酸、蛋白粉等。

浮肿型应多给予蛋白质，而消瘦型应多摄入能量，这样有利于恢复。

2. 能量和蛋白质同时补充

无论何种类型的蛋白质－能量营养不良进行营养治疗时都必须同时保证能量和蛋白质的补充。

应补充充足的热能，否则无论是经口摄入的蛋白质（牛奶、鸡蛋、瘦肉等），还是静脉补充的血浆蛋白、白蛋白、氨基酸、血液等在体内均会被当作能量而消耗，从而造成蛋白质的浪费和肝肾负担。

补充足量的蛋白质可以避免因单纯过快补充碳水化合物可能引起的钠潴留、严重水肿和心力衰竭。

在制定食谱时，注意大豆、花生应和米、面混吃，一餐之中既有谷物，又有豆类或豆制品，还有一些动物性蛋白，如蛋类或鱼肉，这样搭配可使不同种类的氨基酸互补，提高蛋白质的生物利用率。去乳糖的牛奶或酸奶常是开始补充蛋白质的最佳方法。

（二）维生素

开始即补充维生素 A、D、B_1、B_2、C、E、B_{12} 和尼克酸等多种维生素，以补充体内的不足，如有缺乏症时，应给予较大剂量的治疗，尤其是维生素 A 和 C。临床可选用一些复合维生素制剂。

（三）水和矿物质

1. 液体可通过饮食补给，必要时可输入血浆或其他液体。

2. 蛋白质－能量营养不良患者体内钾、镁丢失增加而钠潴留，故在补充蛋白质和能量的同时，应注意钾和镁的补充。每日钾可按 $4 \sim 5mmol/kg$ 补给，镁可按常规量 $2 \sim 3mmol/kg$ 补给。

根据患者年龄及病情采用流质、半流质和软食，饮食最好经口供给，必要时可用管饲和静脉营养。

合并低血糖的患者可静脉注射高渗葡萄糖，也可在早期食用高葡萄糖饮食，以少量多餐为宜。有贫血的患者应口服铁剂和维生素 C，严重者可以输血。

第三节 维生素 A 缺乏病

维生素 A 缺乏病是世界卫生组织确认的世界四大营养缺乏病之一，是一种因体内缺乏维生素 A 而引起的，以眼、皮肤改变为主的全身性疾病。本病发病率较高，多见于婴幼儿，在一些发展中国家，如印尼、孟加拉和非洲一些地区，维生素 A 缺乏常是导致儿童失明的主要原因，这些儿童呼吸道及消化道感染的发病率及死亡率也较高，严重威胁着儿童健康。

一、病　因

1. 维生素 A 摄入不足

是维生素 A 缺乏的主要原因，它与缺乏科学的喂养知识（婴儿断奶后长期单用米糕、脱脂牛奶喂养）、不良的饮食习惯（偏食、长期素食）和食物资源贫乏有着密切关系。

2．维生素 A 吸收不良

膳食中脂肪含量不足、患有消化系统和肝胆系统等疾病时，常会影响维生素 A 的吸收、代谢和贮存，从而导致维生素 A 缺乏。

3．维生素 A 消耗过多

重体力劳动和急、慢性消耗性疾病、各种传染病时维生素 A 的需要量增加，如不能及时补充，则易造成维生素 A 缺乏。

4．其他

除上述原因外，甲状腺机能减退症、糖尿病、锌缺乏、维生素 E 缺乏时会影响维生素 A 在体内的合成、贮存和利用，亦可导致维生素 A 缺乏。

二、对形体容貌的影响及主要临床表现

维生素 A 缺乏病的病变可累及皮肤、视网膜、骨骼、免疫系统和生殖系统，造成多方面的损害。

1．影响形体和容貌的表现

维生素 A 缺乏病最特异性的表现是眼部症状，会发生夜盲症、干眼症和角膜角化症。患者常感眼部不适、发干，有烧灼感，常畏光流泪、经常眨眼，称为干眼病；或进一步发展恶化，角膜形成溃疡、穿孔或继发感染，虹膜及晶状体向眼外脱出，以后角膜可形成瘢痕，导致失明。

此外，维生素 A 缺乏病患者的皮肤会发生一系列变化：毛囊出现角化性丘疹，以上臂和股伸侧出现最早，以后累及其他部位，丘疹呈圆形或椭圆形，针头大小，暗棕色；皮脂腺萎缩，皮肤干燥、脱屑、粗糙，并有皱纹，因其外表与蟾蜍的皮肤相似，所以又称"蟾皮病"，严重时皱纹明显有如鱼鳞。

在骨骼发育方面可出现骨组织生长、发育迟缓，齿龈增生角化，牙齿生长延缓并在表面出现裂纹。指甲纹路增多，变脆、变薄，易折裂，失去应有的光泽。

2．其他器官系统的表现

维生素 A 缺乏病可累及多器官系统，产生一系列的临床表现。维生素 A 缺乏病患者机体细胞免疫功能下降，容易发生反复呼吸道、消化道、泌尿道感染；在生殖系统方面可发生男女不育、胎儿畸形和死胎；在神经系统方面可出现面神经麻痹。

三、治疗

维生素 A 缺乏病的治疗主要是补充维生素 A 制剂，临床上需根据患者症状的轻重，采取不同剂量和不同途径给予补充。

1．一般每天口服维生素 A 3000μg，症状很快即可消失；对患有麻疹、肺

炎、腹泻的患儿每日口服维生素 A 20 万 IU，连续 2 天，可起到预防维生素 A 缺乏的作用，并可使原发疾病减轻。

2. 若为急性严重缺乏以致角膜接近穿孔者，可用浓缩维生素 A 每天肌注 15000～25000 μg，同时局部滴注维生素 A 油剂以保护角膜和巩膜，在治疗及护理眼时手的动作要轻，以免造成角膜溃疡的穿孔。

3. 在用维生素 A 制剂治疗的同时，应选用维生素 A 和胡萝卜素含量丰富的食品进行膳食治疗。

（1）富含维生素 A 的食物：动物肝脏、鱼类、蛋类、肉类、禽类、奶类及其制品。

（2）富含胡萝卜素的食物：深绿色蔬菜、胡萝卜、番茄、红薯以及橘子、杏、枇杷等水果。

同时应注意维生素 A 是脂溶性的，因此适当进食脂肪可提高维生素 A 和胡萝卜素的吸收率，例如煎鸡蛋、熘肝尖时维生素 A 的吸收利用较好。

四、食疗验方与美容保健

食疗对于改善维生素 A 缺乏病患者的临床症状、恢复容颜、延缓并发症发生发展有一定帮助，下面举几个民间食疗验方，以供参考：

1. 胡萝卜适量，洗净切后蒸熟。任意食用，不限多少。适用于皮肤粗糙者。

2. 鲜嫩红薯叶 100g，羊肝 100g，切碎后共入热锅旺火炒，连服 1 周，适用于皮肤粗糙者。

3. 枸杞子 100g，猪肝 150g，切碎后煲汤调味服用。连服 1 周，适用于视力减退者。

4. 鸡蛋 1 个，打碎后冲入牛奶 1 杯，煮熟后服用，每日早晨 1 次，适用于维生素吸收不良者。

第四节　维生素 D 缺乏病

维生素 D 在机体钙磷代谢过程中起着重要的调节作用，所以它的缺乏对体内的钙磷代谢有密切影响，其突出表现为佝偻病或骨软化症。

维生素 D 缺乏产生的佝偻病是小儿常见的疾病，具有较高的发病率，特别是早产儿更易发生；骨软化症多发生于妊娠和哺乳期妇女。

在临床上，佝偻病可分四期，即初期、活动期、恢复期和后遗症期，因其主要损害骨骼系统，可导致骨骼畸形，故对人的形体和容貌影响较大。

一、病因

佝偻病和骨软化症有其外在原因，也有机体的内在因素，可归纳如下：

1. 日光照射不足

天然食物中维生素 D 的含量普遍都很少，只有少数食品中含有一定量的维生素 D，因此日光照射条件下皮肤内合成的维生素 D 是人体内维生素 D 的主要来源。日光照射不足现在仍是世界各地发生维生素 D 缺乏的主要原因。

进行日光照射时应注意，日光中紫外线可被衣服、灰尘、普通玻璃等遮挡或吸收。另外，北方冬季日照时间短，紫外线较弱，所以本病冬春季多见，并以北方发病率为高。

2. 维生素 D 及钙、磷摄入不足

在日光照射不足的条件下，维生素 D 缺乏病的发生与食物中维生素 D 的供应有密切的关系，且与食物中钙、磷含量比例及其他成分有关，钙含量丰富的食物可以弥补轻度的维生素 D 不足。

3. 维生素 D 及钙、磷的肠道吸收障碍

某些疾病如胃肠道和肝、肾疾病可以影响维生素 D 的吸收和利用。

一些化学性药物，如抗癫痫药物、激素类药物，可干扰维生素 D 的代谢，拮抗维生素 D 对钙的转运。

4. 对维生素 D 的需要量增加

婴儿期是生长发育最快的时期，维生素 D 需要量大，佝偻病发病率最高，若供给不充足，易导致维生素 D 缺乏症。

早产儿的生长速度比足月儿快，且体内储钙不足，也易发生佝偻病。

二、对形体容貌的影响及主要临床表现

1. 影响形体与容貌的表现

颅骨软化是佝偻病的早期表现，多见于 3~6 个月的婴儿；由于骨膜下骨样组织增生，使额、顶骨对称性隆起，形成"方颅"、"鞍状头"或"十字头"；前囟门闭合延迟，可迟至 2~3 岁才闭合；出牙晚，可延至 1 岁出牙，或 3 岁才出齐，重者牙齿排列不齐，釉质发育不良；胸部呈鸡胸、肋骨串珠状，手腕、脚踝处似戴了"手镯"、"脚镯"；下肢常呈"X"形或"O"形，脊柱可有侧弯或后凸畸形，严重者可见骨盆畸形。此外，佝偻病也是胫骨弯曲及扁平足的发生原因，对人体的容貌和体态影响较大。

2. 其他表现

神经精神症状是佝偻病初期的主要临床表现，患儿出现烦躁易惊、睡眠不

安、多汗、食欲不振、好哭等症状；合并有营养不良的儿童常有毛发稀疏、面色苍白、贫血、肌肉及韧带无力、腹部膨大、肝脾肿大等现象。

三、治疗

佝偻病治疗应贯彻"关键在早，重点在小，综合治疗"的原则。治疗目的在于控制活动期，防止畸形和复发。

充分利用日光紫外线和选用维生素 D 含量丰富的食品对佝偻病的治疗有积极作用，但最主要的治疗措施还是使用维生素 D 制剂。

1. 初期

维生素 D 5000～10000IU/d，口服，疗程 1 个月；不能口服者用维生素 D_2 40 万 IU 或维生素 D_3 30 万 IU 肌肉注射 1 次，少数需要者 1 个月后再注射 1 次。

2. 活动期

维生素 D_1 10000～20000IU/d，口服，疗程 1 个月；不能口服者用维生素 D_2 40 万 IU 或 D_3 30 万 IU 肌肉注射，可依病情注射 2～3 次，中间间隔 1 个月。在维生素 D 治疗的同时应补充钙剂，每日 200～300mg。

此外，要注意供给丰富的营养，勿使小儿久坐、久立和早走，以防止骨骼畸形。

若治疗 3 个月病情无缓解，应积极寻找原因，而不能继续使用维生素 D 制剂，以免造成维生素 D 中毒。

3. 恢复期

可采用"夏季晒太阳，冬季服 AD"的方法，维生素 D 用量为 10 万～25 万 IU，一次口服或肌肉注射。

4. 后遗症期

无需药物治疗，要注意加强体育锻炼，对骨骼畸形者可进行按摩或做矫形操。

四、营养预防

1. 多摄入富含维生素 D 的食物。天然食物中维生素 D 的含量一般很少，仅有少数食物含有一定量的维生素 D，如真菌类、沙丁鱼、比目鱼、金枪鱼、鲑鱼、奶油、小虾、猪肝、鸡肝等。在日照不足的地区，多食富含维生素 D 的食物是预防佝偻病的重要保证。

2. 多摄入高钙食品，如牛奶及其制品、豆类及其制品、萝卜、杏、海米、虾皮、海带、紫菜、芝麻酱等。

3. 适当进食脂肪。因维生素 D 是脂溶性的，适当进食脂肪可提高维生素 D

的吸收率。

4. 提倡母乳喂养。因母乳是婴儿最适宜的天然食品，应强调母乳喂养，6个月以后及时添加辅食，以满足儿童迅速生长发育的需要。

5. 鼓励孕妇多晒太阳，多食用富含维生素 D 和钙、磷的食物。对冬季妊娠或体弱多病的孕妇，可于妊娠 7～9 个月时给予维生素 D 10 万～20 万 IU，一次或多次口服，也可肌注，同时需服用钙剂。

五、食疗验方与美容保健

1. 食疗美容验方

（1）每日早晨食牛奶 1 杯，蛋糕 100g，适用于维生素 D 缺乏者。

（2）排骨 500g，加调料煮汤，经常食用，适用于钙、磷吸收不良者。

（3）干香菇 10g，开水泡发，大排 500g，加调料共煮汤，其中含有丰富的维生素 D 和钙，适用于佝偻病的预防。

（4）清蒸鲑鱼，经常食用可补充维生素 D。

（5）鸡蛋壳、米醋适量，将蛋壳炒黄，研细末，用米醋调服，每次 1.5g，每日 3 次，可补钙壮骨。

2. 按摩

对于已出现骨骼畸形的患者，可定期作肌肉按摩，增加肌张力以矫正畸形。

第五节　癞皮病

癞皮病是由于烟酸和色氨酸联合缺乏导致的营养缺乏性疾病，在一些以玉米和高粱为主食的地区发病率较高，本病的流行具有明显的季节性，以冬春季最多见。患者常反复发病，主要累及皮肤、胃肠道、中枢神经系统，对形体和容姿的影响较大。

一、病因

1. 烟酸缺乏及色氨酸摄入不足是本病的主要原因。在以玉米为主食的地区，如果动物蛋白缺乏，则很容易发生癞皮病，甚至引起流行；儿童如果有偏食习惯，拒食肉类，食物单调，可导致烟酸摄入不足而发病；孕期、哺乳期妇女需要量增多，如食物的质和量不能满足需要，可引起发病。

2. 其他一些营养素，如叶酸、核黄素、硫胺素的营养状况也可影响癞皮病的发生和发展。

3．一些非营养因素，如日光照射、局部按摩、重度劳动、贫血、化学性药物等可促发癞皮病。

二、对形体容貌的影响及主要临床表现

癞皮病的前驱症状是非特异性的，患者出现疲倦乏力、食欲不振、体重下降、腹泻或便秘、头痛、失眠、记忆力减退等情况，其典型症状常在夏秋季节强烈日光照射后发生，表现为皮炎、腹泻和痴呆。

1．皮肤损害

皮疹为本病最突出的症状，常呈对称性出现于身体暴露部位，如面部、颈部、手背、前臂和衣服紧窄部位，呈鲜红色或紫红色，急性皮炎表现与日晒灼伤相似，慢性进展病变表现为皮肤粗厚、脱屑、角化过度和色素加深，故有"癞皮病"之称。

2．消化系统症状

可表现为舌炎、口腔炎、消化道黏膜炎性改变和严重腹泻，腹泻量多而有恶臭味，也可有出血，病变累及肛门可有里急后重感。

3．精神神经症状

可表现为烦躁、焦虑、健忘、失眠和感觉异常，并可有幻视、幻听、躁狂等。重症患者如不及时治疗可发生智力发育障碍，出现痴呆，并随病程进展日益加重。

三、营养治疗

癞皮病的发生发展与饮食习惯有密切关系，因而在饮食方面采取一定的措施可有效地控制癞皮病的发生和治疗癞皮病。

1．补充足够的烟酸。烟酸或烟酰胺是治疗癞皮病患者舌炎、皮炎、消化系统和神经系统症状的特效药。用于预防时日用量最高为 30mg；用于治疗时日用量最高为 500mg；同时注意维生素 B_1、B_2、B_6、复合维生素 B 及酵母的补充。

2．常规治疗膳食应以高能量、高蛋白及富含烟酸的食物为宜。富含烟酸的食物有动物肝、肾，牛瘦肉、猪瘦肉、鱼类、花生、黄豆、麦麸、面粉、小米、小麦及各种坚果类食物。

开始时要少量多餐，纤维素含量要低，以防止腹泻复发。癞皮病患者口舌疼痛会影响进食，故治疗膳食要针对具体情况，逐步从流质、软食过渡到正常饮食。

3．补充富含色氨酸的食物，如豆类、蛋类、奶类可改善烟酸缺乏，因为在体内烟酸可由色氨酸转化而来。

4．改良玉米品种也是预防癞皮病的有效措施之一。

四、食疗验方和美容保健

1. 食疗美容验方

（1）每日清晨饮牛奶1杯，适用于皮肤粗糙的病人。

（2）猪肝250g洗净切片，入热油锅快速熘炒至熟后食用，适用于烟酸缺乏者。

（3）干黄豆50g水浸发，猪瘦肉100g。将猪瘦肉切成小块，与黄豆一起放入砂锅，加调料和水，煮至黄豆酥烂后连汤一起饮用，适用于烟酸缺乏者。

2. 美容保健

本病对容貌的损害比较严重，可酌情采用面膜、按摩等美容养颜技术，并可使用超声美容仪或离子导入机在面部导入脱色精华素，加速色斑消退。

第六节　缺铁性贫血

缺铁性贫血是世界公认的，与人群健康息息相关的，最常见也是最重要的微量营养素缺乏病之一，发病遍及世界各地，尤其是发展中国家。根据WHO报告，小儿患病率为20%~40%，男性成人约为10%，女性成人约为20%，危害较大。近年来，随着各国经济的发展和卫生状况的改善，缺铁性贫血的患病率虽然逐年有所下降，但仍是一个全球性公共卫生问题。

一、病因

1. 铁的摄入不足或吸收不良

肉类食物中的铁一半左右是血红素铁，其他为非血红素铁。前者在体内吸收时不受膳食中植酸、草酸的影响，后者易受膳食因素的影响。如维生素C、某些单糖、有机酸以及动物肉类可促进非血红素铁的吸收，而粮食和蔬菜中的植酸盐、草酸盐以及茶叶和咖啡中的多酚类物质可抑制铁的吸收。

此外，慢性胃肠炎、消化性溃疡、十二指肠和空肠病变也可影响铁的吸收而导致缺铁性贫血。

2. 铁的需要量增加

儿童处于生长发育期，随体重增加，血容量和组织铁相应增加。生长速度越快，铁的需要量相应越大，越容易发生铁缺乏。妊娠及哺乳期妇女需铁量增加，青年妇女由于月经失血，需要量也相应增加。

3. 铁的丢失或消耗增多

慢性失血是最常见的因素，如钩虫病、消化道溃疡、消化道恶性肿瘤、肠息肉、痔疮、月经过多、反复鼻衄等可使铁的丢失或消耗增多。

二、对形体容貌的影响及主要临床表现

1. 影响形体与容貌的表现

缺铁性贫血患者面色无华，口唇黏膜和睑结膜苍白，毛发干枯脱落，指（趾）甲缺乏光泽，变薄、变脆而易折断，出现直的条纹状隆起，重者指（趾）甲变平，甚至凹下呈勺状（反甲）；有的患者有异食癖，喜食泥土、报纸、墙皮、石灰等，影响美观。

2. 其他表现

缺铁性贫血患者常表现为疲乏无力，心慌气短，头晕眼花，工作效率和学习能力下降；消化系统方面表现为食欲不振，消化不良，腹胀腹泻，甚至吞咽困难，舌尖及口角皲裂疼痛等。此外，研究还发现，铁缺乏可增加铅的吸收，铁缺乏儿童铅中毒的发生率比无铁缺乏的儿童高 3~4 倍。

三、营养治疗

1. 目的

根据病人的病理生理状况，以适当的途径补充铁元素，纠正贫血。给予高蛋白、高维生素膳食，同时进行病因治疗。

2. 营养治疗

WHO 针对缺铁性贫血提出了三条基本策略，即改善饮食、强化主食原料（如面粉）和调味品（如酱油和鱼酱）、服用相应铁制剂。在改善饮食策略中应该注意以下几个方面：

（1）适当增加动物性食物的摄入：一般来说，植物性食物中铁的吸收率较动物性食物低。如肉类、鱼类和家禽中铁的吸收率可达 40%，谷类、硬果类、豆类和其他蔬菜中铁的吸收率不到 10%，而菠菜中的铁只能吸收 2% 左右。蛋类铁含量虽然很高，但其所含有的卵黄磷蛋白会干扰铁的吸收，使得铁的吸收率仅为 3% 左右。因此，补铁应以摄入畜肉类、禽肉类、鱼类等动物性食物为主。

（2）增加绿叶蔬菜的摄入：蔬菜中的铁虽然吸收率低，但由于富含维生素 C，可使铁的吸收率增加 2~3 倍。

（3）避免干扰因素：食物中的草酸盐和植酸盐影响铁的吸收，茶叶中的鞣酸以及咖啡、可可中的多酚类物质也会影响铁的吸收，故应避免上述食物与含铁丰富的食物同食。用开水焯或爆炒可使蔬菜中的草酸溶解或挥发。

钙、锌等元素可影响铁的吸收，补铁时应避免与之同时应用。

（4）纠正不良的饮食习惯：改进烹调技术，提倡用铁制炊具。

四、食物选择和美容保健

（一）宜用食物

1. 富含铁的食物

如动物肝脏、猪心、猪肚等，其次为瘦肉、蛋黄、鱼类、虾子、海带、紫菜，以及桂圆、南瓜子、芝麻酱、黄豆、黑豆、芹菜、油菜、杏子、桃子、李子、葡萄干、红枣、橘子、柚子、无花果等。

2. 富含优质蛋白的食物

如瘦肉类、蛋类等。

3. 富含维生素 C 的食物

新鲜蔬菜和水果，如橘子、广柑、酸枣、猕猴桃、番茄、鲜枣、辣椒、韭菜、柿子椒等。

（二）忌（少）用食物

1. 带壳谷物和茎叶类蔬菜中的植酸盐、草酸盐可影响铁的吸收，宜少食。

2. 茶叶、咖啡、可可均影响铁的吸收，宜少用。

3. 钙制剂、锌制剂、抑酸剂等均影响铁的吸收，应避免同时服用。

（三）食疗美容验方

1. 菠菜 150g，放入沸水中煮沸 3 分钟，弃汤，再与猪肝 250g 煮汤。每日 1 剂，常服，适用于缺铁性贫血视物昏花者。

2. 黑芝麻粉 20g，粳米 50g，加水 1000ml，煮至米开汤稠粥熟。每日 1 剂，常服，适用于眩晕、头发早白者。

3. 龙眼肉 15g，莲子肉 15g，红枣 10 枚，红糖 30g，加水 500ml 煮沸至汤稠。每日 1 剂，分早、午、晚饮食。适用于贫血、心悸、眩晕者。

4. 红枣 30g，荔枝干 15g（或新鲜荔枝 5～10 粒），加水煮沸后即可食用，适用于心脾两虚型患者。

5. 黑木耳 30g，红枣 20 枚，先将黑木耳加温水泡发，原汁加入红枣煎煮10～15分钟即可食用。每日 1 剂，饮汁及吃木耳、红枣，连服 7 日即可。适用于贫血、月经过多、身体虚弱者。

第二十四章 心血管疾病的营养治疗与美容保健

第一节 概 述

一、流行病学特点

近几十年来，心血管疾病已成为社会的主要健康问题和死亡的主要原因。从流行病学统计资料来看，西方发达国家心血管疾病的发病率较发展中国家高，是引起死亡的"第一号杀手"，占死亡总数的50%以上，是猝死的主要原因。

我国心血管疾病的发病率较欧美国家低，但随着人民生活水平的提高，近年来也有增长趋势。从北京地区对40～59岁工人冠心病患病率的调查结果来看，从1974年到1982年增长了近1倍。而北京16家医院急性心梗住院人数的统计资料也显示，1982年的患病率接近1972年的2倍。

世界各国由于人们对心血管疾病的重视程度和自觉采取防治措施的差异，产生的结果也不同。在美国冠心病的死亡率在青年人中下降幅度较大，女性降低出现略早。从27个国家1969～1978的统计结果来看，美国冠心病的死亡率下降最多，由第2位降至第8位。在此期间，澳大利亚、新西兰、加拿大和以色列也有明显下降，但有些地区，如苏格兰和北爱尔兰，尽管原来冠心病死亡率就很高，但却仍在增长。

上述流行病学调查结果表明，在不同地区、不同人群中，由于对疾病的重视程度不同，对营养知识掌握的程度不同，自觉采取防御措施的决心不同，所产生的效果也不同。

二、心血管疾病的危险因素

（一）年龄

从病理解剖资料来看，动脉粥样硬化可见于年轻人，甚至儿童。但其发病率及病变程度却随着年龄的增加而逐渐增高和加重。动脉粥样硬化的初发年龄在30~40岁之间，但大多无临床症状。临床绝大多数冠心病病例发生于40岁以上，50岁以上者尤为多见。男性在50岁以后、女性在60岁以后动脉粥样硬化发展得较为迅速。

（二）性别

男性动脉粥样硬化的发病率比女性高，发病年龄亦早，病变程度比较严重。女性在生育期动脉粥样硬化的发病率相对较低。在50岁以前，动脉粥样硬化及其严重并发症的发生女性要比男性延迟10~15年，这是因为绝经期前妇女血液中高密度脂蛋白比男性高30%~60%。绝经期之后，两性的发病率开始逐渐接近，60岁以后女性的发病率开始增加，这说明女性激素对于脂蛋白代谢及动脉壁的病变有良好的影响，可抑制动脉粥样硬化进展的速度。年轻的糖尿病与严重的高血压患者动脉粥样硬化性心脑血管疾病的发病率高，发病年龄早，而且两性之间无显著性差异。

（三）吸烟

现已确定，吸烟不仅是发生肺癌、肺气肿和支气管炎的危险因素，也易引起冠状血管、脑和末梢血管病。吸烟愈多，历史愈久，危险性也愈重。但同时观察表明，只要戒烟，原已增高的风险就会迅速降低。以冠心病为例，戒烟后5年内可使其增高的风险下降到40%，但要使发病的风险降低到从不吸烟者的水平，还要再经数年。WHO公布的冠心病死亡者中25%由吸烟所致。美国退休军人管理局研究发现：35~50岁轻度吸烟者死于冠心病的危险性比不吸烟者高1~2倍，重度吸烟者高5~10倍。吸烟不但影响冠心病的发病，对心肌梗死的发生也有影响。大量的临床和尸检结果表明，吸烟者心梗的发生率明显高于不吸烟者，在青年人中也是同样的结果。可见在青年人中消除这一危险因素是防止青年心梗的一个极为重要的预防措施。

（四）吸毒

国外有报告指出，青年心梗不仅发生于已知冠状动脉病变的患者，而且也可见于冠状动脉正常的吸毒青年。由此可见吸毒可能是年轻人心梗的一个重要致病因素。

（五）高血压

高血压不仅是脑血管病的强烈危险因素，对冠心病和动脉粥样硬化性病变也有直接影响。流行病学研究得出的一个重要结论是：血压与心血管病风险之间的关系不仅是肯定的，而且是平行的。

（六）高脂血症

动脉粥样硬化的另一个主要危险因素是血液中脂质增高，即高胆固醇及高甘油三酯血症。临床上动脉粥样硬化常见于血脂增高的患者。

高脂血症虽然与遗传有密切关系，但更主要的是与饮食及生活习惯有关。工业化国家中国民的血脂水平比农业国家普遍升高；在同一国家、同一种族中不喜欢活动，经常静坐，进食饱和脂肪酸、精制糖、高热能饮食多者，血脂水平则较高。

引起血脂增高的因素有：①外源性高脂血症主要由于进食过多的动物性脂肪与富含胆固醇的食物；②内源性高脂血症可由原发性脂质代谢异常，如原发性血脂增多所致；或由继发性脂质代谢异常，如肝炎、肾炎、糖尿病引起的脂质代谢异常所致。

（七）肥胖

肥胖与冠心病有关。从临床角度看，通过减轻体重能使冠心病的危险性降低。

（八）糖尿病

糖尿病是冠心病的一项具有独立影响作用的重要因素，并且也是糖尿病病人死亡的主要原因。

（九）体力活动少

体力活动少将减少机体的能量消耗，导致肥胖的发生，而肥胖是高脂血症的易患因素。

（十）水质硬度

水质硬度的改变可能关系到某些微量元素的含量。目前的研究认为：铬、锰、锌、镁有利于脂质和糖代谢；铅、镉可能促成动脉粥样硬化。镁在防治冠心病方面起重要作用。

（十一）精神因素

长期精神紧张和紧迫感等会诱导冠心病。国内流行病学资料表明，长期睡眠不好对冠心病的发病有一定影响。

三、膳食与心血管疾病的关系

心血管与脑血管疾病包括心脏病、高血压和中风等，其病因主要是动脉硬化。从正常动脉到无症状的动脉粥样硬化、动脉狭窄需要十余年到几十年的时间，但从无症状的动脉硬化到有症状的动脉硬化（如冠心病或中风）只需要几分钟。很多病人因此毫无思想准备，也无预防措施，死亡率很高。人们应对本病的预防引起高度重视。根据流行病学的研究、科学试验与临床观察结果显示，虽然心血管疾病与家族、遗传因素有关，也受行为、环境因素与社会因素等精神刺激的影响，但影响最大的还是以下因素：①高脂肪膳食；②吸烟；③肥胖；④高胆固醇血症；⑤高甘油三酯血症；⑥高血压；⑦糖尿病。

在第二次世界大战刚结束时，营养学家就注意到了心血管疾病与膳食的关系。因为科学家们发现，战争期间由于食物缺乏，在欧洲心血管疾病的发病率要低于战前的水平。二战结束后，随着经济的复苏，心血管疾病的发病率又呈现上升趋势，甚至高于战前的水平。越来越多的研究表明，富含脂肪的食物的确与心血管疾病有关。哺乳动物的肉类及乳类中的饱和脂肪酸能使血胆固醇升高；而主要来源于植物性食物的多不饱和脂肪酸能使血胆固醇降低；而单不饱和脂肪酸则对血胆固醇影响不大。

四、关于膳食中胆固醇的摄取问题

胆固醇是人体内的必需物质，是细胞膜结构和肾上腺皮质激素形成的基本原料。过低的胆固醇水平可能提高某些癌症的发病率与死亡率。

日前研究认为，血中胆固醇含量的升高主要是由于膳食中的脂肪，尤其是饱和脂肪酸摄取过多，与食物中胆固醇的摄取量关系不很大。除非是先天性的家族性的及易感人群，一般外源性胆固醇的摄取量若不超过 1000g/d，则不会导致高胆固醇血症。因此，目前很多国家制订的膳食指导方针并没有提出限制膳食中胆固醇的摄取，只有美国的膳食指导方针中提出了"避免吃太多的胆固醇"。

著名营养学家凯斯（keys）一直认为血胆固醇含量与膳食中胆固醇的摄取量关系不大，而与膳食中饱和脂肪酸摄取量成正比，与不饱和脂肪酸摄取量成反比。

五、食物的降脂作用

1. 香菇和木耳

现代科学研究证明，香菇和木耳具有明显的降低血胆固醇和抗凝血作用，有利于防治动脉粥样硬化。

2. 洋葱和大蒜

有人用洋葱、大蒜和安妥明作了动物实验研究，结果表明：三者均可使血清胆固醇和纤维蛋白原下降，凝血时间延长，其作用顺序依次为大蒜优于洋葱，洋葱优于安妥明。

3. 海生植物

海带和某些藻类已被某些动物实验证实具有明显的降血脂和抗凝血作用，螺旋藻现已应用于临床。

4. 茶叶和牛奶

茶叶含有多种维生素和微量元素，此外还含有植物皂素等物质。流行病学调查及动物实验表明，茶叶具有降低血胆固醇、降血压和预防动脉粥样硬化的作用，所以适当饮茶是有益的。

牛奶含脂肪 3.7%，多数为饱和脂肪酸，胆固醇的含量为 16mg/100ml。为此某些人曾担心摄入过多的胆固醇和脂肪。但近年来发现牛奶中含有一种能降低血胆固醇的因子，并已得到动物实验的验证。流行病学调查资料也发现，大量消耗牛奶者血胆固醇含量反而偏低。结论尚有待于进一步证实。

第二节　冠状动脉粥样硬化性心脏病

一、病因

冠状动脉粥样硬化性心脏病简称冠心病，冠状动脉是供应心脏血液的动脉，发生粥样硬化后管腔变狭窄，导致心肌供血不足而引起心肌缺血和坏死，又称缺血性心脏病。冠心病是由多种因素作用于不同环节所导致的疾病，常见的发病因素如下：

1. **年龄、性别**　本病多见于 40 岁以上的中、老年人，男性多于女性，但女性在更年期过后发病率增加。

2. **血脂异常**　脂质代谢异常是动脉粥样硬化最重要的危险因素。

3. **血压** 血压增高与本病关系密切。约 60% ~70% 的冠心病患者有血压增高。

4. **吸烟** 吸烟者与不吸烟者相比，本病的发病率和死亡率增高 2 ~6 倍，并且与每日的吸烟量有关。

5. **糖尿病** 糖尿病患者与非糖尿病者相比，本病的发病率高 2 倍。

6. **其他** 肥胖、长期精神紧张、体力活动减少、性格急躁、遗传因素以及长期的高能量、高脂肪、高胆固醇、高盐和高糖膳食等为冠心病的次要危险因素。

二、临床表现

（一）影响形体与容貌的表现

大多数冠心病患者的体型为超重或肥胖，故往往表现为活动后气喘吁吁或行动不敏捷。

心绞痛发作时，患者精神紧张，偶尔可伴有濒死的恐惧感觉，出现面部表情焦虑、皮肤冷或出汗。

发生心梗时，可见烦躁不安、面色苍白、皮肤湿冷、大汗淋漓、反应迟钝等。

出现心力衰竭的患者可见呼吸困难、咳嗽、皮肤发绀、烦躁及颈静脉怒张和周身不同程度的水肿。

（二）其他主要临床表现

冠心病分为以下 5 种类型：

1. 无症状性心肌缺血

患者无临床症状，但心电图显示有 ST 段下移或 T 波低平、倒置。

2. 心绞痛

稳定性心绞痛患者多在劳累、情绪激动、饱食和受寒后发生阵发性的前胸压榨性疼痛，可放射至心前区和左上肢尺侧。胸痛常为压迫、发闷或紧迫感，也可有烧灼感，但不尖锐，偶伴濒死的恐惧感觉。不稳定性心绞痛患者胸痛的部位和性质与稳定性心绞痛相似，但程度重、持续时间长、发作频繁。

3. 心肌梗死

在发病前数日可有乏力、胸部不适、活动时心悸、气急、烦躁和心绞痛等前驱症状，发病后常有胸痛、发热、心动过速、心律失常、低血压、休克以及恶心、呕吐、上腹胀痛。

4. 缺血性心肌病

表现为心脏增大、心力衰竭和心律失常。

5. 猝死

是指自然发生、出乎意料的死亡。

三、营养治疗

（一）目的

通过合理的膳食调剂，达到减轻体重、降低血脂、提升患者的生命质量的目的。

（二）原则

1. 合理控制总能量

通过限制能量的摄入和增加能量的消耗，使体重达到并维持在理想体重的范围。尤其是中年以后，随着年龄的增长，体力活动和其他活动相对减少，基础代谢率也不断下降，更需限制能量的摄入。

2. 限制饱和脂肪酸的摄入，适当增加多不饱和脂肪酸的摄入

因饱和脂肪酸（saturated fatty acid，SFA）能使血胆固醇升高，所以应少吃或不吃富含饱和脂肪酸的动物脂肪，如肥肉（猪肉）动物油、全脂奶油等。而多不饱和脂肪酸（polyunsaturated fatty acid，PFA）具有降低胆固醇的作用，所以应选用多不饱和脂肪酸含量高的植物油来代替动物油。脂肪的摄入应占总热能的25%以下，PFA/SFA（P/S）为（1~1.5）∶1为理想。

3. 适当限制胆固醇的摄入

对于健康的中老年人以及无合并高胆固醇血症的患者，每日从食物中摄取的胆固醇以低于800mg为宜；合并高胆固醇血症者每日摄入量则应低于300mg。

4. 适宜的碳水化合物

碳水化合物应占总热能的60%~70%。同时宜多吃粗粮、蔬菜及水果，以增加复合碳水化合物、纤维素及维生素的摄入量；适当限制简单糖类（如单糖和双糖）的摄入。对于肥胖或高脂血症患者尤应注意。

5. 适量的蛋白质

蛋白质供给量应占总能量的15%，其中植物蛋白应占50%以上，来源应尽量多采用大豆及其制品和鱼类。因为豆制品中含有较多的植物固醇，有利于胆酸的排泄；而鱼类（无论河鱼还是海鱼）胆固醇的含量一般均小于100mg%，而且鱼油中富含多不饱和脂肪酸，故认为鱼油在防治冠心病方面具有重要意义。

6．供给充足的维生素与矿物质

由于蔬菜中含有丰富的维生素（尤其是新鲜的黄绿色蔬菜）和膳食纤维，可满足机体对维生素的需要，同时能增加饱腹感，减少胆固醇的吸收；而水果相对主食来讲含热能低、维生素丰富，还含有大量果胶，对于防治冠心病具有良好的作用。

7．常用具有降脂作用的食物

有人观察了近百种食物对胆固醇的影响，发现有不少食物可以防止高胆固醇血症。如香菇含有香菇嘌呤，能使血液中的胆固醇迅速转移至肝，使血胆固醇显著下降；大蒜含有大蒜油，其中含有一种烯丙基二硫化合物，能抵制体内胆固醇的合成。此外，木耳、洋葱、海带、紫菜、大葱等也具有降脂作用，平时应注意多食。

8．其他

最近有研究指出，香烟含有500种以上的化学物质，包括尼古丁和酚类及多环芳烃，易于诱发和加重冠心病，故冠心病患者必须戒烟；茶叶中含有咖啡因、茶碱、可可碱、维生素、微量元素以及植物皂素等，具有一定的降脂和预防动脉粥样硬化的作用，但不提倡饮浓茶，尤其对于失眠或伴有心律失常的冠心病患者更应避免；伴有心律失常的患者禁用咖啡。最好忌酒。

四、食物选择与营养美容保健

（一）宜用食物

粮食类、豆类及其制品、蔬菜、水果、脱脂牛奶、鸡蛋清、鱼、畜禽的瘦肉等。鲜蘑、香菇、大豆及其制品、红小豆、绿豆、豌豆、武昌鱼、黄花鱼、大葱、大蒜、韭菜、海带、芹菜、茄子、木耳、核桃、芝麻等均有降脂作用，宜多选用。

（二）应限制的食物

贝类、蛋黄、火腿等。

（三）禁用食物

畜、禽的肥肉，动物内脏、脑、鱼子、蟹黄及全脂奶油等高脂肪食物；冰淇淋、巧克力、油酥甜点心及各种水果糖等高热能食物；辣椒、芥末、胡椒、咖喱、烈性酒及浓咖啡等刺激性食物。

（四）食疗美容验方

合理地选用传统食疗方法，增加维生素 B、C、E 和叶酸、黄酮类、铬、锰、膳食纤维等营养素的摄入，可以有效地改善脂肪代谢，维持血管的弹性和韧性，对于防治冠心病、恢复健美的容颜和身材、降低冠心病的死亡率具有重要意义。

1. 绿野香菇瓜

青木瓜 600g 去子，切菱形块，撒上生粉；虾仁 10g 切粒，香菇泡软切丝，葱 50g 切丝，姜 5g 切碎备用；绞肉 100g，加入豆腐 100g、葱、姜、蛋、盐等拌匀；木瓜上放肉馅，再放上枸杞 5g，用香菇 5g 围边，入笼蒸 8 分钟；锅内放水煮开，加入豌豆仁 30g。加生粉勾芡后，淋在蒸好的内容上即可。本方具有扩张血管、预防动脉硬化和养颜的功效。

2. 凉拌什锦

绿芦笋 100g 切小段，紫椰菜切丝，西芹切丝；所有材料入水烫熟，与番茄混合后盛入盘内，淋上由蒜末 10g、糖 20g、糯米醋 15g、橄榄油 5g 混匀后的调味汁即可。本方具有降压、降脂、改善血管弹性、确保血流通畅等功效。

3. 山楂银菊饮

将山楂 9g 拍碎，与菊花、金银花各 9g 一同加水煮沸即可饮用。此方尤其适用于肥胖型冠心病、高血压的患者。

4. 其他

山楂 50g，荷叶 50g，米仁 50g，粳米 50g，葱白 20g，煮粥。本方兼具降脂、美容的功效，适用于伴有高脂血症的冠心病患者。

海带 10g，泡发切碎，藕 50g 切碎，加入粳米 50g 共煮粥，加入食盐 1g，搅匀后服用。本方适用于冠心病、高血压伴心悸者。

黑木耳 6g 泡发，猪瘦肉 50g 切碎，佛手 50g 切片，米仁 50g，共煮烂后服用。本方具有降压降脂的作用，适用于冠心病或伴有心绞痛的患者。

第三节　高血压

一、病因

高血压是一种常见的、以体循环动脉血压持续性增高为特征的临床综合征，也称原发性高血压病。其定义标准为收缩压 ≥140mmHg 和（或）舒张压 ≥90mmHg。其病因可分为遗传和环境因素两个方面，是遗传易感性和环境因素相互作用的结果。

1. 遗传因素

高血压具有明显的家族聚集性，如父母均有高血压，子女的发病率高达46%。据调查表明：约60%左右的高血压病人均有家族史。高血压的遗传可能存在主要基因显性遗传和多基因关联遗传两种方式。

2. 饮食因素

不同地区的人群钠盐摄入量与血压水平和患病率呈明显正相关，但是同一地区人群不同个体间血压水平与摄盐量并不相关，这说明摄盐过多导致血压升高主要见于对盐敏感的个体。钾摄入量与血压呈负相关。高蛋白质（包括动物和植物蛋白）均有升压作用。饱和脂肪酸或饱和脂肪酸与不饱和脂肪酸的比值较高也具有升压作用。饮酒量与血压水平尤其是收缩压呈线性相关。

3. 神经精神因素

脑力劳动者高血压的患病率超过体力劳动者，从事紧张度高的职业者发生高血压的可能性较大，长期精神紧张和情绪创伤等均与本病的发生有一定的关系。

4. 其他因素

超重或肥胖是血压升高的重要危险因素，尤其是腹型肥胖者容易发生高血压。此外，长期口服避孕药者和阻塞性睡眠呼吸暂停综合征者发生高血压的几率也明显增加，并且血压增高的程度与用药时间的长短和病情的程度相关。

二、临床表现

（一）影响形体与美容的表现

1. 约1/3的高血压患者有不同程度的肥胖，其中以腹型肥胖者为多见。
2. 由于肥胖，患者往往表现为行动迟缓，缺少朝气。
3. 疲乏无力，注意力不集中，手脚麻木，颈部扳住感。
4. 并发脑血管病时可出现口角歪斜等，重者可突发肢体偏瘫。

（二）其他主要临床表现

大多数患者起病缓慢，缺乏特异性的临床表现，约20%的患者无症状。血压随季节、昼夜、情绪等因素有较大波动。临床常见症状有头痛、头晕、乏力、心悸等，往往在紧张和劳累后加重。少数患者病情急剧发展，舒张压持续≥130mmHg，并有头痛、视力模糊、眼底出血以及持续性血尿、蛋白尿与管型尿等，如不及时实施有效的降压治疗，预后很差。

三、营养治疗

（一）目的

通过合理地控制能量和食盐量，降低脂肪和胆固醇的摄入，以降低体重，防止或纠正肥胖，减少高血压患者心、脑血管病的发生率和死亡率。

（二）原则

1．适当限制钠盐的摄入量，采用低盐或少盐膳食

从促进人类健康的角度出发，WHO已建议每人每天食盐摄入量以低于5g为宜。但我国膳食调查结果显示，我国人群食盐摄入量普遍偏高，每人每天平均摄取量约为12～16g以上，但不同地区差异悬殊，一般内陆地区高于沿海地区。流行病学调查和动物实验研究结果表明，对于轻度高血压患者，尤其是较为敏感的个体，通过限制食盐的使用即可使血压降至正常，即便是中重度高血压患者，通过限盐饮食也可以减少降压药物的剂量。但必须指出的是：除食盐外，某些腌、熏食品，如咸鱼、咸肉、咸菜、酱菜以及酱油和味精等钠含量也很高，高血压患者也应少吃这类食物。

2．控制热能摄入，使体重达到并维持在理想体重范围

这对高血压病的防治十分重要，而且即使是每餐的热能也需要限制，切忌过饱。因为饱餐可使高血压患者的血管舒张功能降低，从而引起血压的显著波动。临床观察表明多数患者的血压常随体重的减轻而下降，即使血压改变不大的患者，其临床症状也可得到明显改善。由此可见，对于肥胖或超重的高血压患者，控制体重在标准体重范围内是十分重要的。

3．适量的蛋白质

每日蛋白质的供给量为1.0g/kg，优质蛋白应占1/2以上。

4．适当减少脂肪和胆固醇的摄入

每日脂肪的供给量为40～50g以下，胆固醇<300mg。同时应减少饱和脂肪酸的摄入，尽量选用植物油，少用动物油，这主要是由于植物油（椰子油除外）中富含维生素E和多不饱和脂肪酸，对于软化血管有一定的作用。

5．应适当多吃些鱼类、大豆及其制品

根据国外最近报道，鱼类蛋白可使高血压和脑卒中的发生率降低。鱼类的油脂含有多不饱和脂肪酸，它不仅具有降低血胆固醇的作用，而且还能改善血液的凝固状态和血小板功能，从而起到预防血栓形成的作用。

近年来，临床上着重研究鱼油的多不饱和脂肪酸，尤其是二十碳五烯酸

（EPA）与二十二碳六烯酸（DHA）对改善血液凝固状态的良好作用。有人报道摄食富含 EPA 与 DHA 的沙丁鱼和青花鱼鱼油等可使血液黏稠度和血小板凝聚状态降低。此外，人们还发现某些海产品，尤其是甲壳类动物的壳中含有一种能降低血胆固醇的有效成分——甲壳素。动物实验表明，甲壳素的降血胆固醇和甘油三酯的作用可与有效的降脂药物——消胆胺相比，而且无任何副作用。鱼类，无论河鱼或海鱼，有鳞鱼或无鳞鱼，对防治高血压病和冠心病都是大有好处的。大豆蛋白虽无降压作用，但也有报道认为它具有防止脑卒中与降低血胆固醇的作用。

6. 有选择性地选用碳水化合物

应减少简单糖类的摄入，主张进食多糖类食物。由于葡萄糖、果糖和蔗糖等简单糖类均有升高血脂的作用，并可使人发胖，所以应尽量少用。而含膳食纤维较多的多糖类食物，如淀粉、糙米、粗粮等可促进肠蠕动，加速胆固醇的排泄，对防治高血压病是有利的。

7. 适宜的矿物质和充足的维生素

应多摄入含钾、镁、碘和锌丰富的食物，因为这些矿物质具有降低血压和保护心脏功能的作用。

8. 喝茶、戒烟，最好忌酒

吸烟与饮酒可影响心率和血压，对本病的防治不利；而茶叶中可能含有一些防治高血压病的有效成分，尤以绿茶为好。

四、食物选择与营养美容保健

（一）宜用食物

宜多吃能软化血管并能降压、降脂以及富含钾、镁、锌和碘的食物。

1. 能降压的食物　芹菜、木耳、海带、番茄、香蕉等。

2. 能降脂的食物　山楂、香菇、鲜蘑、木耳、洋葱、大蒜、绿豆和海鱼等。

3. 钾含量较高的食物　柑橘、李子、香蕉、红枣、无花果、葡萄、干扁豆、大豆、菠菜、金花菜和马铃薯等；此外，家禽瘦肉、鱼类钾的含量也较高。

4. 镁含量较高的食物　各种鲜豆、干豆、香菇、荠菜、菠菜、桂圆、豆芽等（应注意高血压患者使用某些利尿剂可使镁的排泄增加）。

5. 锌和碘含量较高的食物　牡蛎、牛瘦肉、羊瘦肉、猪瘦肉、带鱼、紫菜、花生、杏仁、榛子、荔枝等。

高血压病人可适当摄食上述食物。

（二）禁忌食物

所有过咸的食物及腌制品、松花蛋等含钠较高的食物、烟、酒、浓茶、浓咖啡以及辛辣刺激性的食物。

（三）餐次安排

宜少量多餐，每天以 4~5 餐为宜，应避免过饱。

（四）食疗美容验方

为控制高血压病情，拥有健美的身材和娇美的肌肤，应增加 B 族维生素、维生素 C、E 和叶酸、卵磷脂、膳食纤维以及钾、钙、镁等矿物质的摄入。下面列举几款美容食疗方。

1. 黄金鸡汤

取鸡腿 200g 洗净、去骨切丁，将洋葱 100g、胡萝卜 50g、鲜香菇 50g 洗净切丁备用；将鸡腿入油锅内小火翻炒 2~3 分钟后加入洋葱，再爆炒约 3 分钟后加入其他原料以及橄榄油 20g、咖喱粉 2g 和适量的水；约煮 15 分钟后，再加入糖 10g、盐 2g 调味即可。本方可以加速胆固醇的排泄，对于防止高血压患者发生脑血管意外具有重要意义。

2. 凉拌青木瓜

青木瓜 400g 削皮切丝，凉水浸泡；青椒 20g、葱 20g、香菜 10g 洗净去子切丝；加入香油 5g、白醋 5ml 一起拌匀即可。此方适用于伴有高胆固醇血症的高血压患者，对于美容养颜也具有良好的作用。

3. 其他

洋葱加适量的调味品煮或用植物油清炒，每日食用 100g。本品具有良好的降脂、降压作用，适用于高血压伴有高脂血症的患者。

鲜芹菜带叶 250g，捣烂后取汤服，每日 2 剂。本方具有较好的降压和美容效果。适用于伴有高脂血症的高血压患者。

香蕉皮 100g，水煎服，每日 1 剂；或每次吃香蕉 1~2 个，每日 3 次；或取香蕉梗 25g、白菜根 1 个，水煎后稍加冰糖内服。本方具有活血化瘀、润肠通便、清热的功效，可以起到降压、降脂、减肥和美容的功效。

山楂 50g，温水浸泡片刻，煎取浓汁，去渣，加入粳米 50g，添入适量的水煮粥，每日早、晚各 1 次。本方具有降脂、降压和美容的作用，适用于伴高胆固醇、高甘油三酯的高血压患者。

第二十五章 | 消化系统疾病的营养治疗与美容保健

消化系统包括食管、胃、肠、肝、胆、胰以及腹膜等脏器组织，与食物的摄取和转运，营养物质的消化、吸收、利用以及代谢有着密切的关系。尽管不同部位的不同疾病其病因、发病机理、病理生理会有很大区别，但都会影响上述生理功能，而且绝大多数消化系统疾病均与饮食有关，长期进食对胃和十二指肠黏膜有刺激性的食物、长期暴饮暴食、不规律进食和膳食结构的不合理均可导致或加重某些消化系统疾病，同时也会影响到患者的形体和美感。因此，合理的饮食对于消化系统疾病可以起到预防、辅助治疗和提升美感与自信的作用，应根据疾病的部位、性质以及严重程度采取相应的营养美容支持方案。

第一节　消化性溃疡

消化性溃疡（peptic ulcer）是一种常见病，因溃疡的形成与胃酸、胃蛋白酶的消化作用相关而得名。由于溃疡的好发部位主要在胃和十二指肠，因此又称为胃溃疡（gastric ulcer，GU）和十二指肠溃疡（duodenal ulcer，DU）。

一、病因

消化性溃疡是一种多因素疾病，溃疡的发生是黏膜侵袭因素与防御因素失去平衡的结果，其中胃酸、胃蛋白酶对黏膜的消化作用是基本因素。在正常生理情况下，胃、十二指肠黏膜经常接触具有强侵蚀力的胃酸并经常受到有毒、有害物质的侵袭，但却能抵御这些侵袭因素的损害，维持黏膜的完整性，这是因为胃、十二指肠黏膜具有一系列完善而有效的防御和修复机制，足以抵抗胃酸、胃蛋白酶的侵蚀作用。一般来说，只有当某些因素损害了这一防御机制，才可能导致溃疡病的发生。目前较为明确的致病因素有：

1. 幽门螺杆菌感染为消化性溃疡的重要病因，幽门螺杆菌在 GU 的检出率为 90%，在 DU 的检出率为 70% ~80%。

2．非甾体类抗炎药是另一个常见病因，它通过破坏黏膜屏障使黏膜防御和修复功能受损而导致消化性溃疡。

3．胃酸和胃蛋白酶对黏膜的自身消化是最终导致溃疡形成的关键因素。胃蛋白酶活性是 pH 值依赖性的，在 pH 值 >4 的情况下即失去活性。在无酸情况下很少有溃疡发生、抑制胃酸分泌的药物能促进溃疡愈合的事实证明了胃酸在溃疡形成过程中所起的决定性作用，是溃疡形成的直接原因。但是胃酸和胃蛋白酶的这一损害作用只有在黏膜屏障受到破坏时才会发生。

4．遗传因素作用的大小尚难确立，尤其是随着人们对幽门螺杆菌在消化性溃疡发病中的重要性的认识，使遗传因素重要性的认识受到挑战。

5．吸烟时烟叶中的尼古丁可导致胆汁向胃内返流，能刺激胃泌素的释放，从而影响溃疡的形成与愈合，促进其复发。

6．急性应激可能主要起诱因作用。临床研究表明，长期精神紧张和过度劳累容易使溃疡发作或加重。

7．膳食因素如长期饮用高度的酒与浓咖啡、高脂肪膳食、辛辣刺激性的食品和调味品，长期暴饮暴食与不规律进食、进餐时咀嚼不细等不良的饮食习惯可以促进溃疡的形成与复发。

二、临床表现

（一）影响形体与容貌的主要表现

因患者的病情不同，证型不同，对于形体和容貌的影响也不同。患者往往呈慢性病容。

1．脾胃虚弱型

表现为面色萎黄或苍白，形体消瘦，倦怠乏力，少气懒言，活动后易出汗；口唇焦裂，舌红乏津，少苔有裂纹，重者如"镜面舌"；皮肤干燥，手指呈新月状角化。

2．脾胃虚寒型

患者呈无力状，口泛清涎，舌质淡，舌体胖大、边有齿痕，苔白。

3．脾肾两虚型

畏寒肢冷，面色苍白，可伴浮肿，呵欠频发，舌质淡白。

4．脾胃蕴热型

口舌糜烂，舌质红、苔黄腻，齿龈易出血或有口臭，面色淡黄。

（二）其他主要临床表现

上腹痛是消化性溃疡的主要症状，但有些患者症状不典型，仅表现为无规律性的上腹不适或隐痛。典型的消化性溃疡具有如下临床特点：

1. 慢性病程，病史可长达数年至数十年。

2. 具有明显的周期性和季节性，发作与缓解相交替，秋冬或冬春之交气候骤变时是本病发作最频繁的季节。

3. 上腹痛具有明显的节律性，胃溃疡表现为进餐痛，在餐后 0.5~1 小时发病，持续 1~2 小时后逐渐缓解，直到下次进餐后上述节律再度出现；而十二指肠溃疡表现为空腹痛，即疼痛发生于两餐之间，至下次进餐才得以缓解，部分患者还会出现午夜痛。此外，无论患者的腹痛症状典型与否，均可伴有食欲不振、腹胀、返酸、嗳气等症状。

三、营养治疗

（一）目的

由于胃和十二指肠的溃疡灶经常受到胃酸和食物的刺激，其发生、发展以及症状的轻重和有无均与膳食有着密切的关系。而营养治疗的目的就是通过合理的膳食结构和科学的烹调方法，减少胃酸分泌，降低胃酸和食物对黏膜的侵蚀作用，减轻胃肠负担，促进溃疡面愈合，防止复发并改善患者的营养状态。

（二）原则

1. 营养全面合理

有足够的热能，适量的蛋白质、脂肪、碳水化合物、矿物质和充足的维生素。应做到质好、量少、平衡。

食物蛋白质在刚进入胃内时，均能对胃酸起缓冲作用并中和胃酸，但随着食物蛋白质在胃内消化时间的推移，其分解产物对胃酸分泌具有强烈的刺激作用，所以溃疡病患者并不适宜高蛋白饮食，一般认为每日供给量为 0.8g/kg 即可，如有出血，可酌情加量。

饮食中的脂肪具有抑制胃酸分泌的作用，但要避免过于油腻，以免加重胃肠负担。一般在缓解期每日可供给脂肪 70~80g。

碳水化合物既无刺激胃酸分泌的作用，也无抑制胃酸分泌的作用，是溃疡病患者所需能量的主要来源。

2．少量多餐、定时定量

可根据病情每日进餐 5～7 次。在急性活动期，为避免胃窦部的过分扩张，每餐进食量不宜过大，应增加进餐次数，使胃中经常保持适量的食物，以中和胃酸，有利于溃疡面的愈合。但对于已经痊愈的患者应鼓励其逐渐恢复正常的膳食习惯，这样可以避免因为多餐次所带来的食物对胃体的反复刺激而使胃酸分泌增加的弊端。

3．避免一切机械性和化学性刺激，保护胃黏膜

凡能对胃黏膜造成不良刺激的食物均应予以避免。

4．适当控制一般调味品的使用

食品不宜过酸、过甜和过咸。胃液中盐酸的含量取决于血中钠离子的浓度，而后者与饮食中食盐的摄入量直接相关。由于溃疡病患者钠代谢降低，致使钠在体内潴留，多余的钠可增加胃液分泌，因此食盐的用量切忌过多，应采用清淡饮食，每日摄入量以 3～6g 为宜。

5．细嚼慢咽，养成良好的进餐习惯

食物经口腔充分咀嚼后，能减少对消化道过强的机械性刺激，并能增加唾液的分泌，可中和胃酸，以利消化。实际上膳食成分对溃疡病的影响也并非绝对，如进食含有粗纤维的蔬菜，只要充分咀嚼，使之与唾液充分混合，就不至于对溃疡面造成伤害。所以，非急性活动期的消化性溃疡患者应根据本人的膳食习惯和生活状况来选择食物，不必限制太严。

6．避免精神紧张，保持良好的进餐心态

7．选用细软、易消化、刺激性弱的食品并注意烹调方法的选择

在烹调方法上应以蒸、煮、余、烩、炖、焖为主，各种食物均应切细煮软。待病情好转后再逐步过渡到一般饮食。

四、食物选择与美容保健

（一）宜用食物

由于溃疡病的病情轻重不一，临床表现各异，应根据患者的具体情况给予相应的膳食治疗方案并随时予以调整。

1．在溃疡病急性发作或出血停止 12～24 小时之后，应给予对胃液分泌作用微弱的、不含植物粗纤维的全流质饮食，如豆浆、浓米汤、蒸蛋羹、冲藕粉、蜂蜜水、杏仁豆腐、鲜果汁等，每日进餐 6～7 次。

2．在经过上述饮食控制 7～10 天，病情缓解的患者，应采用少渣半流食。饮食内容除前面提到的外，尚可加用祛除含氮浸出物的蒸鱼、虾或烩肉丸子、烩

肉末羹、烩鸡蓉羹等，主食可用大米粥、细挂面及面片汤、馄饨、苏打饼干等，每日进餐5~6次。症状明显减轻或基本消失，进入恢复期的患者应以软而易消化的食物为主，主食不限量。除前两个阶段的饮食外，还可给予一些含纤维少的瓜菜和水果，如嫩黄瓜、去皮的嫩茄子、冬瓜、胡萝卜，成熟的苹果、桃、梨等。但应切细煮软或做成泥状，水果应煮熟。主食可选用蒸软饭、馒头、花卷、发糕、包子、面条、面片等。可采用三餐两点的进餐方式。一旦病情获得控制，溃疡面基本愈合后，可恢复为正常的一日三餐。

（二）忌用食物

1. 忌用具有强烈刺激胃酸分泌作用的食品和调味品，如浓肉汤、肉汁、动物内脏、脑、香料、辣椒、咖喱粉、芥末、浓茶、浓咖啡、烈性酒等。

2. 忌用含粗纤维多的食品，如粗粮、芹菜、韭菜、雪菜、竹笋、藕、坚果类等。

3. 忌用容易产酸的食品，如土豆、地瓜、过甜点心以及糖醋食品等。

4. 忌用容易产气的食品，如生葱、生蒜、生萝卜、元葱、蒜苗等。

5. 忌用生冷、坚硬和不易消化的食品，如冷饮、凉拌菜、腊肉、火腿、香肠、油炸食品、熏制品、糯米食品等。

6. 食物不宜过凉与过热。任何过凉和过热的食物均能对胃黏膜表面血管产生不良影响，刺激溃疡面，导致消化不良，应尽量避免。

（三）食疗美容验方

选用能改善消化性溃疡的食疗素材，以满足机体对于维生素 A、B、E、K 及铁、锌、不饱和脂肪酸和果胶等的需要，改善患者的病情，并有助于形体和容貌的健美。

1. 南瓜300g去皮去子、切块，放于锅中，加入粳米20g、水适量，小火煮40~50分钟；将煮好的内容放入果汁机中，搅拌均匀后过滤并再次放回锅中，用小火加热；最后加入牛奶100ml和少许食盐即可。本方有助于消化和美容。

2. 胡萝卜20g、木耳10g洗净切丝；把牛奶240ml、高汤1杯、米饭200g、木耳及胡萝卜放入锅中加热，煮开后再把绞好的鸡胸肉放入搅匀，转小火煮20分钟，用少许盐调味即可。本方不仅能调理脾胃，而且富含蛋白质、维生素 A、C、E 等多种营养素，兼具改善病情和美容的功效。

3. 生米仁30g，鲜山药60g切片，加水共煮至烂熟，加入少许饴糖，连汤服用。本方对于消化性溃疡的康复具有良好作用。

4. 取银耳30g，温水浸泡，泡发后将根蒂去掉，加少许麦芽糖，加水炖食。

本方适用于胃阴虚型消化性溃疡患者，能改善患者的症状并兼具美容之功效。

5. 大红枣 10 枚，洗净后加水急火煮沸。立即取出红枣，放入小碗，合上盖，置于饭锅中蒸熟，当点心服用，每日 1 次。此方可改善消化性溃疡患者的体质和容颜。

6. 取鲜牛奶 250ml 煮沸，加入蜂蜜 50g、白及粉 6g 调匀即成。每日 2 次，饮服。本方含有丰富的蛋白质、维生素、矿物质、天然葡萄糖和有机酸等，具有保护胃黏膜和美容的功效。适宜胃溃疡、十二指肠溃疡等患者食用。

第二节 慢性腹泻

腹泻（diarrhea）并不是一个独立的病种，而是临床上较为常见的消化道症状，主要表现为进餐后食物未经消化即被排出体外，致使排便次数增加（每日多于 3 次）、粪便稀薄（含水量 >85%）、排便量增加（>200g/d）。如果仅有排便次数增加而粪便成形，不应称为腹泻。

根据发病时间的长短将腹泻分为急性和慢性两种。凡腹泻反复发作超过 4 周以上者，即为慢性腹泻。

一、病因

慢性腹泻多数是由急性腹泻迁延而来；也可能是由于以下诸多病因所引起。

1. 各种胃肠道疾病

如慢性细菌性痢疾、萎缩性胃炎、胃切除术后、胃癌、肠结核、溃疡性结肠炎、Crohn 病等。

2. 肝、胆、胰疾病

如慢性肝炎、肝硬化、慢性胰腺炎、肝癌、胆管癌及胰腺癌等。

3. 全身性疾病

如甲状腺功能亢进症、尿毒症、糖尿病、系统性红斑狼疮、食物过敏、甲状旁腺功能减退症、烟酸缺乏等。

4. 植物神经功能失调

其发病往往与情绪和气候有一定的关系。

二、临床表现

（一）影响形体与容貌的主要表现

由于慢性腹泻的发病特点，患者常表现为面色苍黄，皮肤弹性降低，形体消瘦，体重明显下降，肌肉松弛；小儿腹泻严重者可引起脱水，表现为眼眶下陷、口干、口唇干裂、手足痉挛。长期腹泻的患者由于营养摄入不足，可引起一系列相关营养素缺乏的症状，如缺锌所引起的脱发或秃发、少白头以及身材矮小；缺钙所致的方颅、肋骨串珠、鸡胸等；缺铁所致的毛发干枯，皮肤干燥、皱缩，指甲无光泽、薄脆易裂，甚至呈现"舟状甲"。

（二）其他主要临床表现

在临床上可出现腹痛、腹泻、里急后重、四肢乏力、口渴、体重减轻等，较重者还可出现发热和酸中毒等症状。

三、营养治疗

（一）目的

通过合理的饮食治疗，预防并纠正水、电解质紊乱及酸碱平衡失调；改善机体的营养状况，促进病情的早日康复，使患者皮肤细腻、形体优美。

（二）原则

1. 低脂、清淡、少渣、细软

每日摄入脂肪在40g左右。烹调方式以蒸、煮、氽、烩、炖为主，禁用油煎、油炸、爆炒、滑熘等。

2. 高蛋白、高能量

慢性腹泻的病程长，并具有反复发作的特点，这就影响了食物的消化与吸收。为改善其营养状况，应给予高蛋白、高能量膳食。具体实施过程中应采用逐渐加量的方法，切不可操之过急，以免造成消化机能紊乱。每日应摄入蛋白质100g左右、能量10460～12552kJ（2500～3000kcal）。

四、食物选择与美容保健

（一）宜用食物

1. 细挂面、薄面片、粥类、馄饨、软饭、面包、馒头、花卷等富含碳水化合物的食物。

2. 畜禽瘦肉、鱼、虾、禽蛋、豆制品等优质蛋白食物。

3. 嫩白菜、去皮和籽的西红柿和茄子、冬瓜、角瓜、马铃薯，以及苹果、西瓜等新鲜、含纤维少的蔬菜和水果。腹泻严重者可给予菜汁和果汁等，必要时可口服维生素制剂。

在烹调方法上以蒸、煮、氽、烩、炖、焖为主。

（二）禁用或少用食物

1. 粗粮、加工粗糙的米面以及芹菜、韭菜、榨菜、空心菜等富含粗纤维的食物。

2. 生冷的瓜果、冷饮、凉拌菜等。

3. 豆类、生萝卜、生黄瓜、甘薯等进食后容易产气的食物。

4. 火腿、香肠、腌肉、腊肠等坚硬不易消化的肉类。

5. 辣椒、芥末、胡椒等刺激性食品和调味品。

6. 肥肉、油脂及油酥点心等高脂肪食物。

（三）美容食疗验方

良好的食疗方法能提供机体所需的维生素 B、C、D、E 及钾、钙、镁等多种营养素，以达到缓解腹泻、改善营养状态的目的。使其拥有一个健美的身躯和娇好的容颜。

1. 将丝瓜（或角瓜）100g 洗净削皮、切块，加入热油锅中，起锅前加入枸杞 10g，用少许盐调味即可。本方不但能补气、补血，改善容颜，而且对肠胃具有滋养作用，是慢性腹泻患者良好的养生佳品。

2. 将苹果 150g、小黄瓜 50g 洗净，切成小丁；胡萝卜 50g 刨丝，将水分拧干；最后将所有的材料加上由苹果醋 15ml、蜂蜜 8ml、盐和冷开水调成的调味汁拌匀即可。本方具有杀菌和益肠胃的作用，而且兼具美容的效果。

3. 生姜 10g，粳米 100g，加水煮稠，加入佩兰 30g，稍煨即可食用。每日 3 次，应乘热服，以出汗更佳。本方适用于体质虚弱、怕冷、发热的腹泻患者。

4. 绿茶（3 年以上，陈者最佳）25g，加水适量，浓煎 1 杯，分次饮，应于 1 日饮尽。本方可缓解腹泻，增进食欲，并改善容颜。

5. 酸石榴 1 个，食肉留皮。将石榴皮用沸水冲泡代茶饮，每日 1 次。适用于慢性腹泻久治不愈者。

第三节　便秘

便秘是一种症状，而非独立的病种，是由于粪便在肠道内停留时间过长，水分被吸收，以致粪便干硬、排出困难或排不尽、排便间隔时间延长。

一、病因

在临床上，便秘可分为痉挛性、梗阻性和无力性便秘三种，三者的病因不同，现分述如下：

1．痉挛性便秘

是由于各种原因导致神经系统功能失调，使肠壁痉挛、肠腔狭窄所致。如长期使用泻剂、膳食中调味品过多、食物过于粗糙、长期饮用浓茶和咖啡，以及过度吸烟和饮酒等。

2．梗阻性便秘

多由器质性病变所造成，如肠道肿瘤、肠梗阻、肠道特异性和非特异性炎症等阻塞肠道，使肠内容物运行受阻，从而造成便秘。

3．无力性便秘

（1）由于多次妊娠、肥胖、年老体弱、久病以及营养不良导致腹壁、骨盆肌肉以及肠管平滑肌收缩乏力、肠蠕动减慢所致。

（2）进食过少、食物过于精细或膳食中缺少适量的脂肪。

（3）由于精神紧张或排便习惯受到干扰所致，如长途旅行。

（4）饮水不足，长期坐着工作缺少活动，或滥用药物如泻药、麻醉药或镇静药等。

（5）睡眠不足或身体过度疲劳，使胃肠平滑肌处于紧张状态，进而影响蠕动功能，从而诱发便秘。

二、临床表现

（一）影响形体与容貌的主要表现

由于便秘的类型不同，对形体和容貌的影响也不同，患者常表现为面红心烦，呈焦虑状，舌红苔黄，口干口臭，皮肤粗糙，腰膝酸软，形体消瘦。临床上也有的患者表现为面色淡白无华、神情疲惫、舌质淡嫩等。

（二）其他主要临床表现

1. 由于粪便在乙状结肠和直肠内的过度壅滞而出现腹痛、腹胀、里急后重、欲便不畅等。

2. 长期便秘者由于粪便过于干硬，可引起痔及肛裂，并出现相应的症状。

3. 痉挛性便秘患者常有阵发性腹痛。

4. 由于长期便秘，体内的代谢废物不能及时排出，尤其是蛋白质的腐败产物如吲哚等在肠道吸收引起毒性反应，可产生头痛、头晕、食欲不振、恶心、口苦、易疲劳和记忆力减退等症状。

三、营养治疗

（一）目的

通过相应的饮食治疗，缓解便秘，减轻患者的痛苦。使其皮肤细腻、有光泽，富有弹性。

（二）原则

首先应找出病因，针对病因采取相应的治疗措施；同时应养成定时排便的习惯，避免经常服用泻药和灌肠。

1. 痉挛性便秘的营养治疗原则

（1）无粗纤维的低渣饮食：可给予低渣半流、低渣软饭。禁食蔬菜和水果。

（2）适当增加脂肪的摄入：因为油脂如花生油、香油或葵花籽油等具有润肠功能，可促进肠蠕动，有利于排便。但也不宜过多，每日摄入量以＜100g为宜。而且不宜选用油煎、油炸及烤、烙的食物，因其容易使肠胃蕴热，而炖、煮、熬肥腻食物则可起到润肠的作用。

（3）多饮水及饮料：每日清晨空腹喝1~2杯温开水，以保持肠道粪便中的水分，利于通便。

（4）进食洋粉（琼脂）样制品：洋粉在肠道内可吸收水分，使肠内容物膨胀，增加粪便体积，促进肠蠕动，有利于排便。

（5）禁用刺激性食物：禁酒、浓茶、浓咖啡、辣椒、芥末、咖喱等刺激性食物。

2. 梗阻性便秘的营养治疗原则

若为器质性病变所引起，应首先祛除病因，治疗原发病，如直肠癌、结肠癌等。若为不完全梗阻，可给予清流食。此类型主要以完全胃肠外营养作为主要的供能方式。

3．无力性便秘的营养治疗原则

（1）增加膳食纤维的摄入：采用富含膳食纤维或能促进肠蠕动的食物，如芹菜、菠菜、空心菜、萝卜、黄豆、白薯、大麦、荞麦、玉米面等，争取每日增加膳食纤维量在10g以上。

（2）纠正不良的饮食习惯，少用过于精细的食品，多用粗粮、豆类及其制品，以利于食物的消化、吸收和排泄。

（3）多饮水及饮料：使肠道保持足够的水分。

（4）多用产气食品：如生葱、生蒜、生萝卜、生黄瓜、炒黄豆等，利用其产气来增加肠蠕动，以利于排便。

（5）适当增加高脂肪食物：如花生、核桃、芝麻及花生油、芝麻油、豆油等。因为植物油不仅能直接润肠，其分解产物脂肪酸还具有刺激肠蠕动的作用。

（6）供给润肠及通便的食物：如洋粉及其制品、银耳羹等能增加粪便体积，促进排便。

（7）禁用烟、酒及辛辣食物等对通便不利的制品。

（8）对于老年人因体虚而便秘者，可经常食用具有润肠通便功效的香蕉、蜂蜜、芝麻等。

四、食物选择与美容保健

（一）宜用食物

根据便秘类型的不同，可供选择的食物如下：

1．对于痉挛性便秘和不全梗阻性便秘患者，宜选用无粗纤维的低渣食物，如牛奶、米粉、藕粉、精制米面、各种菜汁和果汁等。

2．适用于无力性便秘患者的食物为各种粗粮、麦片、带皮的水果、芹菜、韭菜、空心菜、笋等高纤维膳食；生萝卜、生葱、甘薯、炒黄豆等产气的食物；核桃、蜂蜜、芝麻、香蕉等具有润肠通便作用的食物。

（二）禁用或少用食物

浓茶、咖啡、辣椒、芥末、咖喱粉、烈性酒等辛辣刺激性食物。

（三）美容食疗验方

充足的维生素 B、D、E 和钙、镁、膳食纤维等能促进肠蠕动，缓解便秘，从而减少有毒有害物质的吸收，改善肤色。

1. 桃子 120g 去皮、去核，切小块，然后同豆浆 200ml、柠檬汁 10ml、蜂蜜 20g 一起放入果汁机中，搅拌均匀即成桃子豆浆。本方适用于患有无力性便秘的老年人。

2. 将地瓜 60g 洗净、削皮，煮熟后搅碎成泥；取鸡蛋 2 个用盐水煮熟、去壳、切片；取蛋黄与地瓜泥、枸杞 3g、洋葱末 10g、柠檬汁 5ml、酸奶 40ml、盐 2g 混合均匀。本方有缓解便秘和美容的功效。

3. 每日清晨空腹饮用 1~2 杯温开水，对于补充机体水分，改善皮肤弹性，缓解便秘具有重要意义。适用于各种类型的习惯性便秘患者。

4. 取核桃仁、芝麻、蜂蜜各 50g，先将核桃仁砸碎后与芝麻一起炒熟，然后调入蜂蜜拌匀后食用，每日 2 次，每次 25g。适用于老年习惯性便秘患者。

5. 取苹果 2 只，去皮、核，绞汁，入沸水温烫后饮汁，每日 2 次。具有缓解便秘和改善容颜的功效。

第四节　肝硬化

肝硬化（cirrhosis of liver）是由多种病因引起的慢性、进行性、弥漫性肝病，以肝组织弥漫性纤维化、假小叶和再生结节形成为特征。

一、病因

肝硬化是一种常见病，可由多种病因引起。常见的病因包括：

1. 病毒性肝炎　主要为乙型、丙型和丁型肝炎病毒重叠感染所形成的慢性肝炎演变而来。

2. 酒精中毒　长期大量饮酒引起酒精性肝炎，继而发展为肝硬化。

3. 胆汁淤积

4. 营养障碍　可因慢性炎症性肠病等导致消化吸收不良以及膳食中缺少蛋白质和维生素等引起肝细胞脂肪变性和坏死。

5. 其他　循环障碍、药物和工业毒物中毒、代谢障碍和免疫紊乱等。在欧美以酒精性肝硬化多见，亚洲及非洲多见于肝炎后肝硬化。

二、临床表现

（一）影响形体与美容的表现

临床上将肝硬化分为肝功能代偿期和失代偿期。代偿期患者无特异性表现，失代偿期患者可有如下损容性表现：

1．全身症状

一般状况和营养状况均较差，消瘦乏力，精神萎靡，皮肤干枯，面色黝暗无光（肝病面容），个别患者可有浮肿等。

2．消化道症状

患者常因腹水和胃肠积气而终日腹胀难受。半数以上患者有轻度黄疸，少数由于肝细胞进行性或广泛性坏死而有中、重度黄疸。

3．出血倾向和贫血

常有鼻出血、牙龈出血、皮肤紫癜等。由于有不同程度的贫血，患者往往表现为结膜与面色苍白。

4．内分泌紊乱

由于雌激素分泌增多，雄激素减少，男性可出现毛发脱落、乳房发育等；患者的面部、颈、上胸、肩背和上肢等区域出现蜘蛛痣和毛细血管扩张；在手掌大、小鱼际和指端腹侧部有红斑，称为"肝掌"；由于肾上腺皮质功能减退，患者的面部（尤其是眼眶周围）和其他暴露部位可见色素沉着。

5．代谢紊乱

由于钠水潴留，可出现浮肿，甚至腹水。

（二）其他主要临床表现

肝硬化起病隐匿，病程进展缓慢，病情有的较为轻微。在临床上通常将其分为肝功能代偿和失代偿期，但两期界限并不明显。

1．在代偿期症状较轻且缺乏特异性。可有乏力、食欲减退、恶心、腹胀、上腹痛和轻微腹泻等，其中以乏力和食欲减退出现早，且较为突出。

2．失代偿期症状明显，以肝功能减退和门脉高压为主，同时可伴有全身各系统症状。患者一般状况和营养状况较差，可伴有明显的消化道症状、出血、贫血、内分泌紊乱、脾大以及食管、胃底、腹壁和痔静脉曲张。

三、营养治疗

（一）目的

营养治疗的目的是通过合理的营养调配，使病情缓解并延长其代偿期；失代偿期患者主要在于减轻机体的代谢负担，增强机体抵抗力，促进肝细胞的修复和肝功能的恢复，改善营养状态。根据患者的病情给予相应的营养支持方案。

（二）原则

1. 肝功能损害较轻、无并发症者

应供给"三高一适量"的膳食，即高蛋白质、高能量、高维生素和适量脂肪。

（1）高蛋白质：为避免出现负氮平衡和低蛋白血症，每日蛋白质的供给量不应低于 60～70g，其中优质蛋白质应占总蛋白的 40% 以上。

（2）高能量：根据患者的具体病情确定能量需要量。每日供给能量为 10460～12552kJ（2500～3000kcal）。

（3）高维生素：肝硬化患者常有维生素的缺乏，其中以维生素 B_1、维生素 B_6、维生素 B_{12}、叶酸、维生素 A、维生素 D、维生素 K 等缺乏较为明显。为保护肝脏功能，增强机体抵抗力，应多选用富含各种维生素的食物或通过复合维生素制剂予以补充。

（4）适量的脂肪：肝硬化患者肝功能减退，胆汁合成减少，对脂肪的消化能力下降。摄入过多的脂肪将加重肝功能的损伤，故应限制脂肪的摄入。供给量为 40～50g/d。尽量选用植物油，少用动物油，减少饱和脂肪酸的摄取。

（5）适宜的碳水化合物：摄入足够的碳水化合物能增加糖原储备，有利于保肝、解毒，能纠正患者因肝功能不良可能发生的低血糖，并且具有节约蛋白质的作用。每日供给量为 350～500g。如食欲差，不能摄入足够的主食，可适当补充一些甜食，必要时选用一些肠内营养制剂。

（6）适宜的矿物质：肝硬化患者都会有不同程度的电解质代谢紊乱，应注意锌、铁、镁等矿物质的补充。有水肿的患者适当限制钠盐和水的摄入，采用低盐饮食。

（7）少量多餐、注意烹调方法的选择：由于肝硬化时肝脏的解毒能力下降，应选择无公害的新鲜蔬菜、水果以及无食品添加剂的食物。饮食应易消化、少刺激，并注意菜肴的感官性状。

2. 肝功能严重受损者

肝功能严重受损时，肝脏不能及时清除体内蛋白质分解产生的氨，导致血氨升高，引起中枢神经系统氨中毒。为减轻患者的中毒症状，防止肝昏迷，应严格限制蛋白质的摄入，选用量少质优、产氨少的食物。每日蛋白质的供给量应限制在 50～55g，热能的来源以碳水化合物为主，占总热能的 70%～75%。

3. 肝硬化伴腹水者

肝硬化患者肝脏血流受阻、血浆蛋白低下和肾脏血流动力学的改变是腹水形成的主要原因和促发因素。严重病例甚至在临床大量使用利尿剂的情况下也不能

抵消摄入高钠饮食所致的钠、水潴留。

严格限制钠和水的摄入是治疗腹水的重要措施，应根据腹水的程度分别采用少盐、低盐、无盐或少钠膳食，每日钠的摄取量应控制在 500～800mg；同时限制液体的摄入量，每日供给标准应少于 1000ml，严重低钠血症者应控制在 500ml 以内。即使腹水消退，仍需限制钠、水的摄入，以减轻机体的代谢负担。

4. 食管－胃底静脉曲张者

饮食应细软、易消化、少刺激，避免一切生、硬和粗糙的食物，以防造成曲张的食道静脉破裂出血。在烹调方法的选择上，宜采用蒸、煮、余、烩、炖等烹调方式，尽量避免食用生的蔬菜和水果。为满足机体对维生素和矿物质的需求，可将蔬菜和水果做成菜汁或果汁。忌食产气量高的食物。

四、食物选择与美容保健

（一）宜用食物

1. 牛奶及其制品、豆腐、鱼虾类、嫩的畜禽瘦肉类等富含优质蛋白的食物。
2. 多选用包子、馒头、花卷、面包等发酵食品，以满足机体对于 B 族维生素的需求。
3. 多选用冬瓜、菜瓜、角瓜、丝瓜等瓜菜类以及嫩的生菜、白菜、茄子、菜花等高维生素、少纤维的食物。

（二）禁用或少用的食物

1. 禁用各种酒类及含酒精的饮料。
2. 禁用辛辣刺激性的食品和调味品。
3. 禁用油煎、油炸、爆炒、滑熘食品。
4. 少用或禁用韭菜、芹菜、豆芽、藕、笋等含粗纤维多的食物。
5. 禁用豆类、薯类、萝卜、碳酸型饮料等产气多的食物。

（三）美容食疗验方

采用合理的食疗方法可以增加维生素 A、C、B_{12}、叶酸和蛋白质的摄入，借以改善患者的肝功能和营养状态，并起到美容驻颜的作用。

1. 将香菇30g、小白菜30g、木耳20g切丝，草菇20g纵切成半；粉丝10g切成适宜的长度，海带芽5g洗净泡软、切开。将水烧开后加入适量的酱油、盐、砂糖等拌匀；将香菇、小白菜、草菇、木耳放入锅内同煮，最后加入粉丝和海带芽，起锅后撒些麻油即可。本方富含能量，可代替部分主食，能减轻肝脏的代谢负担，改善患者的肤色。尤其适用于伴有高脂血症的肝硬化者。

2. 将冬瓜 250g 去皮切成正方形；蛤蜊 250g 洗净；鸡腿 150g 切块入水汆烫；葱 15g；嫩姜 2 片切丝。将水烧开后放入鸡腿煮 3 分钟，再加入冬瓜煮熟后下蛤蜊，待水开后加入葱、姜和适量的酒、盐即成。本方含有丰富的蛋白质、维生素和钙、铁等营养素，具有增强肝脏功能和利水的功效，兼具较好的美容效果。

3. 取新鲜山楂 30g，生鸡内金 15g，红枣 10 枚，一同入锅后加水适量，文火煮好后去渣饮汤，日 2 次。适用于肝硬化食欲不振、便秘者。具有理气化瘀、健脾消食和美容养颜的作用。

4. 将冬瓜 500g（连皮）与粳米 50g 入锅，一同煮至稠黏后食用。本方具有利水消肿和美容的效果。适用于肝硬化腹水者。

5. 鲤鱼 1 条，去肠杂，抽去脊上两筋；加生姜 2 片和适量的水，炖鱼汤饮用。适用于肝硬化腹水者。

6. 取蜂蜜 10g 入杯，冲入沸水；桃花 3g 研末；用蜜水冲服桃花末，每日 2~3次。本方是一种理想的天然营养佳品，富含天然葡萄糖、蛋白质、矿物质、有机酸、消化酶、维生素及芳香物质，这些养分易被人体吸收，滋补效果好，适宜于肝炎、肝硬化等肝病患者。

第五节　胰腺炎

一、急性胰腺炎

急性胰腺炎（acute pancreatitis）是指由各种原因导致胰腺消化酶被激活，引起胰腺组织发生自身消化而出现水肿、出血甚至坏死的炎症性疾病。其特点为起病急，发病前往往有暴饮暴食、酗酒或胆道炎症、胆结石等，临床上可表现为持续性的剧烈上腹痛、恶心、呕吐、发热等，重者可有腹膜刺激症状、酸中毒、脱水，甚至低血压和休克。

（一）病因

急性胰腺炎的病因很多，但临床最为常见的为胆石病、大量饮酒和暴饮暴食。

1. 胆石病和胆道疾病

胆石病、胆道感染或胆道蛔虫病等均可引起急性胰腺炎，但以胆石病最为常见。

2. 大量饮酒和暴饮暴食

二者均可使胰液和胆汁分泌增加并引起十二指肠乳头水肿和 Oddi 括约肌痉挛，导致胰液和胆汁排泄不畅，引发急性胰腺炎。

3. 胰管阻塞

胰管结石或蛔虫、胰管狭窄、胰腺肿瘤等均可引起胰管阻塞，当胰液分泌旺盛时，因胰管相对狭窄导致引流不畅而引发急性胰腺炎。

4. 手术与创伤

腹腔手术特别是胰、胆或胃部手术以及腹部钝挫伤等可直接或间接损伤胰腺组织或影响胰腺的血液供应而引起胰腺炎。

5. 内分泌与代谢障碍

6. 感染

7. 药物

8. 其他

少见因素有十二指肠球后部穿透性溃疡、心脏移植术后、血管性疾病及遗传因素等。

（二）临床表现

1. 影响形体与容貌的表现

患者呈急性病容。由于胆管阻塞或肝功能受损，约20%的患者于病后1~2天出现不同程度的黄疸，病情越重，黄疸也越重；由于缺钙可出现手足抽搐，提示病情严重，预后差；急性坏死性胰腺炎可发生低血容量性休克，主要表现为烦躁、出冷汗；由于急性呼吸衰竭、呼吸窘迫、过度换气，患者可出现紫绀等；部分患者脐周皮肤出现蓝紫色淤斑或两侧腰部出现棕黄色的淤斑。

2. 其他主要临床表现

（1）腹痛为本病的主要表现和首发症状，程度轻重不一，为持续性钝痛、刀割样痛或绞痛，可有阵发性加剧，进食可加重病情。

（2）恶心、呕吐及腹胀，且呕吐后腹痛并不减轻，同时伴腹胀，甚至出现麻痹性肠梗阻。

（3）多数患者有中度以上发热，一般持续3~5天。

（4）重症胰腺炎常发生低血压或休克，甚至发生猝死，主要原因为有效血容量减少、周围血管扩张或并发消化道出血。

（5）水、电解质代谢紊乱和酸碱平衡失调时患者多有不同程度的脱水、低血钾，病情严重者可伴有代谢性酸中毒或碱中毒。

（三）营养治疗

营养治疗的目的是通过合理的营养支持，减轻胰腺负担，促进受损胰腺组织的修复，纠正代谢紊乱和水、电解质平衡失调。应根据急性胰腺炎患者所处的不同阶段，采取相应的营养治疗方案。

1. 应激期与并发症期

（1）急性坏死型：为减轻胰腺代谢负担，减少胰酶的合成和胰液的分泌，此期应绝对禁食，采用肠外营养。每日能量供给标准为 8368kJ（2000kcal）。应激期持续时间为 7~10 天，并发症期可持续 20~50 天。

（2）急性水肿型：发病初期应禁食 2~3 天，症状缓解后先从流质饮食开始，逐渐增加饮食量并过渡到正常饮食。

2. 恢复期

当胰腺炎症趋于控制、胃肠道消化功能开始恢复时，可由肠外营养逐渐向肠内营养过渡，以避免由于长期禁食引起胃肠机能减退，维持和改善肠黏膜细胞结构和功能的完整性，防止肠道细菌易位。

（1）肠内营养初起阶段应选用对胰腺分泌刺激作用小的空肠营养，可给予氨基酸型或短肽型要素膳。

（2）待病情稳定，消化吸收功能逐步恢复后，再经胃造瘘或空肠造瘘途径提供营养。在行肠内营养时，应注意浓度、剂量、滴速和温度，从小剂量、低浓度的低蛋白、低脂肪流质饮食开始，逐渐提高浓度，切忌操之过急。

（3）可正常进食后，每日应供给能量 8368~9204kJ（2000~2200kcal），蛋白质 40~50g，脂肪 30g，碳水化合物 350~450g。

（4）应注意维生素和矿物质的补充，尤其是维生素 C，每天应保证 300mg 的摄入量，有利于机体的恢复。

（5）少量多餐，每日进餐 5~7 次。

（6）禁酒和含酒精的饮料。

（7）在烹调方式的选择上以蒸、煮、氽、烩、炖、卤为主。

（四）食物选择

1. 宜用食物

（1）刚开始进食时，应选用低脂、低蛋白、易消化型经肠营养制剂。

（2）病情好转后给予易消化的低脂、高碳水化合物全流饮食，如果汁、米汤、冲藕粉、冲米粉、杏仁茶等，供给标准以维持机体的基础代谢为宜。

（3）恢复正常进食后，可给予富含优质蛋白的鱼虾类、嫩的畜禽瘦肉类、蛋清、豆腐、豆浆、脱脂牛奶等，主食可选用素面条、素面片、烂米粥、软米饭等。

2．禁用或少用食物

（1）动物脂肪、植物油、各种油炸食品、奶油、油酥点心及奶油雪糕等高脂肪食物。

（2）生、冷、坚硬和过于粗糙的食物，如生冷的瓜果、凉拌菜、火腿、腊肉、粗粮和韭菜、芹菜等含纤维多的蔬菜。

（3）辛辣刺激性的食品和调味品，如辣椒、芥末、胡椒等。

（4）酒精及含酒精的饮料。

3．美容食疗验方

适宜的食疗方法可以减轻患者的症状，改善其营养状态，恢复其美丽的容颜。

（1）取红小豆100g，绿豆100g，生米仁35g，加入适量的水，煎汤淡服。每小时50ml，昼夜不停。本方具有清热解毒利湿和补血的作用。适用于急性胰腺炎水肿型及慢性胰腺炎急性复发者。

（2）取老丝瓜1500g，洗净后捣汁煮开，每小时50ml，昼夜不停。本方具有清热止血的效果，适用于急性胰腺炎、慢性胰腺炎急性发作和无严重呕吐的出血坏死性胰腺炎患者。

（3）猪胰500g洗净，无须加盐及调味品，加水煮烂，取汁饮用，每2小时50ml。本方适用于胰腺炎急性发作者。

二、慢性胰腺炎

慢性胰腺炎（chronic pancreatitis，CP）是由于各种不同原因，多为化学性炎症所致的胰腺局部、节段性或弥漫性的慢性进展性炎症，是胰腺分泌的多种消化酶对胰腺及其周围组织"自身消化"的过程，导致胰腺组织和（或）胰腺功能不可逆的损害。其中以胆道疾病和嗜酒为主要原因引起的胰腺慢性进行性炎症反应导致胰腺组织和功能发生不可逆转的损害。临床上患者可表现为间歇性或持续性的腹痛、恶心、呕吐、厌油腻、食欲不振、脂肪泻，并可出现浮肿、乏力、消瘦、夜盲和皮肤粗糙等营养缺乏症的表现。

（一）病因

西方及亚太大多数国家的慢性胰腺炎与嗜酒有关，而在我国以胆囊炎和胆石病为主要病因。

1．胆道系统疾病

调查显示，具有胆系疾病病史者在 CP 中占 46.5%，其中以胆道感染和胆石病与 CP 的关系密切。

2．慢性酒精中毒 乙醇的摄入量及时间与 CP 的发病率密切相关。西方国家 70%～80% 的 CP 与长期酗酒有关，我国 10 家医院的 CP 回顾性调查结果显示 16.9% 与饮酒相关。

3．营养不良

严重蛋白质-热能营养不良的儿童可出现胰腺炎，病程长者整个胰腺发生纤维化。

4．其他

遗传性、地区性、特发性、代谢性和免疫性因素均可导致胰腺炎。

（二）临床表现

1．影响形体与容貌的表现

慢性胰腺炎后期，患者可出现吸收不良综合征和糖尿病的表现，呈现乏力、消瘦、皮肤粗糙，可伴有出血倾向。当胰头肿大和纤维化肿块及胰腺囊肿压迫胆总管，可出现黄疸，少数患者可有腹水和胸水。

2．其他主要临床表现

慢性胰腺炎可发生于任何年龄，但以 30～50 岁为多见，其中男性多于女性。其病程常超过数年。腹痛为最突出的症状，90% 以上的患者有不同程度的腹痛，初期为间歇性，后转为持续性腹痛，性质可为隐痛、钝痛、钻顶样痛甚至剧痛，疼痛局限于中上腹部，可放射至后背和两胁部；还可出现胰腺功能不全的表现。在 CP 的后期，由于胰腺的外分泌功能障碍，可出现吸收不良综合征的一系列表现，患者多表现为食欲不振、恶心、呕吐、厌油腻、脂肪泻等，常伴有脂溶性维生素缺乏症。约半数的 CP 患者可因内分泌功能不全发生糖尿病。

（三）营养治疗

营养治疗的目的是通过有针对性地调整膳食结构，减轻患者的痛苦，避免病情加重或复发，改善预后，提高生命质量。但在疾病的不同时期，营养支持方案应有所区别。

1．慢性胰腺炎急性发作

营养治疗原则可参照急性胰腺炎。

2．缓解期

临床症状基本消失后，可给予低脂、高碳水化合物、高维生素、低渣、易消化流质饮食。具体供给标准如下：

（1）蛋白质供给量为每日 50 ~ 70g，宜选用含脂肪低的优质蛋白食品，以减轻胰腺负担。

（2）限制脂肪的摄入，采用低脂饮食，每日供给量为 30g，根据病情可逐渐增加到每日 40 ~ 50g，每日胆固醇摄入量应小于 300mg。

（3）碳水化合物供给量应在每日 300g 以上，以满足机体对能量的需求。糖尿病症状明显者应按糖尿病治疗原则控制总热量和碳水化合物所占的比重。

（4）宜多选用含维生素 A、维生素 B 和维生素 C 丰富的食物，尤其应增加维生素 C 的摄入，每日应供给 300mg 以上。

（5）食物应清淡、细软、易消化、无刺激 ，以减轻胰腺负担。

（6）避免暴饮暴食和大量进食高脂肪膳食，预防病情复发。

（7）忌酒和含酒精的饮料。

（8）少量多餐。

（四）食物选择与美容保健

1．宜用食物

（1）冲藕粉、冲米粉、米汤、各种新鲜的果汁和菜汁、红豆汤与绿豆汤、素面条、素面片、素馄饨等低脂肪、高碳水化合物或高维生素少渣饮食。

（2）蛋清、鱼虾、豆腐、豆浆、嫩的畜禽瘦肉等。

2．禁用食物

（1）肥肉、动物油脂、各种油炸食品等高脂肪食物。

（2）辛辣刺激性食品和调味品。

（3）生、冷及坚硬食品，如生的含粗纤维多的蔬菜、火腿、腊肠、冷饮、凉拌菜等。

（4）酒精和各种含酒精的饮料。

3．美容食疗验方

慢性胰腺炎大多有形体和容貌的改变，而适宜的食疗手段不仅能改善患者的临床症状，同时也能发挥内在调理美容效果

①取鲜马齿苋、苦菜各 500g，煎汤，每次 50ml，病情严重者可每小时 1 次。本方适用于急性胰腺炎、慢性胰腺炎急性复发和出血坏死性胰腺炎缓解期的患者。

②取芋艿 250g，洗净，生捣汁，开水温烫，每次饮用 50ml，次数依据病情而定。也可用芋艿加水煎汤淡服。本方适用于急、慢性胰腺炎患者。

③猪胰 500g，洗净，加适量的盐、葱、姜和少许水，入笼隔水蒸，分顿少量食用。适用于慢性胰腺炎患者。

第二十六章

肾脏疾病的营养治疗与美容保健

肾脏是人体的主要排泄器官之一，体内的各种代谢产物、剩余的水、电解质以及某些有害物质均由肾脏排出，对于调节和维持机体水、电解质、酸碱平衡和机体内环境的稳定具有重要作用。肾脏疾病的发病率占人口总数的1%以上，并且患者大都是儿童和青少年，是危害人类健康、造成死亡的主要原因之一。

无论哪种类型的肾脏疾病，都与营养代谢有着密切的关系，在实施营养治疗时均应注意以下问题：

一、掌握膳食总热能和蛋白质的摄入量

热能与蛋白质在体内代谢过程中关系密切。若热能供给不足，则摄入的蛋白质可能通过糖原异生途径提供热能，补充其不足；同时机体组织中的氨基酸也可被消耗，导致非蛋白氮类代谢产物增多，加重氮质血症。而组织蛋白的合成也只有在热能供给充足时才能进行。

二、调节膳食中电解质含量

肾脏病患者在实施营养治疗时应主要注意膳食中钾、钠、钙、磷、镁等矿物质含量。当病人出现浮肿、高血压或心衰时，膳食中应限制钠盐，以防止水潴留；膳食中钾含量要根据病人血钾检查结果进行调整，排尿多而使钾流失以致发生低血钾时，应选用含钾丰富的食物；若病人出现少尿或无尿，体内细胞分解加剧时，为了防止高钾血症，应限制钾的摄入，由于高钾血症往往是肾衰病人致死的原因，故限钾比限钠更为重要；高磷饮食会加重肾功能恶化，低蛋白饮食可使其得到限制；肾脏病患者有时会出现高镁血症，导致肌无力或轻度昏迷，应根据检查结果予以调整。

三、水分的控制

当肾脏浓缩能力减退时，尿量成倍增加，此时应增加液体摄入量，以防止脱水。反之，如浮肿、尿少时应限制液体摄入。

四、掌握膳食的成酸性及成碱性

此项与泌尿系统结石有关。尿液的酸碱性有助于某些结石的治疗，可根据结石的性质来选择成酸性或成碱性食品。

第一节 急性肾小球肾炎

一、病因

急性肾小球肾炎（acute glomerulonephritis）简称急性肾炎，是由感染后的变态反应所引起的双侧肾脏弥漫性以肾小球损害为主的疾病。多数患者在发病前有溶血性链球菌的感染史，如发病前曾患过上呼吸道感染、扁桃体炎、猩红热、副鼻窦炎和中耳炎等。但也可由其他细菌、病毒及寄生虫感染引起。

二、临床表现

（一）影响形体与容貌的表现

1. 80%以上的患者均有水肿，常为起病的初始表现，典型的表现为晨起眼睑水肿或伴有下肢轻度凹陷性水肿，个别严重者可波及全身，全身浮肿以腰以上为明显。

2. 患者可表现为疲乏无力，精神不振，个别患者甚至发生抽搐。

（二）其他主要临床表现

本病可发生于任何年龄，但以儿童为多见，其中男性多于女性。临床特点如下：

1. 起病急，在病前2~3周常有上呼吸道感染等溶血性链球菌感染史。

2. 发病后常有少尿、血尿、蛋白尿、管型尿、水肿和血压升高，并可出现短期的肌酐和尿素氮增高，经利尿后可恢复正常。

3. 起病1~2周后尿量增加，浮肿消退，血压下降，尿常规逐渐正常。

4. 少数发展为肾病综合征或急性肾功能衰竭的患者预后较差，多数患者可获痊愈。

三、营养治疗

（一）目的

通过合理的膳食治疗，减轻肾脏负担，减轻或消除临床症状，改善患者的营养状态。

（二）原则

主要应根据病人蛋白尿的程度和肾功能状况来确定。此外，还应兼顾浮肿及血压等情况综合考虑。

1. 低蛋白质

供给量依病情而定。对于尿中仅有少量蛋白质及红细胞，偶有浮肿或高血压的轻型病例，不宜过分限制蛋白质的摄入，以免影响受损肾组织的修复，蛋白质的供给量应为每日 1.0g/kg；若肌酐、尿素氮升高，则应严格限制蛋白质摄入，蛋白质供给量应限制在每日 0.6g/kg 以下，以减轻肾脏负担。同时，应选用优质蛋白食品（如牛奶、鸡蛋、瘦肉和鱼等）；而不宜选用豆类及其制品。但低蛋白饮食时间不宜过长，以免影响患者的营养状况。

2. 限制钠盐及水分

根据病情、尿量及水肿情况限制食盐用量和水的摄入量，采用低盐、无盐或少钠膳食。

（1）低盐膳食：是指全日烹调用盐不超过 2～3g（酱油 10～15ml），而且凡含钠量高的食品，如咸菜、泡菜、咸蛋、松花蛋、咸面包和挂面等均应禁食。

（2）无盐膳食：是指烹调时不加盐或日用盐量在 1g 以下（酱油 5ml 以下），同时应避免食用含钠量高的食品。为了增进患者的食欲可使用无盐酱油、糖、醋、芝麻酱、番茄汁等调味。

（3）低钠膳食：全日食物中除不加盐及酱油外，还应严格避免含钠高的食品（如加碱的馒头、挂面、饼干等）。全日钠摄入量以不超过 500mg 为宜。

待患者血压下降、浮肿消退后，再逐渐增加食盐量。每日摄入水量由排尿量多少而定。轻度水肿者适当限制饮水量即可，一般的控制方式是在前一日尿量基础上加 500～1000ml；当患者出现严重的浮肿或少尿时，每日入液量应限制在 1000ml 以内。

3. 限制钾的摄入

当患者出现少尿或无尿时，应严格控制钾的摄入量，避免食用含钾丰富的食品，如鲜蘑、香菇、红枣、贝类、豆类以及其他含钾量高的蔬菜、水果等。

4. 适宜的能量

急性肾炎的治疗是以休息、药物和营养治疗相结合，严重时需要卧床休息。每日能量摄入不必过多，可按每日 104.6 ~ 125.5kJ（25 ~ 30kcal）/kg 供给。

5. 充足的碳水化合物

由于限制了蛋白质的摄入，膳食中应以碳水化合物和脂肪作为能量的主要来源。而充足的碳水化合物不仅能满足机体的能量需求，还可使所供的有限蛋白质用于组织修复和儿童的生长发育。

6. 适宜的脂肪

急性肾炎常常伴有高血压，为防止高胆固醇血症的发生，应限制动物脂肪的摄入，适当增加富含多不饱和脂肪酸的植物油。

7. 供给充足的维生素和适宜的矿物质

多用新鲜的绿叶蔬菜和水果，以满足机体对维生素 A、B、C 等的需求。但在少尿期为了防止高钾血症的发生，应限制含钾量高的蔬菜的摄入。在恢复期可多供给山药、红枣、桂圆、莲子、银耳等具有滋补作用的食物，以利于肾功能的恢复并预防贫血的发生。

8. 多供给成碱性食品

在急性肾炎时尿液偏酸性，而食物的酸碱性可以调节尿液的 pH 值，多供给成碱性食品可使尿液接近中性，以利于治疗。

（1）成碱性食品：指在体内代谢后生成偏碱性物质的食物，包括蔬菜、水果、奶类及豆类。

（2）成酸性食品：指在体内代谢后生成偏酸性物质的食物，包括粮食、肉类、蛋类和鱼虾类等。

9. 限制香料、刺激性食品及动物内脏

因为茴香、胡椒等食物的代谢产物富含嘌呤；动物肝、肾等内脏含核蛋白多，其代谢产物含嘌呤及尿酸较多，而这些代谢产物均由肾脏排出，可加重肾脏负担，不宜多吃。

四、食物选择与营养美容保健

（一）宜用食物

病情较轻者食物的种类可与正常人相同，但宜多选用蔬菜、水果及奶类等成碱性食品；若出现肾功能减退，应尽量增加牛奶、鸡蛋、瘦肉等优质蛋白质所占的比例，减少植物蛋白的摄入，以此达到既减轻肾脏负担又满足患者营养需求的目的。

（二）禁用或少用食物

1. 茴香、胡椒、芥末等刺激性食品。
2. 肝、肾等含核蛋白较多的动物内脏。
3. 鲜蘑、香菇、红枣、贝类、豆类以及橘子、鲜橙等含钾丰富的蔬菜和水果。

（三）美容食疗验方

适合的食疗方剂具有消肿利水、缩短病程和改善患者的形体与容颜的作用。

1. 新鲜鲫鱼1条，洗净去内脏后放入锅内，加适量清水和少许葱花，不放盐煮汤，每日1次。本方含有丰富的优质蛋白质，能改善患者的营养状态，并具有利水作用。适用于急性肾炎有蛋白尿者。

2. 取冬瓜500g（连皮），红小豆50g，黑鱼1条。将黑鱼洗净去内脏，冬瓜切片，与红小豆一起放入锅内加清水煮汤，不放盐食用。本方具有利水消肿、预防贫血和美容的作用，适用于急性肾炎水肿明显的患者。

3. 取山药125g，莲子50g，红枣5枚，粳米125g。将莲子去皮蒸酥，红枣去核、切丁，山药蒸熟，去皮、压碎，与淘净的粳米同煮粥，最后加入适量的白糖即可食用。适用于急性肾炎恢复期的患者。

4. 将生栗子250g煮酥、去壳、压碎；糯米50g入锅加水；放入栗蓉、白糖，撒上桂花少许，煮成糊状后食用。此方适于急性肾炎恢复期。

第二节　慢性肾炎

一、病因

慢性肾小球肾炎（chronic glomerulonephritis）简称慢性肾炎，是由多种原因引起，起始病因多以免疫介导炎症为主，而导致病程慢性化的机制除免疫炎症外，非免疫非炎症因素也占有重要地位。仅有少数慢性肾炎是由急性肾炎发展而来。

二、临床表现

（一）影响形体与容貌的表现

早期患者可有乏力、疲倦，水肿可有可无，一般不严重。严重者可出现贫血，表现为面色及结膜苍白，毛发干枯，暗淡无光，形体瘦削，呈无力状。

（二）其他主要临床表现

慢性肾炎可发生于不同年龄人群，但以中青年人为主，男性多见。本病的种类繁多，临床表现多种多样，个体差异较大。但大多数病人起病隐匿，病情进展缓慢。典型的症状为血尿、蛋白尿、管型尿、浮肿和高血压等，亦可有不同程度的肾功能减退。轻者可仅有少量的蛋白尿或镜下血尿，无明显的临床症状，或仅有轻度乏力、疲倦、食欲减退和腰部疼痛等；重者可出现贫血、严重的高血压和肾功能损害。此病的病程差距较大，少数病人病情进展迅速，可于数月内进入尿毒症期。

三、营养治疗

（一）目的

营养治疗的目的是减轻肾脏负担，设法减轻或消除症状。通过合理的膳食调配，增强机体抵抗力，减少诱因，防止病情恶化。

（二）原则

由于慢性肾炎的分型多，临床表现错综复杂，营养治疗应主要依据病人的肾功能水平来确定营养素的供给。对于肾功能损害不严重的轻型病人，膳食限制不必太严格，但应密切关注患者的病情变化，以便随时调整营养支持方案。

1. 蛋白质
应根据肾功能损害的程度来确定蛋白质的摄入量。

（1）病程长、病情轻、无肾功能损害者，饮食中蛋白质不必严格限制，每日摄入量以不超过 1.0g/kg 为宜，其中 50% 以上应为优质蛋白。

（2）病程长、尿蛋白质较多或有血浆蛋白低下但肾功能正常者，蛋白质摄入量可相应增加，为每日 1.0g/kg 加尿蛋白丢失量。

（3）对于肾功能减退，出现氮质血症者，依病情应限制蛋白质的摄入，每日摄入量应小于 30～40g，并尽量多选用高生物价优质蛋白。

2. 限制钠盐摄入
多进钠盐不但增高血压，还可加重肾脏负担。应根据患者的病情，分别采用低盐或无盐饮食。对于有水肿和高血压的病人，每日食盐用量应控制在 2～3g；水肿严重者每日食盐用量应控制在 2g 以下或给予无盐饮食。即使血压恢复正常，也应采用清淡饮食。慢性肾炎多尿期或长期限制钠盐摄入量容易造成机体钠盐含量不足或缺乏。故应定期检查血钠、血钾水平，防止低钠血症和低钾血症的发生。

3. 确保充足的能量供给

慢性肾炎的病程较长，能量的消耗较大。为改善患者的营养状况，应确保充足的能量摄入，以满足机体活动所需。供给标准以每日 126～146kJ/kg 为宜。能量的主要来源为碳水化合物和脂肪。

4. 充足的维生素和矿物质

应多摄取各种富含维生素的食物，如新鲜蔬菜和水果。当出现血钾高时，则应慎重选择蔬菜和水果。

5. 时刻关注病情变化，依据患者病情随时调整治疗方案

由于慢性肾炎的种类多，临床表现各异，所以膳食治疗原则应根据病情的变化而有所不同。当急性发作时，可按急性肾炎营养治疗原则处理；大量蛋白尿时，则应遵循肾病综合征的膳食治疗原则。总之，对于慢性肾炎患者，应密切关注患者的病情，结合病情变化来修订膳食配方，以利于病情的稳定与恢复。

四、食物选择与美容保健

（一）宜用食物

在蛋白质允许量范围内，各种食物均可选用。宜多选用淀粉类、藕粉、糊精、山药、蜂蜜、食用糖等。因为这些高碳水化合物食物在体内代谢后完全燃烧，产生二氧化碳和水，不会增加肾脏负担。同时，应多食新鲜蔬菜和水果。

（二）禁用或少用食物

1. 依据病情限制富含钾、钠、磷的食物，限制食盐用量及腌制品。
2. 戒烟、禁酒及含酒精性饮料，禁用辛辣刺激性的食品和调味品。
3. 限用油煎、油炸和过于油腻的食品。

（三）美容食疗验方

给予慢性肾炎患者合理的食疗方剂能起到缓解病情、改善营养状态和提升形体美和容颜美的作用。

1. 童子鸡 1 只，黄芪 120g，放入砂锅内加水炖至酥烂后食用。本方富含人体所需的蛋白质等营养素，能改善机体的营养状态。适用于免疫功能低下的慢性肾炎患者。

2. 白木耳 3g，红枣 30g，加适量的冰糖，用文火煮烂成木耳羹后食用。本

方具有补气、补血的功效。适用于慢性肾炎血虚的患者。

3. 取鲜芹菜 500g，榨汁，每日取 1 匙，用开水冲服。本方具有降压、降脂的作用，适用于慢性肾炎高血压型的患者。

4. 取茶叶 5g，红糖 50g，莲子 250g。将莲子加水煮酥，加红糖后与茶汁混合在一起饮用。适用于慢性肾炎伴心悸、水肿者。

第三节　肾病综合征

一、病因

肾病综合征（nephrotic syndrome，NS）是一组由多种原因（包括慢性肾炎）引起的临床症候群。依病因分为：

1. 原发性肾病综合征　是指原因不明、以肾小球毛细血管壁通透性增高为突出表现的一组疾病。

2. 继发性肾病综合征　为多病因所致，较为复杂化，常见病因为糖尿病肾病、系统性红斑狼疮、过敏性紫癜肾炎以及肾淀粉样变性等。

二、临床表现

（一）影响形体与美容的表现

1. 肾病综合征时由于低蛋白血症，血浆胶体渗透压下降，使水分从血管腔内进入组织间隙，导致患者发生水肿，开始为眼睑、面部及足踝水肿，随后波及全身，但以颜面、腹部、双下肢最明显，水肿呈凹陷型，并且随体位变化；严重者可出现胸水、腹水和阴囊水肿。

2. 腹部和大腿内侧皮肤可出现紫纹。

3. 由于长期的营养摄入不足，患者可出现面色苍白、精神萎靡、毛发稀疏与干枯等营养不良的表现。

（二）其他主要临床表现

本病常于感染、受凉、劳累后起病，发病过程急缓不一，甚至亦有隐匿起病者。典型的肾病综合征可有如下表现：

1. 蛋白尿　大量蛋白尿是肾病综合征的特征性表现及病理生理改变的基础。患者尿蛋白定量超过 3.5g/24h，最高者可超过 20g/24h，以白蛋白为主。

2. 低蛋白血症 血浆白蛋白水平多在 30g/L 以下，球蛋白正常或偏高，白蛋白与球蛋白比例倒置。

3. 高脂血症 患者血清胆固醇、甘油三酯、低密度脂蛋白及极低密度脂蛋白升高。

病程长者可影响患者的营养状态以及儿童的生长发育。

三、营养治疗

（一）目的

通过适宜的膳食配方，减轻患者的临床症状，改善其营养状态，提升患者的生活质量。

（二）原则

肾病综合征的营养治疗应以充足热能、适量蛋白质和脂肪、低盐或无盐饮食为主要治疗原则。

1. 给予正常量的优质蛋白质

对于肾病综合征患者而言，膳食蛋白质的摄入水平对机体蛋白质营养状况以及肾小球硬化的影响是不同的。进食高蛋白饮食虽可提高血浆蛋白水平，并改善氮平衡，但同时也可能增加肾小球的高滤过，加重蛋白尿，加速肾小球硬化的进程；而低蛋白饮食的作用则恰好相反。为此，建议供给标准为每日 0.8～1.0g/kg 加尿蛋白丢失量（g）/24h；同时，优质蛋白质应占蛋白质总量的 2/3 以上。以防止或纠正血浆蛋白低下、贫血及营养不良性水肿。

在营养支持过程中，应密切注意监测患者的肾功能及机体的蛋白质营养状况。一旦病情加重，出现氮质血症和肾功能衰竭，应限制蛋白质的摄入。可在低蛋白膳食的基础上，适当补充每日尿蛋白的丢失量，以维持机体的氮平衡。全日蛋白质摄入量不应低于 50g。

对于肾病综合征患儿，每日膳食蛋白质供给量应在 2g/kg 的基础上再增加 50%，以满足其生长发育的需要。

2. 充足的热能

由于患者需卧床休息，食欲较差，所以食品的调配应尽可能做到多样化，注意食品的色、香、味、形，以增进食欲，满足患者的能量需求，确保蛋白质的充分利用。供给量为每日 125.5～146.4kJ（30～35kcal）/kg。

3. 限制钠盐和水分

限钠饮食是纠正钠、水潴留的一项有效治疗措施。应根据患者的水肿和血压升高的程度，采取相应的措施，分别给予低盐、无盐或少钠膳食。尤其在应用大剂量激素治疗时，更应严格限制钠盐的摄入量。水的摄入量以前一日尿量加500ml 为宜。

4. 适量的脂肪

持续性的高脂血症和高脂蛋白血症可加速肾小球的硬化进程，而肾病综合征患者往往伴有血脂增加，甚至在空腹时亦可达到乳糜状的程度。因此，应适当限制脂肪的摄入，采用少油、低胆固醇膳食。供给量为每日 50~70g，占总能量的20% 以下。

由于脂肪的摄入往往是和蛋白质的摄入相伴随的，摄入过少会影响食欲。所以，脂肪的摄入不必限制过严。但应注意脂肪种类的选择，宜多选用富含多不饱和脂肪酸的植物油和鱼油；少用富含饱和脂肪酸的动物油。

5. 充足的碳水化合物

供给标准应占总热能的65%~70%。

6. 适宜的矿物质和充足的维生素

应供给富含钙、磷、铁及多种维生素的食物。

7. 适当增加膳食纤维的摄入

膳食纤维，尤其是可溶性的膳食纤维具有降脂和防止酸中毒的作用，应尽量多用。

四、食物选择与美容保健

（一）宜用食物

各种米面、蛋类、畜禽瘦肉、蔬菜和水果以及各种植物油等均可选用。

（二）禁用或少用食物

1. 咸菜、泡菜、咸蛋、松花蛋等含钠量较高的食品或腌制品。
2. 辣椒、芥末、胡椒等刺激性食品或调味品。
3. 富含饱和脂肪酸的动物油。

（三）美容食疗验方

肾病综合征患者由于长期大量的蛋白尿，高度水肿，致使患者的营养状态、形体和容颜均受到严重影响，而适宜的食物方剂不仅能改善患者的病情，对于恢复其自信具有重要意义。

1. 玉米须15g，西瓜皮15g，水煎服，每日 2 次。本方具有消肿利水作用，适合于患有水肿、排尿困难的各种肾病患者。

2. 将云茯苓25g加水煎汤取汁100ml，再取鲫鱼一条洗净处理后放入锅内，加入茯苓汁、适量清水及葱、姜、味精及少许食盐，煮熟后服用。本方含有丰富的蛋白质，能纠正肾病综合征患者的低蛋白血症状态，并具有利水和改善患者形体与容颜的功效。适用于体质虚弱、水肿少尿者。

3. 红小豆30g，米仁30g，粳米50g，加水以常法煮粥，每日2次。本方剂富含铁和B族维生素，能纠正患者的贫血、改善其营养状态。适用于水肿尿赤、湿热内蕴者。

4. 甲鱼1只清炖（不加盐，可加少许冰糖）后食用。本方剂含有丰富的优质蛋白，适用于大量蛋白尿但肾功能正常者。

第四节　慢性肾衰竭

慢性肾衰竭（chronic renal failure，简称慢性肾衰）是由各种原发或继发原因所造成的慢性进行性肾实质损害，是各种慢性肾脏疾病的晚期表现。在此过程中，肾功能持续性地出现不可逆转的减退，最终导致肾脏不能维持正常功能，出现氮质代谢产物潴留，水、电解质紊乱和酸碱平衡失调，常可危及生命。临床上按肾功能损害的程度可分为：①肾贮备能力下降期：肾小球滤过率（GFR）减少至正常的50%~80%，血肌酐正常，患者常无症状；②氮质血症期：是肾衰的早期，GFR减少至正常的25%~50%，出现血肌酐高于正常，但<450μmol/L，通常无明显临床症状，可有轻度贫血、多尿和夜尿；③肾衰竭期：GFR减少至正常的10%~25%，血肌酐明显升高，约达450~707μmol/L，患者贫血较明显，夜尿增多，并可有轻度胃肠道、心血管和中枢神经系统症状；④尿毒症期：是肾衰的晚期，GFR减少至正常的10%以下，血肌酐>707μmol/L，肾衰的临床表现与血生化异常已十分显著。

一、病因

任何能破坏肾脏正常结构和功能的泌尿系统疾病均可引起肾衰。国外常见的病因依次为糖尿病肾病、高血压肾病、肾小球肾炎、多囊肾等，而我国则为肾小球肾炎、糖尿病肾病、高血压肾病、多囊肾、梗阻性肾病等。

二、临床表现

（一）影响形体与容貌的表现

1．由于贫血、尿色素沉积于皮肤，再加上面部有些浮肿，患者可呈现尿毒症面容，表现为面部肤色较深且萎黄，有轻度浮肿感，还可出现皮肤干燥、脱屑、全身皮肤瘙痒和皮炎等。由于尿素析出，个别患者在皮肤上可形成"尿素霜"。

2．由于长期的慢性消耗过程，患者可表现为瘦弱无力状，体重减轻。

3．面色苍白，呈贫血貌，并常有皮下淤斑。

4．一些患者可发生肾性骨营养不良，表现为行走不便、骨骼变形和自发性骨折。

（二）其他主要临床表现

在慢性肾衰早期，肾功能尚处于代偿阶段，无明显临床表现，仅在检查中发现内生肌酐清除率降低。晚期当病情发展到残余肾单位不能调节适应机体最低要求时，每个器官系统的功能均失调，并可表现出一系列复杂的尿毒症症状。

1．胃肠道症状

食欲不振是肾衰常见的早期表现。尿毒症期常有上腹饱胀不适、厌食、恶心、呕吐、腹泻、顽固性呃逆以及口气有尿味等胃肠道症状。此外，患者常因厌食导致能量摄入不足，体重下降。

2．心血管系统症状

心血管疾病是肾衰最常见的死因。大部分患者有不同程度的高血压，个别可为恶性高血压。而高血压可引起动脉硬化、左心室肥大和心力衰竭等。

3．血液系统

患者常有不同程度的贫血、出血和白细胞异常，其中贫血是尿毒症必有的症状。

4．神经肌肉系统症状

头痛、失眠、乏力、注意力不集中是肾衰早期常有的精神症状；其后会出现性格改变、抑郁、记忆力减退、判断失误等。晚期常有精神异常，表现为表情淡漠、谵妄、惊厥、幻觉和昏迷等，并可出现末梢神经病变和植物神经紊乱。

5．呼吸系统症状

酸中毒患者可出现深而长的呼吸。由于肺充血，可引起尿毒症性肺炎。

6. 肾性骨营养不良症

尿毒症时常见的骨骼改变有纤维性骨炎、肾性骨软化症、骨质疏松症和肾性骨软化症。

三、营养治疗

（一）营养治疗发展的历史

对慢性肾衰患者营养疗法的研究已历经了近70年。人们在长期的探索中，不断提出新的观点和改进方法。在上世纪30～40年代就相继有人提出尿毒症患者要限制蛋白质的摄入，但限于当时的条件未区分动、植物蛋白质的生理价值。在此后相当长的一段时间内，饮食治疗一直采用低蛋白、高热能饮食，每日蛋白质的摄入量不超过30～40g，以素食主。这样的饮食疗法虽然可使患者的症状得到改善，但长期供给这种低蛋白饮食也存在如下弊端：①食物品种单调，病人难以接受，饮食治疗难以顺利实施；②由于植物蛋白较动物蛋白生物利用率低，长期采用这种饮食会造成病人蛋白质营养不良，影响到全身的营养状况。

上世纪60年代有报道建议采用含必需氨基酸丰富的食物以减少非必需氨基酸的摄入的方法治疗尿毒症，逐渐引起众多研究者的重视并相继应用于临床，获得一定疗效。而近年来，尿毒症的饮食治疗已经综合其病理生理特点和病情的变化，在营养要求上除考虑总氮摄入量、必需氨基酸的量与比例和热能供应外，还应特别注意饮食中磷的含量及热能供应中多不饱和脂肪酸与饱和脂肪酸的比值。目前，尿毒症的营养治疗除采用高生物价低蛋白饮食外，还有必需氨基酸疗法以及 α - 酮酸或 α - 羟酸疗法。

（二）目的

通过合理的膳食调配，缓解尿毒症症状，延缓"健存"肾单位的破坏速度，纠正代谢紊乱，阻止或延缓肾功能恶化的进程，改善患者的营养状态。

（三）原则

1. 充足的能量

为提高蛋白质的生物利用率，减少体内蛋白分解，必须供给足够的能量。供给标准为每日 125.5～146.4kJ（30～35kcal）/kg 。由于限制了蛋白质的摄入，热能的主要来源为碳水化合物和脂肪。

2. 低蛋白质

限制蛋白质摄入可以减少氮质代谢产物在体内的堆积，保护残余肾单位，延缓病情进展。因此，适宜的蛋白质摄入在慢性肾衰的营养治疗中具有决定性的作用。一般是根据内生肌酐清除率和血尿素氮含量来考虑膳食中蛋白质的供应量。最低供给量为每日 $0.3 \sim 0.5 g/kg$ ，其中50%以上应为优质蛋白质。

为满足慢性肾衰患儿生长发育的需要，蛋白质的摄入量不应低于 $1.0 \sim 2.0$ g/（kg·d），优质蛋白质应占50%以上。

3. 适宜的脂肪

由于慢性肾衰患者可能出现脂肪代谢紊乱，导致高脂血症，诱发动脉粥样硬化。而影响血清总胆固醇的主要成分是饱和脂肪酸、胆固醇以及能量的入超。因此，控制饮食中脂质摄入是控制慢性肾衰脂肪代谢异常的关键。在脂肪供给上要降低饱和脂肪酸和胆固醇的摄入，注意多不饱和脂肪酸（P）与饱和脂肪酸（S）的比值，P/S的比值以（ $1 \sim 1.5$ ）：1为佳。脂肪的供给量应占总热能的30%，其中饱和脂肪酸应小于10%，胆固醇摄入量应少于每日300mg，在应用上尽量选用植物油。

4. 注意液体入量

如患者尿量不减少，一般水分不必严格限制，以利于代谢废物的排泄。但对于晚期尿量少于每日1000ml，有浮肿或心脏负担增加的病人，应限制进液量。当出现尿量过少或无尿时，还应注意避免食用含钾量高的食物，以防饮食性高钾血症。

5. 适宜的碳水化合物

充足的碳水化合物可以满足机体的能量需求，减少机体组织的分解。但由于慢性肾衰患者存在糖代谢紊乱，为稳定血糖，应鼓励病人摄入复合碳水化合物，减少简单糖类的摄入。

6. 低盐

患者若无明显的浮肿和高血压，则不必严格限制食盐的摄入，以防止低钠血症的发生；若出现浮肿和高血压，应采用低盐饮食；若有严重的浮肿和高血压时，需采用无盐或少钠膳食。

7. 低磷

慢性肾功能衰竭时高磷血症很常见，而高磷血症可加重肾功能恶化，并使血清钙降低，故应采用低磷饮食。

8. 充足的维生素

慢性肾衰患者由于进食减少，很容易出现水溶性维生素缺乏，应予以适当补充。但由于大剂量维生素 C 可能增加血中草酸盐浓度，导致草酸盐在软组织内沉积，加重肾功能损害，所以对于维生素 C 的补充以适量为宜。

四、食物选择与美容保健

（一）宜用食物

1. 宜多选用麦淀粉、藕粉、凉粉、粉丝、土豆、地瓜、山药、芋头、南瓜、菱角粉等。

2. 适量选用米、面、蜂蜜、蔗糖、鸡蛋、牛奶、鱼、虾、畜禽瘦肉等。

3. 应根据血钾情况，选择蔬菜和水果的种类与数量。

（二）禁用或少用食物

1. 限用豆类及其制品、硬果类等含非必需氨基酸丰富的食物。

2. 少用全谷类、深绿色蔬菜、巧克力等含镁丰富的食品。

3. 伴有高钾血症的患者应禁用香蕉、黄豆、水果干等含钾丰富的食品。

4. 限盐，禁用咸菜、腌制品、松花蛋等含钠丰富的食品。

（三）美容食疗验方

慢性肾衰是各种肾脏疾病的晚期表现，其症状可累及全身各个器官系统，患者的营养状态往往受到严重影响。通过合理的食疗手段可以减轻肾脏负担，改善患者的营养状态和容颜。

1. 将甲鱼 1 只去头洗净，与山药 30g、女贞子 15g 放于锅内加水共煮熟后去药，喝汤吃肉。本方剂具有滋阴补肾作用，适用于脾肾俱虚的肾衰竭患者。

2. 将白木耳 15g 泡发后与蜜枣 50g 一起放入锅中，加适量的水煮至木耳胀大，加入糖后食用。本方富含维生素和能量，能改善患者的营养状态并具有降脂作用，适用于慢性肾衰竭晚期营养的补充。

3. 取决明子 10g，捣碎，加 500ml 水煮 10 分钟，冲入蜂蜜 10g，搅匀后饮用，每日 1 次。本方具有排毒、养颜和明目的作用，适用于慢性肾衰各期。

4. 绿豆 30g 加水煮烂，加糖饮服，每日 1 剂。本方既能补充能量，又具有利尿解毒之功效，适用于各种类型的肾衰竭患者。

5. 童子鸡 1 只，黄芪 30g。将鸡煺毛洗净去内脏，黄芪用纱布包好，一同放入锅内，加水煮至鸡酥烂，吃鸡喝汤。本方营养丰富，适用于肾虚型肾功能不全的病人。

第二十七章

烧伤的营养治疗与美容保健

一、病因

烧伤（burn）是机体遭受热力、电、化学物质、放射线等所致的组织损伤，其中以热力所致的皮肤、黏膜损伤为多见。

1. 热力因素

其中包括火焰、热液、热蒸气、热金属等所引起的烧伤以及吸入含有大量 CO 和氰化物等有毒物质所致的吸入性损伤。

2. 电烧伤

包括由电火花引起和与电源直接接触所致的损伤。由电火花引起者其性质和处理方式类似于火焰烧伤；由电接触引起者其伤情取决于接触时间、电流强度、电流性质、电流的路径等。

3. 化学性烧伤

可导致烧伤的化学性物质不下数千种，包括酸烧伤、碱烧伤和磷烧伤等，其损害程度除与化学物质的性质有关外，还取决于剂量、浓度和接触时间的长短。

二、临床表现

由于烧伤是一种全身性损害的创伤，在临床过程中可能发生感染、毒血症、败血症、应激性溃疡以及其他严重的并发症，病情甚为复杂，所以又称为"烧伤病"。

（一）影响形体与容貌的表现

烧伤的程度不同，对患者形体与美容的影响各异。

1. **Ⅰ°烧伤**　仅伤及表皮浅层，表面呈红斑状、干燥，短期内有色素沉着。

2. **浅Ⅱ°烧伤**　伤及表皮的生发层与真皮乳头层。局部红肿明显，有大小不一的水疱，疱皮剥脱后创面红润、潮湿，一般不留瘢痕，多数有色素沉着。

3. **深Ⅱ°烧伤**　伤及皮肤的真皮层，深浅不一，可有水疱，剥脱后创面微湿，红白相间，常有瘢痕增生。

4. **Ⅲ°烧伤**　是全皮层烧伤，甚至达到皮下、肌肉或骨骼。创面无水疱，呈蜡白或焦黄色甚至炭化，皮层凝固性坏死后形成焦痂，触之如皮革，痂下可显树枝状栓塞的血管。

5. **电烧伤**　患者的伤口处常炭化，形成裂口或洞穴，在电流通过的途径中，肘、腋、膝、股等曲面可出现"跳跃式"伤口。

（二）其他主要临床表现

1. 局部表现

（1）Ⅰ°烧伤：有烧灼感，3～7天脱屑痊愈。

（2）浅Ⅱ°烧伤：疼痛明显，如不感染，可于1～2周内愈合。

（3）深Ⅱ°烧伤：痛觉较迟钝，如不感染，可于3～4周修复。

（4）Ⅲ°烧伤：局部温度低，痛觉消失。

2. 全身表现

轻者有恶心、心悸、头晕或短暂的意识障碍。严重烧伤可发生休克甚至危及生命。主要表现为：①心率快，脉搏细弱；②早期表现为脉压变小，随后为血压下降；③呼吸浅、快；④尿量减少；⑤口渴难忍，尤其在小儿特别明显；⑥烦躁不安；⑦肢端凉，病人常怕冷；⑧血液化验常出现低血钠、低蛋白和酸中毒。

三、营养治疗

（一）目的

对于烧伤患者而言，及时合理地补充营养物质是增强机体免疫功能、减少并发症、促进机体恢复的关键。

烧伤后切痂、手术出血、创面渗出和感染等对营养物质的消耗极大；而创面的修复、供皮区的再生和植皮区的成活均需要营养物质作保证。如果各种营养素得不到充分补给，势必使病人处于一种急性营养不良状态，导致机体抵抗力下降，使感染和各种并发症更加难以预防和控制，从而延迟创面愈合，对治疗极为不利。由此可见，营养是改善病人全身状况和组织修复的物质基础。

（二）原则

1. 充足的能量

烧伤后机体产热和耗氧增加，能量需要远高于正常状态。烧伤面积>50%的病人每日能量供给标准可按以下公式计算：

成人：Q（kJ/d）=105×体重（kg）+167×烧伤面积（%）

8岁以下儿童：Q（kJ/d）=251×体重（kg）+146×烧伤面积（%）

以上公式计算的能量往往适用于严重烧伤处于高分解代谢期的患者，在烧伤的不同病程，机体对能量的需求不同，应结合患者的具体情况随时予以调整。

2．充足的蛋白质

严重烧伤患者蛋白质分解代谢明显超过合成代谢，机体呈现严重的负氮平衡状态。为纠正负氮平衡和低蛋白血症，促进创面愈合，不仅要供给充足的热能，还必须摄入足够的蛋白质，氮：热比值以 1g：100～150kcal 为宜。供给量约占总能量的 15%～20%，或按以下公式计算：

成人：蛋白质（g/d）=1.0×体重（kg）+3.0×烧伤面积（%）

儿童：蛋白质（g/d）=3.0×体重（kg）+1.0×烧伤面积（%）

烧伤后的不同时期机体对蛋白质的需要量差异很大。在分解代谢旺盛期，蛋白质的供给应充足，宜占总热量的 20% 左右，其中在烧伤后第 7～16 天时蛋白质的需要量最高，为每日 3.20～3.94g/kg。对于合并肾功能不全、消化机能紊乱的病人，应适当降低蛋白质的供给标准。

值得一提的是，对于烧伤病人，除了注意蛋白质的供给量和补充必需氨基酸外，还应注意条件必需氨基酸的补给。因为有些氨基酸对烧伤病人是特别需要的，如蛋氨酸的甲基可用于合成胆碱以抗脂肪肝，同时蛋氨酸还可以转变为半胱氨酸发挥解毒作用，在肝脏中毒时具有保护作用。赖氨酸是蛋白质合成的必需氨基酸，适宜比例的赖氨酸可以提高蛋白质的利用率，在烧伤膳食中必须注意补给。

此外，有人建议在烧伤患者补充氨基酸时应考虑苏氨酸、丝氨酸、色氨酸、酪氨酸、组氨酸、谷氨酸、甘氨酸、丙氨酸和脯氨酸的补充，因为这些氨基酸对于减轻烧伤病人机体的分解代谢、促进蛋白质合成、增强免疫功能都很重要。

3．充足的碳水化合物

碳水化合物具有保护心、肝、肾功能以及防止酸中毒、减缓脱水、促进肌蛋白净平衡的作用，同时也是热能最为经济而丰富的来源。每日供给量可在 400～600g 之间（包括静脉输注的葡萄糖在内）。若碳水化合物补给不足，病人将大量消耗体内脂肪或蛋白质，产生代谢性酸中毒或影响组织修复。需注意的是供给烧伤病人的葡萄糖要适量，应尽量选用复合碳水化合物。因为过多的葡萄糖可产生高渗，从而导致腹部不适、胃排空时间延长或出现消化不良。

4．适宜的脂肪

脂肪是人体重要的能量来源。但脂肪摄入太多会使病人食欲减退，并引起胃肠功能紊乱，对肝脏亦不利。所以，对于烧伤患者，脂肪的摄取量以适度为宜。一般膳食中脂肪供给量以占总热能的 20% ~30% 左右为宜。同时，为满足组织细胞再生的需要，应选择大豆制品和鸡蛋等含必需脂肪酸和磷脂丰富的食物。

成年烧伤患者脂肪供给量通常为每日 2g/kg 计，严重烧伤者可增至每日 3 ~4 g/kg 。对于合并胃肠功能紊乱及肝脏损害者，需适当减少脂肪的摄入。

5. 充足的维生素

烧伤后机体对维生素的需要量增大，尤其是对维生素 A、C、E 及 B 族维生素的需求量增加明显，而且烧伤面积越大，程度越重，需求量越大。对于严重烧伤患者，维生素的需要量约为正常供给量的 10 倍。而维生素在烧伤愈合过程中具有重要作用，应予以大量补充。

6. 适宜的矿物质

（1）钠盐：如果病人不发生水肿及肾功能障碍，可以不限制钠盐，每日可从膳食中摄入 6g 左右的食盐。如出现高钠血症和肾功能下降，则应采用低盐饮食。

（2）钾盐：在整个烧伤病程中，由于从尿中和创面渗出液中均丢失大量钾，故较多患者会出现低钾血症，并且常与负氮平衡同时存在。所以在供给大量蛋白质的同时需补充钾，以促进机体对氮的有效利用。

（3）磷：磷对烧伤病人很重要。因为物质氧化供能的中心问题是如何将其释放的能量用于二磷酸腺苷（ADP）进一步磷酸化为三磷酸腺苷（ATP），以供各种机械能的需要。因此烧伤病人应定期检查血磷，如血磷低，应立即补充肉类、豆类和粮食等含磷丰富的食物。

（4）镁：烧伤后镁从尿和创面渗出液中大量流失，如不及时补充，很容易导致血镁含量下降。

（5）锌：机体含锌总量的 20% 左右分布于皮肤，并且多与蛋白质结合。烧伤后创面的渗出不仅直接丢失锌，蛋白质丢失时也会带走部分锌离子，而且在烧伤后尿锌排出量明显增加，甚至可持续 2 个月。增加锌的摄入可提高血清锌水平，缩短创面愈合时间，必要时可补充葡萄糖酸锌。

（6）铁：铁是血红蛋白和肌红蛋白的组成部分，参与氧和二氧化碳的运输。在细胞呼吸及生物氧化过程中起着重要作用。烧伤后，由于摄入不足、手术切痂造成的出血以及创面渗出均可导致血清铁的下降，应注意动物血、肝脏、瘦肉、蛋黄和绿色蔬菜等含铁丰富的食品的补给。

（7）水：严重烧伤后，维持体液的平衡至关重要。烧伤早期，大量水分从创面丢失，并且与烧伤面积呈正比；烧伤病人长期发烧也蒸发很多水分。在喂饲高浓度的营养液时，若不注意液体的补充，将引起高渗性脱水，因此应予以及时补给。对于严重烧伤病人，当输入液体量减少后，每日供水量应在 2500~3500ml（包括食物含水量及饮水量），具体用量应结合患者的肾功能情况而定。

（三）营养实施方案

1. 注意事项

膳食治疗时必须考虑病情和病程。应首先从少量试餐开始，逐渐增加，以免发生腹泻和急性胃扩张。

（1）膳食治疗必须考虑病情和病程：对于 40% 以上体表面积的深度烧伤，一般在第 1~2 天需禁食，因为此时患者的胃肠功能明显减弱，或在烧伤前胃内有食物未消化，为保护胃肠功能，暂不宜进食。2~3 天后多数病人的胃肠蠕动开始恢复，可逐渐进食，用量应由少到多。目前的观点是在烧伤早期给予少量多次的流质饮食，能刺激胃肠道黏膜，促进胃肠道功能的恢复，预防应激性溃疡，减少肠道细菌感染所致的肠源性感染的发生，应尽早给病人口服或管喂膳食。

（2）食物的选择应结合病情：对于烧伤后食物的选择应结合病情，选择具有清热、利尿、解毒功能的食物，而不要过分追求能量和蛋白质。应由少到多，逐渐增加用量和品种，结合患者的食欲和消化吸收情况，随时调整膳食计划。若患者食欲差，但无消化吸收功能障碍，可采用鼻饲与口服共用。如极度厌食，且消化吸收功能下降时，则不宜过分强调补充热能，以防止腹泻和胃潴留等并发症的发生。

（3）注意烧伤部位：头面部无烧伤的病人应尽量鼓励其自行进食；因头面部、呼吸道、食道、咽喉部烧伤或行气管切开而不能经口进食者，可给予鼻饲膳食。

（4）参考病人的饮食习惯：在对烧伤患者实施营养支持时，应注意照顾病人的饮食习惯，注意食物的色、香、味、形和品种的多样化。同时，膳食应达到高热能、高蛋白质和高维生素的要求。尽量选择营养价值高、质量好、体积小、易于消化吸收的食物。

（5）注意餐次安排与用量：应尽量采用少食多餐的方法，每日可安排 6~8 餐，甚至 10 餐，使病人的胃肠既能够容纳而又不过饱，以保护胃肠道的消化功能。此外，每次用量不宜过大，以免引起急性胃扩张或胃潴留等。

（6）关注烧伤的原因：对于有机磷农药烧伤的病人，应给予绿豆汤、百合汤等具有清热解毒作用的食物，每日 2~3 次，连服 7~10 天。同时应禁用牛奶和含脂肪较多的食物，因为脂溶性毒物在给予含脂肪丰富的食物时其吸收率将会明显增加。

2. 补充营养的途径

（1）肠内营养

①经口营养：经口摄食是最主要的营养支持途径。它不仅经济、方便、营养素齐全，而且完全符合人体的正常生理，可以保护胃肠道的消化吸收功能，所以它是营养治疗的首选途径。

②管饲营养：适用于病人消化功能良好，但因口、面部严重烧伤而不能口服或病人拒食的情况。管饲部位有鼻胃管、胃造瘘管和空肠造瘘管。管饲内容可为均衡肠内营养制剂、混合奶、混合液及匀浆膳食等。

③经口加管饲营养：当病人经口进食不能完全满足营养需求时，可采用经口与管饲混合的营养支持方法，即病人经口饮食不足的营养素用管饲营养予以补充。

（2）肠外营养

①完全胃肠外营养：烧伤后由于机体的严重消耗状态以及由于胃肠道功能紊乱或并发应激性溃疡、消化道出血等而不能经肠营养时，需给予肠外营养。由于烧伤患者需要高蛋白、高热量营养，而高蛋白、高热能溶液均为高渗性溶液，对周围静脉刺激较大，易发生血栓性静脉炎，故需要经中心静脉插管补充营养。此法每天可供能量 3000～5000kcal，蛋白质 100～200g，往往输入的是高渗葡萄糖（25%）和高浓度氨基酸（4.25%）溶液。

②周围静脉营养：严重烧伤患者常无完整的皮肤供中心静脉插管，而且中心静脉插管易合并感染，故可采用周围静脉营养。周围静脉营养输注的营养液应为等渗或稍高于等渗的，如 4% 的氨基酸、5% 的葡萄糖、脂肪乳等。对于长期采用肠外营养的烧伤患者，要注意补充必需氨基酸、多种维生素和矿物质，必要时加入能量合剂、辅酶 A 和胰岛素。同时，在实施完全胃肠外营养过程中，应定期监测血清离子、血糖及肝肾功能等。

四、食物选择与美容保健

（一）宜用食物

1. 休克期

该期病程为 1～2 天。由于患者应激反应严重，胃肠蠕动减弱，其功能受抑制，故不宜经肠摄入过多食物，应以静脉补液为主。肠内营养主要补充多种维生素和矿物质，而不强调能量和蛋白质。可以少量供给米、面、牛奶、绿豆汤、梨汁、西瓜水和维生素饮料等，或给予少量肠内营养制剂。尤其要限制饮水量，防止因大量饮水而引起呕吐和急性胃扩张。

2．感染期

一般在烧伤2天后，患者即进入代谢旺盛期，此时创面坏死组织逐渐脱痂，很容易发生创面细菌感染，甚至出现全身感染。

此期应供给高维生素膳食，并逐渐增加蛋白质和能量，借以纠正负氮平衡，促进创面修复。休克期过后，患者的胃肠功能逐渐恢复，但仍不能承受大剂量的营养补给，所以在本期的早期仍以肠外营养为主，适当辅以肠内营养。当胃肠功能基本恢复后，可逐渐由肠外营养向肠内营养过渡，供给半流食或软食，包括各种粥类、面条、鱼、虾、牛奶、鸡蛋、鲜嫩的蔬菜和水果。当口服有困难时，可考虑管喂。

3．康复期

患者平稳度过感染期后即转入康复期。此期应全面加强营养，给予高蛋白、高热能、高维生素和多种矿物质的平衡营养膳食，以增强机体抵抗力，促进机体快速康复。可选用各种面食、米饭、鱼、虾、畜禽瘦肉、奶类、蛋类、新鲜蔬菜和水果等。

4．并发症的营养治疗

（1）应激性溃疡：烧伤并发应激性溃疡时应禁食，出血停止后可用无糖牛奶或加4%～5%蔗糖的米汤，牛奶的量可由50ml增至200ml。每1～2小时1次。随着病情的好转，应及时调整膳食配方，增加进食的品种与数量，同时应注意维生素A的补充，以利于溃疡面的修复。

（2）腹泻：应首先查明腹泻的原因，针对腹泻原因采取相应的治疗措施。凡排便次数多者，均应注意膳食中水分、钾、钠、氯、镁等电解质的补充。

（3）肝功能障碍：适当限制膳食中脂肪，尤其是动物脂肪的摄入，每日脂肪摄入量应少于100g。食物宜清淡、易消化，宜多供给新鲜蔬菜、水果以及绿豆汤、百合汤等具有清热解毒功能的食物。同时应注意优质蛋白质的补充，如蒸蛋清、清蒸鱼、精瘦的畜禽肉等。

（4）应激性糖尿病：烧伤并发糖尿病时，因尿中丢失大量糖，代谢消耗量更大，为了防止病人死于营养不良、感染和糖尿病并发症，若患者血糖过高，可适当增加胰岛素用量，使血糖控制在11.0 mmol/L以内。

（5）急性肾功能衰竭：当烧伤并发急性肾衰时，少尿期蛋白质应限制在30g/d以内，给予高碳水化合物、高维生素、无盐饮食，并限制钾和水的摄入量；同时，食物必须细软易消化。

（二）禁用食物

1．忌食酱油、辣椒、大蒜、胡椒、芥末等调味品，以免影响创面恢复和导致色素沉着。

　　2．忌食鲫鱼、鲤鱼、牛肉、羊肉、鸡肉、花生、大豆等发性食物。

　　3．忌食南瓜、橘子和葡萄等。

第二十八章 | 恶性肿瘤的营养治疗与美容保健

恶性肿瘤（malignant tumor）是机体在多种内在与外在致瘤因素的作用下，导致细胞异常增生而形成的新生物。肿瘤细胞在结构、功能和代谢方面均与正常细胞明显不同，具有超常的增生力，并且与机体不协调。

2001 年中国卫生部信息统计中心公布的数据显示，恶性肿瘤占总死亡人数的 24.93%，目前已经上升到导致人类死亡原因的首位。从 20 世纪 70 年代至 90 年代的流行病学调查资料显示，恶性肿瘤的发病和死亡率均呈逐渐上升的趋势。

从肿瘤的部位来看，男性占首位的恶性肿瘤是肺癌，女性占首位的是乳腺癌。近年来，结肠癌、女性乳腺癌、胆囊癌、胰腺癌的发病率均呈现大幅度的上升；男性食管癌、胃癌、肝癌、女性子宫颈癌的发病率则明显下降。而恶性肿瘤部位的变化与环境因素特别是与饮食结构的改变有着密切的关系。

流行病学调查表明，结肠癌在西欧、北美多发，亚洲、非洲低发，住在美国北部城市的黑人较住在南部地区的黑人多发，住在美国的黑人较住在非洲的黑人多发。二次世界大战后，由于日本人的饮食逐渐西化，结肠癌的发病率逐渐上升。造成这种发病率的差异与膳食结构有着密切的关系。

一、病因

恶性肿瘤的发病原因目前尚不十分清楚，是体内与体外因素综合作用的结果。机体内部因素包括遗传因素和精神心理因素等。大量研究资料表明，导致肿瘤发生的原因主要是环境因素，其中饮食因素和吸烟占有较大比重；其他环境因素包括苯并芘、沥青、煤焦油、芥子气、亚硝基化合物、黄樟素等植物毒素、金属致癌物、黄曲霉毒素等真菌毒素以及食物在烹调过程中产生的蛋白质和氨基酸的热解产物等化学致癌剂；辐射线和紫外线等物理致癌剂；EB 病毒、乙型肝炎病毒等生物因素。

二、临床表现

（一）影响形体与容貌的表现

发病初期患者的形体与容貌无变化。随着病情的进展，患者可表现有乏力、消瘦（不同程度的体重下降）、贫血、水肿、皮肤灰暗、干燥、脱屑和毛发脱落，恶性骨肿瘤患者甚至发生病理性骨折。肝癌晚期可见腹壁静脉曲张、肝掌、蜘蛛痣、皮下出血点、男性乳腺发育和下肢水肿，发生梗阻时可出现黄疸，伴皮肤瘙痒。晚期患者可见消瘦、营养不良和恶液质等一系列表现。

（二）其他主要临床表现

1. 肿块

任何部位的肿瘤逐渐长大后，可出现以下症状：

（1）压迫症状：是由于瘤体压迫周围组织或器官所致，如甲状腺恶性肿瘤压迫气管可引起呼吸困难，压迫食管可引起吞咽困难等。

（2）阻塞症状：发生在空腔器官的恶性肿瘤可引起腔道部分或全部阻塞，如胃体癌可引起幽门梗阻而出现呕吐，肠管恶性肿瘤可引起肠梗阻等。

（3）破坏症状：是由于肿瘤破坏所在器官的正常结构和功能所致，如胃癌侵蚀胃壁形成的癌性溃疡穿孔，骨肉瘤破坏骨组织引起的病理性骨折等。

2. 溃疡

恶性肿瘤生长快，导致相对供血不足，可引起组织坏死、破溃，形成溃疡，可合并出血或病理性分泌物。

3. 出血

出血量一般较少，如咳痰带血等，但也可有大量出血。

4. 疼痛

恶性肿瘤晚期可发生疼痛，性质可为胀痛、钝痛，某些神经原性恶性肿瘤可引起剧烈疼痛。

5. 发热

肿瘤的局部坏死组织被吸收后可出现吸收热；继发感染后出现感染性发热；也有些恶性肿瘤如肝癌、结肠癌等还可出现不明原因的发热。

6. 病理性分泌物

空腔器官或管状器官的恶性肿瘤若长入腔内且伴有溃疡时，可产生病理性分泌物或排泄物，如支气管肺癌时痰量增加，直肠癌时有黏液便等。

三、营养治疗

（一）目的

通过合理的膳食调配，使患者摄入合理而充足的营养，满足机体的营养所需，借以改善机体的营养状态，增强抵抗力，提高患者对手术、放疗和化疗的耐受力。

（二）膳食预防原则

恶性肿瘤的发生与膳食营养有着密切的关系，为预防肿瘤的发生，在日常生活中应注意以下几个方面：

1. 选用合理均衡的膳食结构

大量的研究表明，膳食结构的改变对癌瘤的发生具有重要的影响。为此，中国营养学会提出了中国居民膳食指南，即：①食物多样，谷类为主；②多吃水果、蔬菜和薯类；③常吃奶类、豆类及其制品；经常吃适量的鱼、禽、蛋、瘦肉，少吃肥肉和荤油；④食量与体力活动要平衡，保持适宜体重；⑤吃清淡少盐的膳食；⑥如饮酒应限量；⑦吃清洁卫生、不变质的食物。

2. 改善饮用水质

大量研究表明，饮用水质的污染与消化道肿瘤的发生有着密切的关系。因此，应改善饮用水质，选用清洁卫生的山泉水或深井水。

3. 保持良好的心态并养成良好的饮食习惯

胃癌的流行病学调查资料表明，长期暴饮暴食、无规律进食、高盐饮食、喜食过烫食物、常饮烈性酒等不良的饮食习惯和长期心情抑郁是胃癌的高危因素。因此养成良好的饮食习惯、保持开朗乐观的情绪对于预防消化道肿瘤的发生具有重要意义。

4. 改变不合理的烹调、加工方法

合理的烹调、加工方法能减少致癌、致突变物质的产生。因此食物在加工过程中应尽量减少煎烤的时间。选择新鲜不变质的食物并尽量采取低温冷藏的储藏方式。采取少盐膳食，少食或不食腌制品。

5. 经常食用具有防癌抗癌作用的食物

在日常饮食中应经常选用蘑菇类、海生植物类以及新鲜的蔬菜和水果。

6. 补充抗氧化自由基营养素

新近的研究表明，某些癌症，如食管癌、胃癌、结肠癌以及乳腺癌等病人血中的超氧化物歧化酶均较正常人明显降低，而脂质过氧化物升高，这说明患者的

抗氧化能力下降。因此，应注意维生素 A、维生素 C、维生素 E 和微量元素硒等抗氧化营养素的补充。

（三）营养治疗原则

由于恶性肿瘤患者存在一系列代谢紊乱，这就需要营养支持作保证，借以改善患者的营养状态，提高机体抗氧化能力和免疫功能。但营养治疗方案应根据患者病情、治疗方式、机体的营养状况和食欲而随时作出调整。

1. 适宜的热能

在没有严重消耗的情况下，成人供给量为 8.4MJ（2000kcal）/d 左右或 104.5~188.2kJ（25~45kcal）/（kg·d）。具体用量依年龄、性别、活动量及营养状况而定。使患者能确保体重在理想体重范围，以增强机体的抵抗力。

2. 充足的蛋白质

由于肿瘤患者的高代谢，使机体对蛋白质的消耗量较大；此外，手术、放疗和化疗也会对机体造成不同程度的损伤，因此，恶性肿瘤患者常伴有不同程度的蛋白质缺乏。为确保患者的营养需求，应供给足够的蛋白质。营养状况良好者供给量为 0.8~1.2g/（kg·d）；严重营养不良者可按 1.5~2.0g/（kg·d）供给。

3. 适当限制脂肪的摄入

因多种恶性肿瘤的发生都与脂肪，尤其是动物脂肪（鱼油除外）的摄入过高有关，所以应限制脂肪的摄入。脂肪供给量应占总热能的 15%~20%，其中饱和脂肪酸、单不饱和脂肪酸与多不饱和脂肪酸的比例应为 1:1:1。

4. 充足的碳水化合物

供给足够的碳水化合物可以减少蛋白质的消耗，保证蛋白质的充分利用，改善患者的营养状况，因此应供给足够的碳水化合物。供给量应占总热能的 60%~65%。如胃肠道条件允许，应适当增加膳食纤维的摄入。

5. 充足的维生素和矿物质

多数恶性肿瘤患者均存在维生素和矿物质的代谢异常与缺乏，应根据临床检测指标，及时予以补充。如患者不能通过膳食调整满足机体需要，可给予相应的维生素、矿物质制剂。

6. 经常食用具有抗癌保健作用的食品

很多食物含有某些具有防癌、抑癌作用的特殊物质，如香菇、木耳中富含多糖类物质，大豆中的异构黄酮，四季豆中的植物血凝素等都具有很强的防癌、抗癌作用，应经常食用。

7. 根据患者的病情随时调整膳食治疗方案

肾功能不全时，需限制蛋白质、钠盐和水的摄入；实施放、化疗时由于患者的食欲较差，宜采用清淡饮食；若患者拒食或因上消化道肿瘤不能经口进食时，应采用强制饮食或管喂营养。

四、食物选择与营养美容保健

（一）宜用食物

1. 蘑菇及木耳类
如香菇、冬菇、银耳、金针菇、黑木耳等，因富含多糖以及多种维生素和重要的微量元素而具有明显的抗癌作用，其中金针菇对恶性肿瘤的抑制率可高达81%。

2. 人参
含有蛋白质合成促进因子，对胃癌、结肠癌、乳腺癌和胰腺癌等具有明显的疗效。

3. 鱼类
尤其是海鱼，富含锌、钙、碘、硒等矿物质及核酸，具有防癌功效。

4. 海参
海参中含有海参素，对肉瘤有抑制作用，能提高吞噬细胞的吞噬功能，增强机体免疫力。

5. 海带
富含藻酸，能促进肠蠕动，防止便秘，抑制致癌物在消化道的吸收。

6. 豆制品
大豆富含异构黄酮，对乳腺癌和结肠癌等均有明显的抑制作用。

7. 莼菜
含有丰富的维生素 B_{12}、海藻多糖碱、天门冬素等，可有效抑制癌细胞增殖。

8. 萝卜、大头菜和莴笋等蔬菜
均含有能分解、破坏亚硝胺的物质，从而消除亚硝胺的致癌作用。

9. 茄子
因含有龙葵碱而具有抗癌功效。

10. 大蒜
含有大蒜素、硒及某些脂溶性挥发油，具有抗癌和提高机体免疫力的作用。

11. 葱类
富含谷胱甘肽，可与致癌物结合而排出。

12. 茶叶
富含茶多酚、叶绿素及多种维生素，具有防癌、抗癌作用。

（二）忌用（少用）食物

动物脂肪、虾蟹类、腌渍与烟熏食物、酸泡食物、罐头制品、辛辣刺激性食品和调味品、反复高温油炸食品等。

（三）美容与食疗验方

食疗作为一种预防和辅助治疗恶性肿瘤的手段，可以改善患者的营养状态，减轻放化疗带来的副作用，对患者的康复大有益处。

1. 取芝麻、胡桃仁各 20g，共研细末，加少许白糖拌匀，经常食用。本方含有丰富的锌、铁等矿物质，适用于各类食管癌患者。

2. 卷心菜洗净，以凉开水冲洗后沥干，将卷心菜榨汁，每日饮此汁 2～3 次，每次 50ml。本方富含维生素 U，可以保护胃黏膜。适用于胃癌有胃痛者。

3. 取嫩丝瓜榨汁，或在粗的丝瓜藤中放出汁液，经常饮用。本方具有消炎、止血作用。适用于大肠癌经常便血的患者。

4. 口蘑炖鸡是民间流传已久的肝癌食疗方。它含有丰富的蛋白质和蘑菇多糖，能改善患者的营养状态，并具有防癌、抗癌作用。适用于肝癌术后恢复期的患者。

5. 绿茶，每日饮用。适用于所有胆囊癌患者。

6. 取适量的海蜇头或海蜇皮，洗净。用麻油、酱油拌食。适用于各类胰腺癌患者。

7. 生梨 1 只，生萝卜 1 个，加冰糖适量，同煮，饮汤。适用于肺癌痰多者。

参 考 文 献

1. 葛可佑。中国营养科学全书。北京：人民卫生出版社，2004

2. 吴坤。营养与食品卫生学。第五版，北京：人民卫生出版社，2003

3. 刘志诚，于守洋。营养与食品卫生学。第二版，北京：人民卫生出版社，1987

4. 中国营养学会。中国居民膳食营养素参考摄入量。北京：中国轻工业出版社，2000

5. 中国膳食指南专家委员会。中国居民膳食指南文集。北京：中国检察出版社，1999

6. Food Safety Department，WHO. Modern food biotechnology，human health and development：an evidence – based study. 2005